胆と膵 38巻臨時増刊特大号

胆膵 EUS を極める
―私ならこうする (There is always a better way)―
企画：糸井 隆夫（東京医科大学消化器内科学分野）

診 断

ラジアル型 EUS 標準描出法	萬代晃一朗ほか
コンベックス走査型 EUS による標準描出法	佐藤 愛ほか
超音波内視鏡の進歩 直視コンベックス型 EUS 標準描出法	岩井 知久ほか
造影 EUS	今津 博雄ほか
EUS エラストグラフィ	大野栄三郎ほか
胆膵疾患に対する EUS-FNA ―われわれはこうしている―	石田 祐介ほか
EUS-FNA 私はこうする	花田 敬士ほか
EUS-FNA―私はこうする―	蘆田 玲子ほか
EUS-FNA―私はこうする―	良沢 昭銘
EUS-FNA―私はこうする―	菅野 敦ほか
EUS-FNA―パターン別 穿刺困難例を克服―	佐藤 高光ほか
EUS-FNA 私ならこうする―確実で臨床に即した組織細胞診をめざして―	深見 悟生ほか

治 療

膵炎に伴う膵および膵周囲液体貯留に対するドレナージ術（含 ネクロセクトミー）―私はこうする―	入澤 篤志ほか
膵周囲液体貯留（PFC）ドレナージ（含むネクロセクトミー）―私はこうする―	金 俊文ほか
膵周囲液体貯留（PFC）ドレナージ（含ネクロセクトミー）―私ならこうする―	向井俊太郎ほか
術後再建腸管症例に対する肝内胆管ドレナージ術（HGS, HJS）―私はこうする―	塩見 英之ほか
肝内胆管ドレナージ（HGS, HJS）―私はこうする―	伊佐山浩通ほか
肝内胆管ドレナージ（HGS, HJS）―私はこうする―	小倉 健ほか
EUS ガイド下肝外胆管ドレナージ (EUS-guided choledochoduodenostomy：EUS-CDS) ―私はこうする―	原 和生ほか
遠位胆管狭窄に対する EUS-CDS ―われわれはこうする―	伊藤 啓ほか
EUS ガイド下順行性ステンティング	田中 麗奈ほか
胆管ランデブー	岩下 拓司ほか
胆管結石除去術	土屋 貴愛ほか
胆嚢ドレナージ―私はこうする―	三長 孝輔ほか
胆嚢ドレナージ―私はこうする―	辻 修二郎ほか
EUS ガイド下膵管ドレナージ―私はこうする―	原 和生ほか
EUS ガイド下膵管ドレナージ	糸井 隆夫ほか
膵管ランデブー	矢根 圭ほか
EUS ガイド下腹腔神経叢ブロック―私はこうする―	安田 一朗ほか
癌性疼痛に対する腹腔神経叢ブロック―私はこうする―	石渡 裕俊ほか

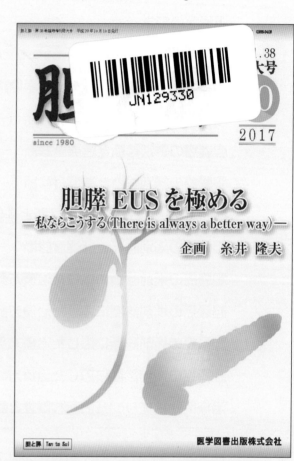

定価（本体 5,000 円＋税）
ISBN：978-4-86517-237-9

座談会

EUS を極める
―教育法と今後の動向―

糸井 隆夫（司会），入澤 篤志，
安田 一朗，良沢 昭銘，
潟沼 朗生，土屋 貴愛

詳しくは▶URL：http://www.igakutosho.co.jp または、医学図書出版 で 検索

医学図書出版株式会社

〒113-0033 東京都文京区本郷 2-27-18（本郷 BN ビル 2 階）
TEL：03-3811-8210　FAX：03-3811-8236
URL：http://www.igakutosho.co.jp
E-mail：info@igakutosho.co.jp

胆と膵

Tan to Sui　March 2018

特集 胆嚢癌—術前診断に応じた治療を再考する—
　企画：海野　倫明

はじめに—術前診断に応じた胆嚢癌治療—	海野　倫明ほか	187
胆嚢癌の疫学	松山　隆生ほか	191
胆嚢癌のリスクファクター	神澤　輝実ほか	195
胆嚢癌の病理形態学的特徴と画像診断	清野　浩子ほか	201
胆嚢癌の鑑別診断と深達度診断　—超音波検査—	岡庭　信司ほか	211
胆嚢癌の鑑別診断と進展度診断　—超音波内視鏡—	菅野　敦ほか	217
胆嚢癌の鑑別診断と進展度診断　—CT—	松原　崇史ほか	229
MRIによる胆嚢癌の鑑別診断と進展度診断	浦川　博史ほか	237
胆嚢癌の鑑別診断と深達度診断　—PET診断—	岩渕　雄ほか	247
胆嚢癌の術前診断に応じた治療方針　—T1胆嚢癌—	石原　慎ほか	253
胆嚢癌の術前診断に応じた治療方針　—T2胆嚢癌—	坂田　純ほか	257
胆嚢癌の術前診断に応じた治療方針　—T3胆嚢癌—	千田　嘉毅ほか	263
胆嚢癌の術前診断に応じた治療方針　—T4胆嚢癌—	土川　貴裕ほか	271
治療開始前にリンパ節転移陽性と診断した胆嚢癌に対する治療戦略	小林　省吾ほか	275
切除後に判明した偶発胆嚢癌	味木　徹夫ほか	283
胆嚢癌の術前診断に応じた治療方針　—コンバージョン切除—	久保木　知ほか	287
切除不能胆嚢癌に対する全身化学療法	小林　智ほか	291

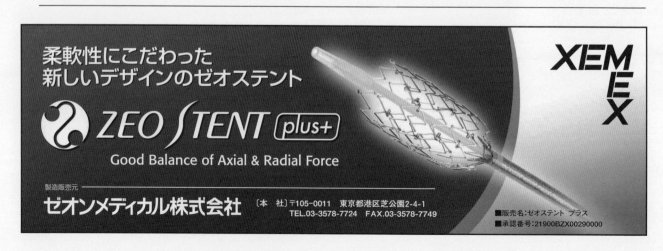

Tan to Sui (Japan)

Vol. 39 No. 3   March 2018

CONTENTS

Theme of This Month: Gallbladder Cancer—Consider Treatment Based on Preoperative Diagnosis—
Planner: Tadaaki Umno

Introduction—Therapeutic Strategies for Gallbladder Cancer Based on Preoperative Diagnosis— 187
　Michiaki Unno et al.

Epidemiology of Gallbladder Cancer 191
　Ryusei Matsuyama et al.

Risk Factor of Gallbladder Cancer 195
　Terumi Kamisawa et al.

Morphological Characteristics and Imaging Diagnosis of Gallbladder Cancer 201
　Hiroko Seino et al.

Differential and Depth Diagnosis of Gallbladder Carcinoma by US 211
　Shinji Okaniwa et al.

Differential Diagnosis and Staging of Gall-Bladder Carcinoma Using Endoscopic Ultrasonography 217
　Atsushi Kanno et al.

CT Findings of Gallbladder Carcinoma 229
　Takashi Matsubara et al.

Differential Diagnosis and Local Spread Evaluation of Gallbladder Carcinoma by MRI 237
　Hiroshi Urakawa et al.

Imaging Diagnosis of Gallbladder Carcinoma on PET 247
　Yu Iwabuchi et al.

Treatment Strategy According on Preoperative Diagnosis of T1 Gallbladder Cancer 253
　Shin Ishihara et al.

T2 Gallbladder Cancer: Treatment Strategy Based on Preoperative Diagnosis 257
　Jun Sakata et al.

Surgical Strategy for T3 Gallbladder Cancer 263
　Yoshiki Senda et al.

Treatment Strategy for T4 Gallbladder Cancer Based on Preoperative Diagnosis 271
　Takahiro Tsuchikawa et al.

Strategy for Gallbladder Cancer with Definitive or Susceptive Lymph Node Metastasis 275
　Shogo Kobayashi et al.

Incidental Gallbladder Cancer Detected After Surgery 283
　Tetsuo Ajiki et al.

Conversion Surgery After Neoadjuvant Downsizing Chemotherapy for Locally Advanced Gallbladder Cancer 287
　Satoshi Kuboki et al.

Systemic Chemotherapy for Advanced Gallbladder Cancer 291
　Satoshi Kobayashi et al.

IGAKU TOSHO SHUPPAN Co. Ltd.　　2-29-8 Ohta Bldg.　Hongo Bunkyo-ku, Tokyo 113-0033, JAPAN

胆と膵 37巻臨時増刊特大号

DVD付

胆膵内視鏡自由自在
～基本手技を学び応用力をつける集中講座～
（企画：東京大学消化器内科　伊佐山浩通）

巻頭言：胆膵内視鏡治療をいかに学ぶか，教えるか

I．内視鏡システムと内視鏡操作に関する基本知識
十二指腸鏡の基本構造と手技の関係
超音波内視鏡 A to Z
ERCP におけるスコープの挿入方法と困難例への対処方法
術後再建腸管に対するバルーン内視鏡挿入操作の基本と挿入のコツ

II．ERCP 関連手技編
◆胆管選択的カニュレーション
カニュレーション手技の種類と使い分け
VTR でみせるカニュレーションの基本とコツ
　　　　　　　　　（Contrast and Wire-guided）【動画付】
VTR でみせる術後再建腸管に対するダブルバルーン内視鏡
　　　　　　　を用いた胆管カニュレーションのコツ【動画付】
膵管ガイドワイヤー・ステント留置下カニュレーションの実際とコツ
VTR でみせる私のカニュレーション戦略とテクニック【動画付】
Precut の種類と使い分け
VTR でみせる Precut の実技とコツ【動画付】
コラム①：膵癌早期診断プロジェクト
◆乳頭処置
EST の基本事項を押さえる
EST VTR でみせる私のこだわり（1）【動画付】
EST VTR でみせる私のこだわり（2）【動画付】
VTR でみせる EST 困難例への対応【動画付】
EPBD〜VTR でみせる EPBD 後の結石除去手技のコツ〜【動画付】
内視鏡的乳頭大径バルーン拡張術（EPLBD）の適応と偶発症予防
◆結石除去
結石除去・破砕用デバイスの種類と使い分け
総胆管結石除去のコツ【動画付】
結石破砕と破砕具使用のコツ，トラブルシューティング
◆胆道ドレナージ術
閉塞性黄疸の病態と病態に応じた治療戦略
ステントの種類と使い分け
VTR でみせる Metallic stent の上手な入れ方【動画付】
Bridge to Surgery：遠位胆道閉塞
非切除悪性遠位胆道閉塞に対するドレナージ戦略
Bridge to Surgery：悪性肝門部領域胆管閉塞
非切除例悪性肝門部胆管閉塞に対するドレナージ戦略
コラム②：ステント開発よもやま話
◆トラブルシューティング
ERCP 後膵炎への対処と予防
ステント迷入への対処
EST 後出血への対処と予防
穿孔への対処と予防
◆膵管 Intervention
膵石に対する内視鏡治療
膵管ドレナージの適応と手技
膵管狭窄困難例への対処

III．EUS 関連手技編
膵領域におけるラジアル式およびコンベックス式 EUS の標準描出法
胆道系の観察　ラジアル型とコンベックス型の描出法と使い分け
胆・膵領域における造影 EUS
EUS-FNA の基本的手技と検体処理
コラム③：EUS-FNA の本邦導入の経緯

IV．Interventional EUS
VTR でみせる EUS-BD の基本手技とコツ【動画付】
EUS-BD を安全に行うために
VTR でみせる胆道疾患に対する EUS-Rendezvous
　　　　　　technique と Antegrade technique【動画付】
VTR でみせる EUS-GBD の適応と手技のコツ【動画付】
VTR でみせる EUS-PD and
　　　Pancreatic Rendezvous Cannulation【動画付】
膵仮性嚢胞・WON の病態と治療戦略—診断，治療法選択，タイミング—
Endoscopic necrosectomy の基本と手技の工夫
コラム④：自由自在な胆膵内視鏡のために必要なことは？

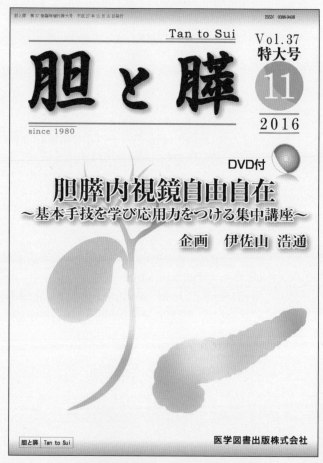

本体価格 5,000 円＋税

ホームページでも販売中！ http://www.igakutosho.co.jp　医学図書出版株式会社

特集

胆囊癌—術前診断に応じた治療を再考する—

はじめに—術前診断に応じた胆嚢癌治療—

海野　倫明[1,2]・中川　　圭[1]・林　洋毅[1]・元井　冬彦[1]・大塚　英郎[1,2]

要約：胆嚢癌は他の胆道癌と異なり，術前の良悪性診断や進行度診断がしばしば困難となる。そのため，術前検査により，どの程度正確に診断できるかが治療成績向上の重要なポイントとなる。さらに胆嚢癌はその壁深達度に応じて術式が決定されるため，過小評価は癌の遺残につながり，過大評価は高侵襲になり手術の安全性が損なわれる。術前進行度診断が100％でないことを勘案し，過不足のない手術の立案が求められている。現状において，良悪性鑑別診断，モダリティ別の正診率，術前診断別の治療方針立案と治療成績を明らかにすることは，胆嚢癌の治療戦略を立てるうえで極めて有用と考える。2017年10月より日本胆道学会主導の多施設共同による「胆嚢癌の診断と治療方針・予後に関する前向き観察研究」（GALLOP試験）が開始されており，本試験結果から術前診断の正確性，術前診断別の術式選択別治療成績，合併症発生率，周術期死亡率，などが明らかになることが予想される。これまで，混沌としてきた胆嚢癌治療に一定の方向性を導いてくれるものと期待している。

Key words：胆嚢癌，壁深達度，術前診断，進行度

　胆嚢癌は胆嚢に発生する胆道癌であり，しばしば胆道癌としてひとまとめに扱われることが多い。しかし他の胆道癌とは診断手法が異なること，並存する疾患が多いこと，組織診を得ることが困難であることなどから，胆管癌や十二指腸乳頭部癌とは治療戦略上大きく異なる。今回の特集では「胆嚢癌」に焦点を絞り，モダリティ別の術前診断の解説と，術前診断に応じた治療法をスペシャリストに執筆してもらうことを企画した。ここでは胆嚢癌の特殊性について簡単に概説し，後述する各論の論文の前のおさらいとするとともに，日本胆道学会が開始した前向き臨床研究に触れる。

I．胆嚢癌の診断・治療の特殊性

　胆嚢癌は，その名前の通り胆嚢にできる悪性腫瘍である。胆嚢はもちろん胆道に属するのであるが，胆汁の流れの傍流に位置しているため，たとえ腫瘍が発生しても閉塞性黄疸を発症しにくいという特徴があり，診断が遅れることもまれではない。その一方で，比較的体表に近くに存在しており，壁は菲薄で内腔に胆汁という液体を満たしていることから，腹部超音波検査で観察しやすいという利点もある。胆嚢に隆起性病変を指摘することは比較的容易であるが，それが良性疾患であるのか，悪性で治療を必要とする疾患かを鑑別することは，しばしば困難である。また，胆汁を蓄積するという機能により胆石を形成することも多く，胆石により胆嚢壁の観察が不能になることや，急性胆嚢炎や慢性胆嚢炎を併発し診断を困難にすることも多い。とくに，黄色肉芽腫性胆嚢炎（xanthogranulomatous cholecystitis：XGC）は，胆嚢壁内に泡沫状のxanthomaを主体とした肉芽腫性病変が存在しており，肝臓や周囲臓器への浸潤様所見がみられることから，術前画像検査での胆嚢癌との鑑別診断は極めて難しいとされている。

　このように良悪性の鑑別が難しい胆嚢癌であるが，術前に組織生検を行い組織学的確定診断を得ることは通常行われていない。菲薄な胆嚢壁のため，超音波内視鏡下の組織生検（EUS-FNA）は，悪性疾患であっ

Introduction—Therapeutic Strategies for Gallbladder Cancer Based on Preoperative Diagnosis—
Michiaki Unno et al

1) 東北大学大学院消化器外科学（〒980-8574 仙台市青葉区星陵町1-1）
2) 日本胆道学会

た場合，胆汁が腹腔内に漏れて腹膜播種を起こす可能性があるため禁忌とされている。確定診断を得るために，十二指腸乳頭から胆嚢管を超えてカテーテル（経鼻胆嚢ドレナージ：ENGBD）を挿入し，胆嚢胆汁を採取し細胞診を行うこともあるが，スパイラル構造である胆嚢管を超えて挿管することは手技的に難しく，また挿管に成功しても細胞診の正診率は低いとされている。また，他の癌腫で良悪性診断に有用とされているPET-CTを行っても，例えばXGCにおいても高い取り込みがみられることから，良悪性鑑別診断は困難とされる。

また，胆嚢癌の外科治療方針はその深達度に応じて決定されるため，胆嚢癌の壁深達度診断は極めて重要である。すなわち粘膜内癌（pT1a）や固有筋層までの癌（pT1b）は，通常の胆嚢摘出術で十分であるが，癌の先進部が漿膜下層に浸潤すると（pT2癌），静脈やリンパ管侵襲が観察され，高頻度でリンパ節転移が起こるため，リンパ節郭清を伴った手術が必要となる。このように，胆嚢壁への浸潤の程度で大きく治療法が異なるのが胆嚢癌の特徴であるが，たかだか数ミリの胆嚢壁の深達度を診断するためには，現在のCTやMRIでは解像度の面から十分とはいえない。本邦においては，それ以上の空間分解能を有するEUSが有効であると考えられており，胆道癌診療ガイドライン第2版においても，胆嚢癌診断のサードステップとして位置付けられている[1]。しかしながら，その正診率は韓国からの報告によると55.5%であり，MDCT（正診率44.4%）よりも優れているが，たかだか半分しか正しく診断できないことが報告されている[2]。本邦からの報告においても，藤田ら[3]は胆嚢癌のEUS所見をtype A, type B, type C, type Dに分類しているが，広基性で外側高エコーが保持されているtype Bにおいては，15例中9例はpT1であったが6例はpT2で，type BがpT1癌を示しているとすると，陽性的中率は60%にしかならないことを報告している。

世界に目をむけると，例えば，米国のNCCNガイドラインにおいては，mass on imagingの後には，CT/MRI，審査腹腔鏡などが示されているが，EUSという記載はどこにもない[4]。欧州のESMOガイドラインにおいても，EUSはリンパ節転移の診断に用いられる，という記載のみであり，壁深達度診断の記載はない[5]。そのためにも，もっとも胆嚢癌の術前診断に超音波内視鏡検査を施行している日本から，感度・特異度・正診率を明らかにしていく必要がある。

II．胆嚢癌の治療成績

日本肝胆膵外科学会が行っている胆道癌登録事業では，日本全国の学会参加施設から胆嚢癌症例の登録を受け予後を調査している。1998年から2004年までの2,067例の胆嚢癌治療成績は，5年生存率ではpT1 85.9%，pT2 56.1%，pT3 19.2%，pT4 14.1%と報告されている[6]。このように深達度別の治療成績が明らかになっているが，残念ながらこれは術前診断別での治療成績ではなく，病理組織学的な深達度別であり，実際の臨床において治療戦略を反映したものではないことに留意すべきである。また2016年に報告された，2008年から2013年の6年間の4,534例の胆嚢癌の予後に関しては，接頭語"p"が取れた形でのT-stageによる治療成績になっているが，これが術前診断を反映したものかどうかは明らかではない[7]。胆道癌登録は治療が完結した後に登録が行われるため，胆嚢癌と術前診断したが実際には良性疾患であった他症例は登録されない。また臨床診断であるclinical T，病理診断であるpathological T，最終的なfinal Tを登録時にしっかりと区別されているかどうかは，後ろ向き登録のため限界があると考える。

III．日本胆道学会による前向き胆嚢癌登録

胆嚢癌の術前診断およびそれに従った治療成績を明らかにするためには，術前診断を行い，その結果に沿った治療戦略を企図し，その予後を調査する，この一連の流れを前向きに登録する観察研究が必要である。そこで日本胆道学会では，「胆嚢癌の診断と治療方針・予後に関する前向き観察研究」（GALLOP試験：UMIN 000027785）を2017年10月より開始した。

この臨床研究の概要を図1に示す。胆嚢癌（疑いを含む）症例があった場合，術前検査を施行し治療前の進行度評価を行い，手術あるいは化学療法などの治療を開始する前に登録する。登録後にその施設での方針に応じた治療を行い，手術症例は病理組織結果を確定，非手術症例は化学療法，化学放射線療法，あるいは補助療法（BSC）を行い，その予後を観察し報告する，という試験である。主要評価項目は全生存期間，副次的評価項目は無再発生存期間，有害事象発生割合，手術・化学療法・放射線療法・その他の治療の合併症発生率・重症度・種類，各治療開始からの30日死亡率，90日死亡率などであり，目標症例数は2年間で200例を予定している。

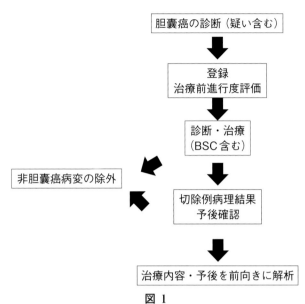
図 1

本研究の意義は，①術前検査による良悪性鑑別および進行度評価を前向きに検討できることから，術前検査としてのCT・MRIやEUSなどの意義が明らかになること，②術前診断による進行度診断に応じた治療戦略別，手術術式選択別の治療成績が明らかにになること，③これら治療法の有害事象，合併症発症率，周術期死亡率，などが前向きに明らかになること，などがあげられる。これらの結果から，術前診断法の確立と，術前診断による進行度診断別の治療方針の確立ができれば，本研究の目的は達成されたものと考える。2年間で200例の症例集積を予定しているが，同期間でより多くの症例を集めることができれば，より多くの興味ある知見が得られるものと考えており，可能であれば2年間で400例の症例登録を集積したいと考えている。症例登録増加のため，参加協力施設が増えること，および各施設においては，可能な限りの症例登録に尽力していただきたい。

おわりに

筆者が肝胆膵外科を志した約25年前から，胆囊癌の治療方針を巡って，拡大胆囊摘出術 vs 肝S4aS5切除術，胆管合併切除術 vs 胆管温存手術，PD合併切除の是非，などが議論され続けてきたが，四半世紀がたってもいまだその明確な回答は得られていない。これらの議論が今一つ噛み合わないのは，術前診断がそもそも正確ではなく，また施設ごとに大きく異なることから起因しているのではないかと長年思い続けてきた。本特集により，術前診断法が共通となることで，治療戦略についてより詳細な議論ができるのではないかと考えている。また日本胆道学会主導の前向き臨床試験による結果が，胆囊癌診療に一石を投じてくれることを期待している。

参 考 文 献

1) 日本肝胆膵外科学会，胆道癌診療ガイドライン作成委員会：エビデンスに基づいた胆道癌診療ガイドライン改訂第2版，医学図書出版，2014.
2) Jang JY, Kim SW, Lee SE, et al.：Differential diagnostic and staging accuracies of high resolution ultrasonography, endoscopic ultrasonography, and multidetector computed tomography for gallbladder polypoid lesions and gallbladder cancer. Ann Surg 250：943-949, 2009.
3) Fujita N, Noda Y, Kobayashi G, et al.：Diagnosis of the depth of invasion of gallbladder carcinoma by EUS. Gastrointest Endosc 50：659-663, 1999.
4) NCCN guidelines version 5, 2017
5) Biliary Cancer：ESMO Clinical Practice Guidelines for diagnosis, treatment, and follow up. Ann Oncol 27：v28-v37, 2016.
6) Miyakawa S, Ishihara S, Horiguchi A, et al.：Biliary tract cancer treatment：5,584 results from the Biliary Tract Cancer Statistics Registry from 1998 to 2004 in Japan. J Hepatobiliary Pancreat Surg 16：1-7, 2008.
7) Ishihara S, Horiguchi A, Miyakawa S, et al.：Biliary tract cancer registry in Japan from 2008 to 2013. J Hepatobiliary Pancreat Sci 23：149-157, 2016.

* * *

胆と膵 36巻臨時増刊特大号

医学図書出版ホームページでも販売中
http://www.igakutosho.co.jp

ERCP マスターへのロードマップ（DVD付）

企画：糸井　隆夫

序文：ERCP マスター，マイスター，マエストロ

【処置具の最新情報】
- 診療報酬からみた胆膵内視鏡手技と ERCP 関連手技処置具の up-to-date

【基本編】
- 主乳頭に対するカニュレーションの基本―スタンダード法，Wire-guided Cannulation 法，膵管ガイドワイヤー法―
- 副乳頭へのカニュレーション Cannulation of the Minor Papilla
- 内視鏡的乳頭括約筋切開下切石術（Endoscopic Sphincterotomized Lithotomy：EST-L）
- EPBD（＋ EST）＋胆管結石除去
- EPLBD（＋ EST）＋胆管結石除去
- 経乳頭的胆管・膵管生検　細胞診
- 膵石除去・膵管ドレナージ
- 胆管ドレナージ（良悪性）(ENBD, PS)
- 胆管ドレナージ（MS）
- 急性胆嚢炎に対する経乳頭的胆嚢ドレナージ

【応用編】
- スコープ挿入困難例に対する対処法
- プレカット
- 電子スコープを用いた経口胆道鏡検査
- POCS（SpyGlass）（診断・治療）
- 経口膵管鏡（電子スコープ，SpyGlass）
- 内視鏡的乳頭切除術
- 十二指腸ステンティング（ダブルステンティングも含めて）
- Roux-en-Y 再建術を中心とした，術後腸管再建症例に対するシングルバルーン内視鏡を用いた ERCP
- 術後腸管の胆膵疾患に対するダブルバルーン内視鏡治療

【トラブルシューティング編】
- スコープ操作に伴う消化管穿孔
- デバイス操作に伴う後腹膜穿孔―下部胆管の局所解剖も含めて―
- EST 後合併症（出血，穿孔）
- 胆管，膵管閉塞困難例（SSR, Rendez-vous 法）
- 胆管内迷入ステントの回収法
- 胆管メタルステント閉塞（トリミング，抜去）
　―十二指腸ステントとあわせて―
- 膵管プラスチックステント迷入に対する内視鏡的回収法
- 胆管結石嵌頓
- 膵管結石嵌頓
　―膵管結石除去時のバスケット嵌頓に対するトラブルシューティング―

【座談会】
- ERCP マスターへのロードマップをこれまでどう描いてきたか，これからどう描いていくのか？

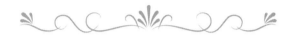

今回の胆と膵臨時増刊特大号のメニューは、
ERCP マスターへのロードマップ（DVD付）
でございます。

＊前　菜：処置具の最新情報
＊メインディッシュ：
　基本編、応用編、トラブルシューティング編
　～28名のエキスパートによる動画（DVD）解説付～
＊デザート：
　座談会「ERCP マスターへのロードマップを
　これまでどう描いてきたか，
　これからどう描いていくのか？」
～ページの向こうに広がる ERCP の世界を
　　　　　　　　　　　　どうぞご堪能下さい！

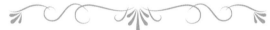

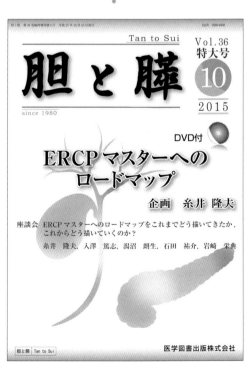

本体 5,000 円＋税

医学図書出版株式会社

特集

胆嚢癌―術前診断に応じた治療を再考する―

胆嚢癌の疫学

松山　隆生[1]・藪下　泰宏[1]・村上　崇[1]・土屋　伸広[1]
澤田　雄[1]・熊本　宜文[1]・遠藤　格[1]

要約：日本は世界の中でも胆嚢癌罹患率，死亡率が高い地域として知られている。近年，胆道癌自体の罹患率は減少傾向であり，今後胆嚢癌も減少傾向にあると考えられている。しかし高齢者における罹患率は依然高率であり，著しい高齢化社会が見込まれる我が国においては今後も多くの胆嚢癌症例を治療していかなければならない。一方，予防医学の観点からみた生活習慣における胆嚢癌の危険因子についてはこれまでも多くの研究がなされ，多くの危険因子が検討されているものの唯一肥満のみが強い危険因子として提唱さているのみである。さらなる世界的な疫学的研究から胆嚢癌の予防対策が進むことを期待したい。

Key words：胆嚢癌，罹患率，死亡率

はじめに

胆嚢癌は胆嚢と胆嚢管に発生する胆道癌で，解剖学的な特徴により早期から周囲への浸潤を伴うため，本邦だけでなく世界でも難治性の癌として認識されている。このため疫学的な検討として性別や人種，地域による差が多く報告されている。本稿では胆嚢癌の本邦と世界における罹患率，死亡率の動向と胆嚢癌発生の危険因子と考えられている生活習慣に関する疫学的事項について概説する。

I．罹患率と死亡率

1．本邦における胆嚢癌の疫学調査

本邦での癌の死亡数や罹患数は厚生労働省の人口動態統計による死亡数の推移（1958～2016年）[1]と厚生労働省研究班の全国がん罹患モニタリング事業による地域がん登録全国推計によるがん罹患データ（1975～2013年）[2]で確認できる。しかしながら本邦のこれらのデータでは胆嚢癌と胆管癌が区別されておらず胆道癌として調査されているため，これらのデータから本邦における正確な胆嚢癌の死亡数，罹患率を調査することはできない。前記を踏まえ胆道癌での死亡数，罹患率をみると，2016年の胆道癌死亡者数は全悪性腫瘍死亡数，372,986人中の第7番目，17,965人であり，人口構成の高齢化に伴い1970年に3,104人であった死亡者数が1980年には6,599人と約2倍となり，2000年には15,153人と30年で約5倍に増加している（図1）。一方，対10万人あたりの年齢調整死亡率，罹患率の年次推移をみると1989年の死亡率8.341人/10万人，罹患率9.921人/10万人をピークに減少傾向となっている。2016年の死亡率は4.749人/10万人，2013年の罹患率は7.077人/10万人（図2）で今後も死亡率，罹患

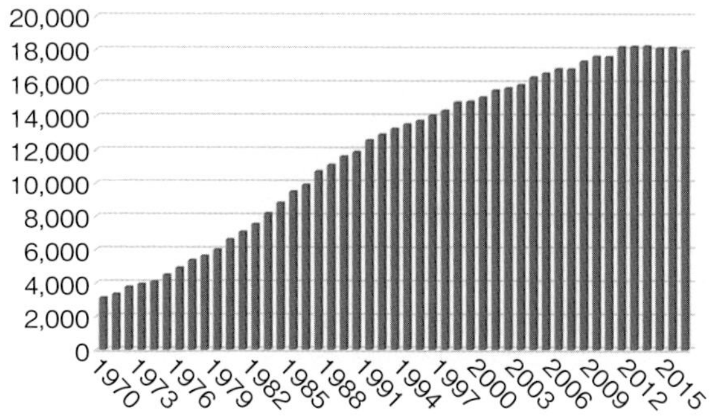

図1　胆道癌死亡数　年次推移

Epidemiology of Gallbladder Cancer
Ryusei Matsuyama et al
1) 横浜市立大学医学部消化器・腫瘍外科学（〒236-0004 横浜市金沢区福浦3-9）

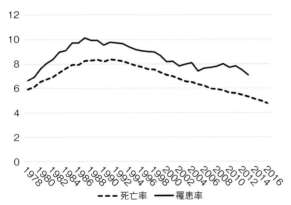

図2 胆道癌年齢調整死亡率・罹患率 年次推移（人口10万対）

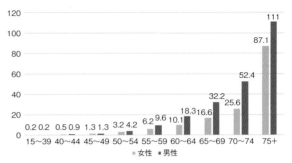

図3 胆嚢癌年齢別罹患率（人口10万対）

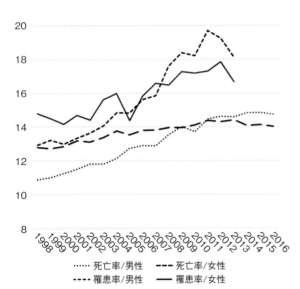

図4 胆道癌死亡率・罹患率 年次推移（人口10万対）

率は減少傾向であると推計されている[3]。

前記の地域がん登録事業により，本邦における胆道癌の実態がある程度は把握できるようになっているが，各医療機関から任意，自主的に情報を集積しているため，すべての病院からデータの集積ができているわけではない。また都道府県ごとにデータの集積を行っているために登録方法が異なることが正確性を欠く大きな原因とされている。2016年1月に"がん登録等の推進に関する法律"が施行され，全国がん登録としてがん登録が病院に義務付けられ，データが国で一元管理，解析されることになった。全国がん登録では疾患分類がより細分化されているため，今後より正確な胆嚢癌の疫学的な動向が明らかになると思われる。

2．WHOによる胆嚢癌の疫学調査

WHO（The World Health Organization）の下部組織であるIARC（International Agency for Research on Cancer）が世界184ヵ国から癌の疫学データを集積しGLOBOCAN 2012 database[4]としてインターネット上で公開している。日本からも国内8ヵ所のがんセンターがデータを提供している。このGLOBOCAN 2012 database[4]によると2012年には全世界で126.3人/10万人（以下年齢調整率）が癌で死亡しており，このうち胆嚢癌は胆嚢癌罹患率2.1人/10万人，死亡率1.6人/10万人と報告されている。またGLOBOCAN 2012 database[4]による日本の胆嚢癌罹患率，死亡率は5.8人/10万人，4.7人/10万人であった。

II．発生年齢

胆嚢癌は一般的に60歳以上の高齢者に多く発生するといわれている。日本胆道外科研究会によって現在まで行われている（現在は日本肝胆膵外科学会に引き継がれている）。胆道癌登録事業による登録データの解析では，1988年から1997年の登録症例における好発年齢が60～69歳であったのに対し，1998年から2007年の登録症例では70～79歳と10歳程度の高齢化が認められている[5]。GLOBOCAN 2012 database[4]においても本邦の胆嚢癌罹患率は70歳以上で高かった（図3）。

III．性　差

胆道癌では一般的に胆嚢癌は女性に多く胆管癌は男性に多いと従来からいわれている。実際，胆道癌全国登録調査における胆嚢癌症例をみても1988～1997年の前期の登録症例の性別は男性1,752人，女性3,035人，1998～2007年の後期では男性1,982人，女性2,447人と前期，後期ともに女性が多かった。しかし，後期では前期に比べて男性の比率が有意に増えており，実際この期間の40歳代では女性よりも男性の登録が多かったと報告されている[4]。また胆道癌全体の罹患率もこれまでは女性が高かったが2008年を境に男性が

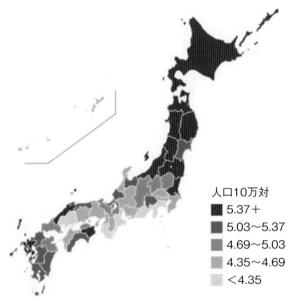

図5 都道府県別　胆道癌の年齢調整死亡率（2016年）

女性を上回っており（図4）今後男性の胆嚢癌患者が増加するものと思われる。GLOBOCAN 2012 database[4]においても本邦の胆嚢癌罹患率は2012年には女性で3.7人/10万人であるのに対して男性では5.8人/10万人であった。

IV. 地域差

1．本邦における地域差

本邦では以前から胆嚢癌が東日本，とくに新潟県の平野部に多いことが報告されている[6~8]。かつては新潟県が都道府県中の罹患数のトップを占め，世界的にもっとも罹患率の高い地域であった。しかし最近では日本の胆道癌罹患率の低下とともに新潟県の罹患率も低下している。新潟平野で胆嚢癌が多発していた時期には単位水田面積あたりの米の収穫量と胆道癌の死亡率に相関関係を認めており，複合要因としてジフェニルエーテル系農薬の関与が疑われていた。しかし現在の新潟における胆嚢癌の罹患率低下が同農薬の使用中止によるものかは現時点でも不明であり，真の因果関係を証明するまでには至っていない[6]。2016年の全国がん罹患モニタリング事業による胆道癌の年齢調整死亡率では，もっとも高い県は青森県の7.1人/10万人で新潟県は5.8人/10万人で第8位であった。3位は西日本の佐賀県の6.2人/10万人であるが，上位10県のうちの7県が東日本，特に東北・北陸地方であることを考慮すると依然"東高西低"の傾向であると思われる（図5）。

2．世界における地域差

胆嚢癌はインド北部や南米チリ，東欧ポーランドなどで多いと報告されている。人種ではアジア人，チリのアンデス地方や北米の原住民，メキシコなどのヒスパニックに多く白色人種に少ないとされている[9~11]。GLOBOCAN 2012 database[4]で2012年の世界の罹患率をみると，チリが9.7人/10万人でもっとも高く，次いでボリビア：8.1人/10万人，韓国：6.5人/10万人，ラオス：4.8人/10万人で日本は4.7人/10万人で第5位であった（図6）。胆嚢癌の罹患数でみると全世界の178,101人に対してアジアで117,076人と全体の65%を占めていた。とくにチリでは女性の癌死亡原因で乳癌に次いで第2位と他国に比べて罹患率，死亡率ともに突出して高率である。チリ国内においても先住民族であるマプチェ族の住む中南部地方で罹患率が高いため，マプチェ族に多く認められるMDR1遺伝子異常やチフス菌感染，胆嚢結石症，また生活習慣・環境因子として貧困，肥満，多産，医療機関へのアクセスの悪さ，唐辛子摂取，新鮮な魚介類，野菜類の摂取不足が危険因子として考えられている[11~13]。

V. 生活習慣

胆嚢癌発生の危険因子に関してはWorld Cancer Research Fund InternationalによるContinuous Update Projectが専門家パネルによるメタ・アナリシスを行ったうえで最終的なpanel judgementsを行い，生活習慣，食習慣についての推奨予防法を継続的に報告している[14]。このなかでは体脂肪の増加（肥満）がほぼ確実な危険因子として示されており，BMIが5増えるごとに胆嚢癌発生リスクが25%増加すると報告されている。このため胆嚢癌を予防するためにbody mass index（BMI）を25未満の正常体重に維持することが同パネルから推奨されている。このなかでは体脂肪と癌化の関連性についてはさらなる研究が必要であると述べられてはいるものの，肥満による胆石形成が胆嚢癌発生の誘因となっている可能性や，体脂肪によるinsulinやinsulin-like growth factorなどの増殖因子の増加による癌化促進が推察されている。その他，限定的なエビデンスとして唐辛子（カプサイシン），魚，コーヒー，お茶，アルコール，砂糖，ビタミンC，ビタミンDなどが示されているが現時点では発癌との因果関係についての結論は得られていない[14]。

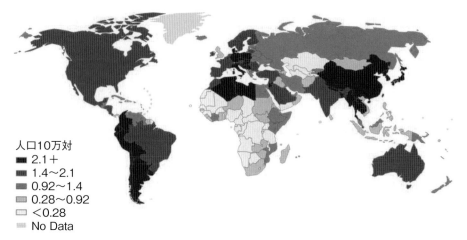

図 6 胆嚢癌の年齢調整罹患率（2012 年）

おわりに

　胆嚢癌の疫学的事項について概説した。胆嚢癌の罹患数は緩やかに減少してはいるものの，高齢化の進行とともに依然，多くの胆嚢癌患者が見込まれている。地域差や人種差，さまざまな慣習，生活習慣，食習慣などの危険因子についての報告があるが，その要因の疫学的な解明は依然進んでいない。さらなる世界的な疫学研究から胆嚢癌の予防対策が進むことを期待したい。

参考文献

1) 厚生労働省大臣官房統計情報部編：人口動態統計.
2) Hori M, Matsuda T, Shibata A, et al.：Cancer incidence and incidence rates in Japan in 2009：a study of 32 population-based cancer registries for the Monitoring of Cancer Incidence in Japan (MCIJ) project. Jpn J Clin Oncol **45**：884-891, 2015.
3) 雑賀久美子：日本のがん罹患の将来推計．がん・統計白書 2012—データに基づくがん対策のために，63-81，篠原出版新社，2012.
4) Ferlay J, Soerjomataram I, Ervik M, et al.：GLOBOCAN 2012 v1.0, Cancer Incidence and Mortality Worldwide：IARC CancerBase No. 11 [Internet]. Lyon, France：International Agency for Research on Cancer；2013. Available from：http://globocan.iarc.fr, accessed on day/month/year.
5) 石原　慎，宮川秀一，堀口明彦，ほか：胆嚢癌フロントライン　胆道癌全国登録データよりみた胆嚢癌の動向．肝胆膵 **64**：461-466, 2012.
6) 山本正治：新潟平野部に多発する胆嚢がんの原因について．日農医誌 **44**：795-803, 1996.
7) 山本正治，遠藤和男，中平浩人，ほか：胆道癌．癌と化療 **28**：155-158, 2001.
8) Tominaga S, Kuroishi T, Ogawa H, et al：Epidemiologic aspects of biliary tract cancer in Japan. Natl Cancer Inst Monogr **53**：25-34, 1979.
9) Wistuba II, Gazdar AF：Gallbladder cancer：lessons from a rare tumour. Nat Rev Cancer **4**：695-706, 2004.
10) Goodman MT, Yamamoto J：Descriptive study of gallbladder, extrahepatic bile duct, and ampullary cancers in the United States, 1997-2002. Cancer Causes Control **18**：415-422, 2007.
11) Andia ME, Hsing AW, Andreotti G, et al：Geographic variation of gallbladder cancer mortality and risk factors in Chile：a population-basec ecologic study. Int J Cancer **123**：1411-1416, 2008.
12) Wielandt AM, Vollrath V, Chianale J：Polymorphisms of the multiple drug resistance gene (MDR1) in Mapuche, Mestizo and Maori populations in Chile. Rev Med Chil **132**：1061-1068, 2004.
13) Serra I, Yamamoto M, Calvo A, et al.：Association of chili pepper consumption, low socioeconomic status and longstanding gallstones with ballbladder cancer in a Chilean population. Int J Cancer **102**：407-411, 2002.
14) World Cancer Research Fund International/American Institute for Cancer Research. Continuous Update Project Report：Diet, Nutrition, Physical Activity and Gallbladder Cancer. 2015. Available at：wcrf.org/Gallbladder-Cancer-2015.

*　*　*

特集

胆嚢癌—術前診断に応じた治療を再考する—

胆嚢癌のリスクファクター

神澤　輝実[1]・来間佐和子[1]・千葉　和朗[1]・田畑　拓久[1]
小泉　理美[1]・菊山　正隆[1]・土井　愛美[2]・本田　五郎[2]

要約：胆嚢癌のリスクファクターのなかで明らかなものは，膵・胆管合流異常に伴う膵液胆道逆流現象である。全国調査では，先天性胆道拡張症の約13％，胆管非拡張型膵・胆管合流異常の約37％程度に胆嚢癌を合併する。合流異常では，圧勾配により長い共通管を介して胆道内に逆流した膵液と混和した胆汁がうっ滞し，慢性炎症に伴う胆道の粘膜上皮傷害と修復が繰り返され最終的に癌化する。膵胆管合流部に括約筋機能が及ぶが6mm以上の共通管を有する膵胆管高位合流でも高率に膵液胆道逆流現象を認め，12％に胆嚢癌の合併を認めた。胆嚢癌の胆石合併率が50～80％と高いことより，胆嚢胆石症では胆石による慢性炎症が発癌を促すとする報告が多いが，胆嚢結石症中に占める胆嚢癌の頻度は6～9％であり，すべての胆嚢胆石症例に対して予防的な胆嚢摘出術を推奨するほど相関関係は高くない。胆嚢癌は女性が男性より2～4倍罹患率が高く，女性ホルモンの関与が示唆されているが，証明はされていない。

Key words：膵液胆道逆流現象，膵・胆管合流異常，胆嚢癌，胆石症，女性ホルモン

はじめに

　進行癌で診断される例が多い胆嚢癌の予後を改善するには，早期発見にむけたスクリーニング検査が必要である。しかし，胆嚢癌の低い発生率を考えると，スクリーニングには高危険因子群を絞り込む必要がある。本稿では胆嚢癌のリスクファクターについて概説する。膵・胆管合流異常（合流異常）などに伴う膵液胆道逆流現象は確実な胆嚢癌のリスクファクターであるが，他の項目の胆嚢癌との関連性は報告によって異なる。また，胆嚢癌の発生は，地域や人種によっても差があるが，これに関しては前稿を参照願いたい。

I．膵液胆道逆流現象

1．膵・胆管合流異常

　合流異常は，解剖学的に膵管と胆管が十二指腸壁外で合流する先天性の形成異常で，胆管に拡張を認める先天性胆道拡張症（図1a）と拡張を認めない胆管非拡張型（図1b）がある[1]。正常の十二指腸主乳頭部には，乳頭部括約筋（Oddi括約筋）が存在し，胆管末端部から膵胆管の合流部を取り囲んで胆汁の流れを調節し，同時に膵液の逆流を防止している。これに対し，合流異常ではその括約筋が膵管と胆管合流後の共通管を取り囲むため，括約筋の作用が合流部に及ばないことより，膵液と胆汁の相互混入（逆流）が起こる。通常，膵管内圧は胆管内圧より高いので，合流異常では一般に膵液が胆道系に逆流する（膵液胆道逆流現象）。この膵液と胆汁の混和液が胆道内にうっ滞し，高率に胆道癌を引き起こす（図2）[2,3]。全国集計[4]によると，成人の合流異常における胆道癌発生率は，先天性胆道拡張症で21.6％，胆管非拡張型合流異常で42.4％であり，その局在の割合は先天性胆道拡張症においては胆嚢癌62.3％，胆管癌32.1％で，胆管非拡張型合流異常にお

Risk Factor of Gallbladder Cancer
Terumi Kamisawa et al
1）東京都立駒込病院内科（〒113-8677 文京区本駒込3-18-22）
2）同　肝胆膵外科

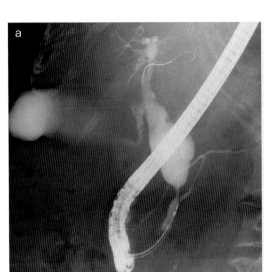
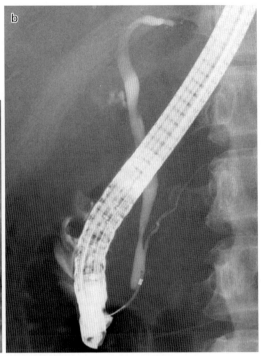

図1 膵・胆管合流異常のERCP像
a：先天性胆道拡張症，b：胆管非拡張型

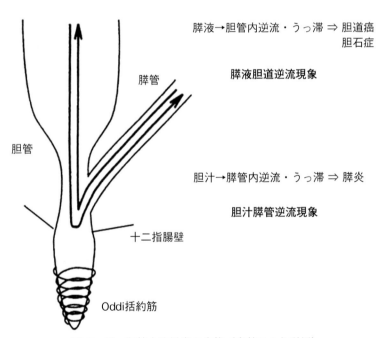

図2 膵・胆管合流異常の病態（文献2より引用）

いては胆囊癌88.1％，胆管癌7.3％であった。つまり，先天性胆道拡張症の約13％，胆管非拡張型膵・胆管合流異常の約37％程度に胆囊癌を合併する。合流異常に合併した胆道癌発生の好発年齢は50～65歳で，通常の胆道癌発症年齢よりも15～20歳程度若年である。また，合流異常に合併した胆道癌には重複癌が多い[2,3]。

合流異常に合併する胆道癌の発生の機序としては，圧勾配により長い共通管を介して胆道内に逆流した膵液と混和した胆汁が胆道内にうっ滞し，さらに感染胆汁によって生じる胆汁酸の変性物質が加わり，胆道粘膜の荒廃をきたし発癌に関与すると考えられている。膵液中に含まれるホスホリパーゼA_2が胆汁と混和すると容易に活性化されて，胆汁中のレシチンを遊離脂肪酸と強力な細胞毒性があるリゾレシチンに加水分解

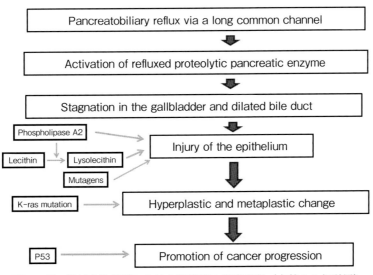

図3 膵・胆管合流異常における胆道癌の発癌過程（文献5より引用）

する。その結果，慢性炎症に伴う胆道の粘膜上皮傷害と修復が繰り返され，過形成や化成を主体とする粘膜上皮の変化やDNAの突然変異などを介して最終的に癌化するという hyperplasia-dysplasia-carcinoma sequence の説が有力である（図3）[5]。つまり，通常の胆道癌の adenoma-carcinoma sequence や de novo 発癌とは異なる発癌機序が考えられている[2,3,5]。また，合流異常に合併した胆嚢癌における胆石保有率は約10%であり，通常の胆嚢癌に胆嚢結石が合併する頻度（40〜75%）に比べて低率である[2,3]。

合流異常は胆道癌の発生母地であり，合流異常と診断されれば，症状の有無とは無関係に早期の予防的な手術の適応となる。先天性胆道拡張症では，胆嚢摘出，肝外胆管切除と肝管空腸吻合による分流手術が基本術式である。一方，胆管非拡張型合流異常では合併する胆道癌のほとんどが胆嚢癌であるので，予防的手術としては，胆嚢摘出術のみを行う施設が多い。しかし，胆管非拡張型合流異常の胆管上皮にも胆嚢粘膜と同様に化生や遺伝子変異が認められる報告があり，胆管非拡張型合流異常の胆管も発癌母地と考えて肝外胆管切除術を施行する施設もあり，術式のコンセンサスは得られていない[2,3]。また，症状が出にくい非拡張型合流異常を胆嚢癌の発癌前に診断する strategy を確立する必要がある[6]。

2．膵胆管高位合流

比較的長い共通管を有していても，その合流部に括約筋作用が及べば，合流異常と診断されない。膵胆管高位合流は，ERCP施行時共通管の長さが6 mm以上で，膵胆管合流部に括約筋作用が及ぶ例と定義される（図4a, b）[7]。

自験の膵胆管高位合流例では，TチューブないしCチューブ造影において89%で造影剤の膵管内逆流（胆汁膵管逆流現象）が，さらに胆汁中のアミラーゼ値の上昇（膵液胆道逆流現象）が86%で認められた。膵胆管高位合流例の12%に胆嚢癌の合併を認め，またそれらの胆嚢癌の胆石保有率は21%で合流異常に合併した胆嚢癌と同様に低率であった。さらに，膵胆管高位合流例の胆嚢の非癌部粘膜では，合流異常と同様に高率に過形成性変化と細胞増殖能の上昇がみられ，またK-ras遺伝子変異も認められる例もあり，膵胆管高位合流例では合流異常に類似する病態が生じていることが推察された[2,3]。

しかし，膵胆管高位合流例では，女性に多い合流異常と異なり性差がなく，診断時の年齢は合流異常より若年であった。また，膵胆管高位合流では合流異常に比べて胆嚢癌の合併率や胆汁中アミラーゼ値（28,564±58,760 IU/L vs. 186,590±160,330 IU/L）が低い。この原因として，合流異常では常に膵管と胆管の交通が保たれていて恒常的に膵液と胆汁の逆流が生じているが，膵胆管高位合流では括約筋収縮時には膵胆管の交通が遮断されることより膵液の胆道内逆流は一過性であり，両者間で膵胆管の逆流現象の生じる状況や逆流量などが異なることが推察される。さらに，合流異常例では，乳頭部機能の異常，共通管の拡張，複雑な膵管合流様式などにより，膵液と胆汁の混和液が管腔内にうっ滞しやすいことが病態に大きな影響を及ぼしていると考えられる。膵胆管高位合流は，形態と機能の両面において合流異常とはっきりと鑑別しがたい中間の病態であり，治療方針などを考慮すると現段階ではnormal variantとして合流異常とは異なる範疇とし

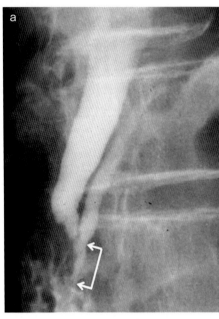
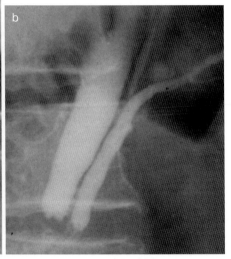

図4 膵胆管高位合流の ERCP 像（文献 7 より引用）
a：括約筋弛緩期には 9 mm の共通管を認める。
b：括約筋収縮期には膵管と胆管の交通は遮断する。

て扱うべきと考える[2,3]。

また，共通管が 6 mm 未満の症例でも，高アミラーゼ胆汁を伴う胆嚢癌症例が報告されている。膵液胆道逆流現象は，高齢者，乳頭機能不全，総胆管結石，傍乳頭憩室例などでも起こることが報告されており，後天的要因でも生じる[8,9]。膵液胆道逆流現象は，胆嚢癌の危険因子であるが，高位合流を含めて予防的治療（症例に応じて胆嚢摘出術や EST）に関しては今後症例を積み重ねて検討していく必要がある。

II．胆石症

胆石症と胆嚢癌の発生に関して以前から多数の報告があるが，胆嚢癌における胆石の合併頻度が 50〜80% と高いことより，胆嚢胆石症は胆石による慢性炎症が発癌を促し，胆嚢癌のリスクファクターであるとする報告が多い[10,11]。しかし，胆嚢癌の発生頻度が低いため，relative risk も 10 倍以下の報告がほとんどである。一方，胆嚢結石症中に占める胆嚢癌の頻度は剖検例の検索で 6〜9% である[12]。また，無症候性胆石の長期にわたる経過観察から先行する結石により胆嚢癌の発生率は増加しないとする報告も認められる[13,14]。現在は，胆嚢結石の保有は胆嚢癌の発生と関係はあるかもしれないが，すべての胆嚢胆石症例に対して予防的な胆嚢摘出術を施行することや，高危険群として厳重な経過観察を行うには相関関係が低いと考えられている。

結石のサイズおよび数と胆嚢癌との関係に関しては，結石径が 3.0 cm 以上の症例では 1.0 cm 未満の症例に比べて胆嚢癌の発生率が有意に高い[15,16]，また胆嚢癌症例にみられる胆石は胆石のみの症例に比べて数が多くサイズも大きいとする報告[17]がある。

胆嚢壁に石灰がある例や陶器様では胆嚢癌の合併が多いとする報告[18]があるが，否定的な見解[19]もある。

III．女　性

国や地域によって頻度は異なるが，胆嚢癌は女性が男性より 2〜4 倍罹患率が高い[20]。Scott ら[21]は，胆石症例を対照とする胆嚢癌の症例対照研究を行い，多変量解析から女性が独立した危険因子であると報告した。女性のなかでも，初潮年齢が若い，多産や妊娠回数が多いことなどが，胆嚢癌の危険性を高めているとの報告[22,23]があり，女性ホルモンの関与が示唆されている。

エストロゲンがコレステロール結石形成を促進し[24]胆石を介した胆嚢癌の発生率を高める，エストロゲンが肝での胆汁酸代謝に影響し胆汁中の二次胆汁酸の割合を高め胆道上皮に傷害的に作用する[25]などの見解がある。一方，胆嚢癌組織にはエストロゲンレセプターやプロゲステロンレセプターが存在しており[26,27]，高濃度のエストロゲンがレセプターを刺激して，下流のさまざまな癌原遺伝子が活性化され細胞が増殖刺激を受ける可能性も指摘されているが，証明されてはおらず推測の域は出ない。

Ⅳ. 胆嚢ポリープ

胆嚢ポリープが 10 mm 以上で，かつ画像上増大傾向を認める例や広基性の例では，胆嚢癌の可能性が高く胆嚢摘出術が推奨される[28]。また，胆嚢腺腫が胆嚢癌の前癌病変である可能性も報告されている[29]。

Ⅴ. 胆嚢腺筋腫症

胆嚢腺筋腫症では，輪状にくびれた胆嚢の底部側に胆汁うっ滞が生じて，これが結石の形成や癌の発生に関与して，胆嚢癌が発生しやすいとする報告[30,31]があるが，両者の関連性について結論は出ていない。

Ⅵ. その他

胆嚢癌の発症率は，国，地域，人種などにより異なり，発症には生活習慣や遺伝的素因の関与が指摘されている[32]。また，イギリスでの大規模な検討では，肥満（BMI≧30 kg/m^2）や喫煙が胆嚢癌の危険因子にあげられている[20]。

おわりに

合流異常などによる膵液胆道逆流現象は，胆嚢癌の明らかな危険因子である。その他の胆嚢癌の危険因子として，胆石症や女性ホルモンとの関連性などが報告されているが，これらは明確には証明されていない。

参考文献

1) 日本膵・胆管合流異常研究会，日本膵・胆管合流異常研究会診断基準検討委員会編：膵・胆管合流異常の診断基準 2013．胆道 27：785-787，2013．
2) 日本膵・胆管合流異常研究会，日本胆道学会編：膵・胆管合流異常診療ガイドライン．医学図書出版，2012．
3) Kamisawa T, Ando H, Suyama M, et al.：Japanese clinical practice guidelines for pancreaticobiliary maljunction. J Gastroenterol 47：731-759, 2012.
4) 森根裕二，島田光生，久山寿子，ほか：全国集計からみた先天性胆道拡張症，膵・胆管合流異常の胆道癌発生率とその特徴．胆と膵 31：1293-1299，2010．
5) Kamisawa T, Kuruma S, Chiba K, et al.：Biliary carcinogenesis in pancreaticobiliary maljunction. J Gastroenterol 52：158-163, 2017.
6) Kamisawa T, Kaneko K, Itoi T, et al.：Pancreaticobiliary maljunction and congenital biliary dilatation. Lancet Gastroenterol Hepatol 2：610-618, 2017.
7) Kamisawa T, Amemiya K, Tu Y, et al.：Clinical significance of a long common channel. Pancreatology 2：122-128, 2002.
8) Kamisawa T, Anjiki H, Egawa N, et al.：Diagnosis and clinical implications of pancreatobiliary reflux. World J Gastroenterol 14：6622-6626, 2008.
9) Fujimoto T, Ohtsuka T, Nakashima Y, et al.：Elevated bile amylase level without pancreaticobiliary maljunction is a risk factor for gallbladder carcinoma. J Hepatobiliary Pancreat Sci 24：103-108, 2017.
10) Ahrens W, Timmer A, Vyberg M, et al.：Risk factors for extrahepatic biliary tract carcinoma in men：medical conditions and lifestyle：results from a European multicentre case-control study. Eur J Gastroenterol Hepatol 19：623-630, 2007.
11) Hsing AW, Gao YT, Han TQ, et al.：Gallstones and the risk of biliary tract cancer：a population-based study in China. Br J Cancer 97：1577-1582, 2007.
12) 神澤輝実，江川直人：胆道疾患と性差．医学と薬学 58：665-669，2007．
13) Gracie WA, Ransohoff DF：The natural history of silent gall stones—The innocent gallstone is not a myth. N Engl J Med 307：798-800, 1982.
14) Attili AF, De Santis A, Capri R, et al.：The natural history of gallstones：the GREPCO experience. The GREPCO Group. Hepatology 21：655-660, 1995.
15) Lowenfels AB, Walker AM, Althaus DP, et al.：Gallstone growth, size, and risk of gallbladder cancer：an interracial study. Int J Epidemiol 18：50-54, 1989.
16) Diehl AK：Gallstone size and the risk of gallbladder cancer. JAMA 250：2323-2326, 1983.
17) Csendes A, Becerra M, Rojas J, et al.：Number and size of stones in patients with asymptomatic and symptomatic gallstones and gallbladder carcinoma：a prospective study of 592 cases. J Gastrointest Surg 4：481-485, 2000.
18) Stephen AE, Berger DL：Carcinoma in the porcelain gallbladder：A relationship revisited. Surgery 129：699-703, 2001.
19) Towfigh S, McFadden DW, Cortina GR, et al.：Porcelain gallbladder is not associated with gallbladder carcinoma. Am Surg 67：7-10, 2001.
20) Grainge MJ, West J, Solaymani-Dodaran M, et al.：The antecedents of biliary cancer：a primary care case-control study in the United Kingdom. Br J Cancer 100：178-180, 2009.
21) Scott TE, Carroll M, Cogliano FD, et al.：A case-control assessment of risk factors for gallbladder carcinoma. Dig Dis Sci 44：1619-1625, 1999.
22) Tavani A, Negri E, La Vecchia C：Menstrual and reproductive factors and biliary tract cancers. Eur J Cancer Prev 5：241-247, 1996.
23) Sheth S, Bedford A, Chopra S：Primary gallbladder cancer：recognition of risk factors and the role of

prophylactic cholecystectomy. Am J Gastroenterol **95**：1402-1410, 2000.
24) 安部井誠人，田中直見：成因：コレステロール胆石．胆道疾患，田中直見編，52-55，メジカルビュー社，2000.
25) Moerman CJ, Berns MP, Bueno de Mesquita HB, et al.：Reproductive history and cancer of the biliary tract in women. Int J Cancer **57**：146-153, 1994.
26) Malik IA, Abbas Z, Shamsi Z, et al.：Immuno-histochemical analysis of estrogen receptors on the malignant gallbladder tissue. J Pak Med Assoc **48**：123-126, 1998.
27) Baskaran V, Vij U, Sahni P, et al.：Do the progesterone receptors have a role to play in gallbladder cancer? Int J Gastrointest Cancer **35**：61-68, 2005.
28) 日本肝胆膵外科学会，胆道癌診療ガイドライン作成委員会編：エビデンスに基づいた胆道癌診療ガイドライン改訂第2版．医学図書出版，2014.
29) Kozuka S, Tsubone N, Yasui A, et al.：Relation of adenoma to carcinoma in the gallbladder. Cancer **50**：2226-2234, 1982.
30) Ootani T, Shirai Y, Tsukada K, et al.：Relationship between gallbladder carcinoma and the segmental type of adenomyomatosis of the gallbladder. Cancer **69**：2647-2652, 1992.
31) Nabatame N, Shirai Y, Nishimura A, et al.：High risk of gallbladder carcinoma in elderly patients with segmental adenomyomatosis of the gallbladder. J Exp Clin Cancer Res **23**：593-598, 2004.
32) Andia ME, Hsing AW, Andreotti G, et al.：Geographic variation of gallbladder cancer mortality and risk factors in Chile：a population-based ecologic study. Int J Cancer **123**：1411-1416, 2008.

*　　*　　*

特集 胆嚢癌―術前診断に応じた治療を再考する―

胆嚢癌の病理形態学的特徴と画像診断

清野　浩子[1]・吉澤　忠司[1]・羽賀　敏博[1]・諸橋　聡子[1]
呉　　雲燕[1]・後藤慎太郎[1]・鬼島　　宏[1]

> 要約：胆嚢癌の病理学的特徴を理解するためには，非腫瘍性病変の組織学的特徴を理解する必要がある。胆嚢壁構造を踏まえた，胆嚢早期癌の定義や，胆嚢前癌病変（胆道上皮内腫瘍・胆嚢内乳頭状腫瘍）の特徴を概説する。また，Rokitansky-Aschoff洞（RAS）の存在は，癌の進展と綿密にかかわるとともに，胆嚢腺筋腫症の病態にも重要である。さらに，早期胆嚢癌との鑑別を要する胆嚢の隆起性病変（主に非腫瘍性ポリープや胆嚢腺腫），進行胆嚢癌との鑑別を要する胆嚢壁肥厚病変（主に黄色肉芽腫性胆嚢炎）について概説する。

Key words：胆嚢癌（gallbladder cancer），胆嚢腺筋腫症（adenomyomatosis），胆嚢ポリープ（gallbladder polyps），黄色肉芽腫性胆嚢炎（xanthogranulomatous cholecystitis）

はじめに

画像診断が進歩した現在であっても，胆石症・胆嚢炎の術前診断のもとで外科切除され，術後にはじめて胆嚢癌であったと診断される症例も少なくはない。胆嚢には多種の病変が発生することが知られており，胆嚢疾患におけるコモンセンスとして，胆嚢の形態学的特徴と疾患との関連，胆嚢癌との鑑別を要する良性疾患，遭遇する頻度の高い疾患について概説する。

I．胆嚢の組織学的特徴と疾患との関連

胆嚢の壁は，粘膜層・固有筋層・漿膜下層の3層で構成されており，粘膜筋板と粘膜下層を欠く点で，消化管と異なる（図1）[1,2]。胆嚢壁の正常な厚さは1.5 mmほどで，3〜5 mmほどは壁厚とされる（図2）。このように胆嚢は，元々壁が薄いうえに，粘膜筋板や粘膜下

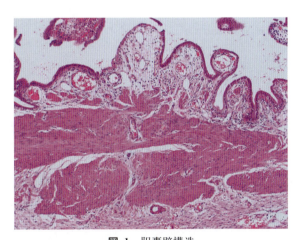

図1　胆嚢壁構造
胆嚢壁は，粘膜（上皮を含む），固有筋層，漿膜下層の3層よりなる。

層を有していない組織学的特徴のため，癌や炎症が漿膜下層に波及しやすい特徴がある。

胆嚢の粘膜上皮は1層の丈の高い単層円柱細胞からなり，微絨毛を有する。胆嚢の粘膜固有層には，毛細血管や小型動静脈，小型リンパ管が認められる。胆汁は胆嚢内で約6〜10倍に濃縮するが，これは単層円柱上皮によりNa^+，Cl^-，重炭酸塩HCO_3^-，水分が吸収されるからである。吸収された物質は上皮細胞間隙を通り粘膜固有層の豊富な毛細血管網に入る。

Morphological Characteristics and Imaging Diagnosis of Gallbladder Cancer
Hiroko Seino et al
1) 弘前大学大学院医学研究科病理生命科学講座
（〒036-8562 弘前市在府町5）

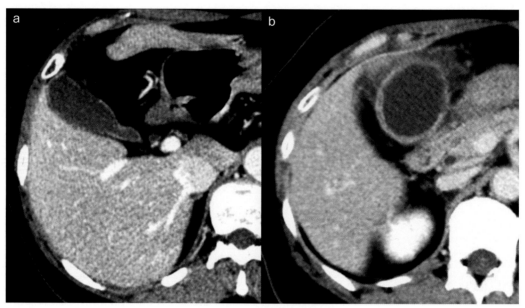

図2 正常胆囊と急性胆囊炎
a：炎症や腫瘍を伴わない胆囊は，菲薄な胆囊壁よりなる。
b：急性胆囊炎による高度な壁肥厚と漿膜側脂肪組織への炎症波及が認められる。

　胆囊の固有筋層は肝外胆管に比べて厚く，頸部から底部にむかって平滑筋線維束がより厚くなる傾向がある。胆囊の平滑筋層は常時，弱い周期的収縮を営んでいるが，食物が十二指腸に達すると十二指腸粘膜細胞からコレシストキニン（cholecystokinin）というホルモンが分泌され，胆囊の収縮が起こる。
　漿膜下層では，中～比較的大型の動静脈・リンパ管が分布している。胆囊には胆管と異なり付属腺はないが，胆囊肝臓側の漿膜下深層には直径3 mm以下の小型胆管（Luschka管）が存在する。Luschka管は胎生期の名残で，管内胆管につながり胆囊内腔には開かない。しかし，①胆囊摘出術において分断され胆汁瘻を起こしうる，②癌細胞がLuschka管を進展して肝組織へ進展していく可能性があるなど，臨床的に重要である。胆囊頸部や胆囊管では粘液腺（管状胞状腺）が固有筋層から漿膜下層まで認められ，粘液が分泌される。
　胆囊の固有筋層から漿膜下層にかけては，粘膜層の憩室陥入であるRokitansky-Aschoff洞（Rokitansky-Aschoff sinus：RAS）が高頻度に認められ，胆囊の組織学的特徴の一つになっている（図3）[3]。RASは，胆囊壁が過伸展と収縮によって脆弱化した結果生じると考えられ，慢性胆囊炎で高率（80％）にみられるが，炎症のない胆囊にも40％程度みられる。RAS内には胆汁がうっ滞しやすく，結石が生じたり，貯留した胆汁がRAS外の胆囊壁に漏れることで炎症が誘発される。また，粘膜層に発生した癌がRASの内面に沿って進展することがしばしばあり，これを介して胆囊癌は容易に筋層以深に進展し，胆囊癌に特異的な進展様式となっている。
　胆囊にはしばしば化生性変化が観察される。化生（metaplasia）とは何らかの原因によりある組織が以前とは異なった分化の組織に変化することで，主に慢性炎症で起こり，発癌母地との関連も知られている。化生性変化は胆囊において高頻度に認められ，その代表例が幽門腺化生（pyloric gland metaplasia）（胃型化生：gastric metaplasia）と杯細胞化生（goblet cell metaplasia）（腸型化生：intestinal metaplasia）である（図4）[4]。切除胆囊のうち，幽門腺化生は約80％に認められ，杯細胞化生は約25％に認められる。
　胆囊癌のリスクファクターとして他にも，膵・胆管合流異常や胆石症などによる慢性・持続性の炎症，胆囊腺腫などがあげられる。このうち，膵・胆管合流異常症は，膵管と胆管が十二指腸乳頭部以外で合流する先天性形成異常であり，先天性胆道拡張症と胆管非拡張型に分類され，前者は胆囊癌と胆管癌を，後者は胆囊癌を高率に合併する。膵・胆管合流異常では，胆汁うっ滞，感染に伴う胆汁酸由来物質の関与，膵液逆流による機械的刺激で胆道粘膜の過形成が認められる。この過形成は異型に乏しいことが多いが，持続的な細胞増殖刺激により発癌が惹起されると推定される。

II．胆囊の前癌病変・上皮内腫瘍

　WHO分類（2010）では，胆囊の前癌病変（premalig-

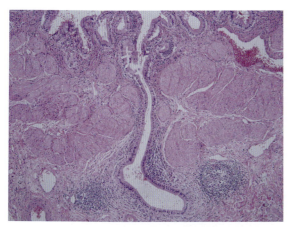

図3 Rokitansky-Aschoff洞
胆嚢粘膜層の憩室様陥入で，固有筋層から漿膜下層にまで達する。

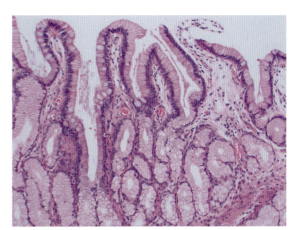

図4 胆嚢の化生
胆嚢粘膜は，幽門腺化生（胃型化生）や杯細胞化生（腸型化生）がしばしば認められる。

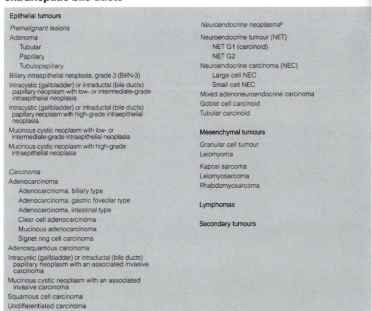

図5 WHO分類2010
WHO分類では，胆嚢癌の組織型のみならず，前癌病変（premalignant lesions）として，胆嚢腺腫（adenoma），胆道上皮内腫瘍（biliary intraepithelial neoplasia：BilIN），ICPNなどが記載されている。

nant lesions）としては，胆嚢腺腫に加えて，胆道上皮内腫瘍（biliary intraepithelial neoplasia：BilIN）・胆嚢内乳頭状腫瘍（intracystic papillary neoplasm：ICPN）があげられている（図5：WHO分類)[5〜7]。近年，これらの病理形態学的概念が確立しつつある。

胆道上皮内腫瘍（BilIN）は，組織学的に病変が認識され前癌病変として位置付けられており，結石症や慢性胆道疾患を基礎疾患として発生した胆道癌周囲に高頻度にみられる上皮内異型病変の総称である。高異型度の胆道上皮内腫瘍（BilIN，Grade 3）では，分子生物学的に細胞周期蛋白（cyclin D1，p21など）の発現や遺伝子異常（TP53，CDKN2Aなど）が報告されている。膵上皮内腫瘍性病変（pancreatic intraepithelial neoplasia：PanIN）のcounterpartとして位置付けられている（図6)[8]。

胆嚢内乳頭状腫瘍（ICPN）は，肉眼的に病変が認識される胆嚢内の乳頭状腫瘍であり，細胞形質および免疫組織学的特徴の検討から，膵管内乳頭粘液性腫瘍

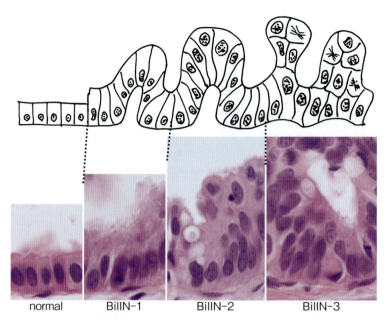

図 6 胆道上皮内腫瘍（biliary intraepithelial neoplasia：BilIN）
　胆道上皮内腫瘍（BilIN）は，組織学的に病変が認識され前癌病変として位置付けられている。高異型度の胆道上皮内腫瘍（BilIN, Grade 3）は，上皮内癌（adenocarcinoma *in situ*）に相当する。

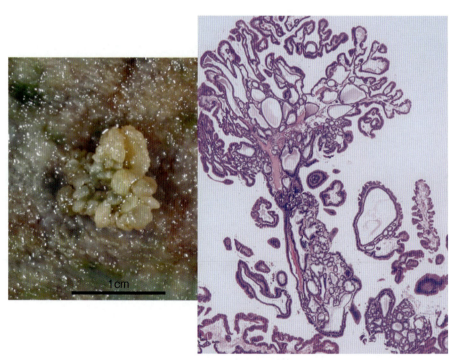

図 7 胆嚢内乳頭状腫瘍（intracystic papillary neoplasm：ICPN）
　ICPN は，肉眼的に病変が認識される胆嚢内の乳頭状腫瘍で，IPMN および IPNB の counterpart と位置付けられている。

（intraductal papillary mucinous neoplasm of pancreas：IPMN）および胆管内乳頭状腫瘍（intraductal papillary neoplasm of bile duct：IPNB）の counterpart と位置付けられている（図7)[9]。

III. 胆囊癌

1. 胆囊癌の分類

　胆囊癌の組織型は多彩であるが，大部分（約90％）は乳頭状腺癌ないし高/中分化型管状腺癌である[10]。低分化型管状腺癌や印環細胞癌，粘液癌なども分化型の腺癌に混在して，あるいは単独で認められる。腺扁平上皮癌や扁平上皮癌，小細胞癌（内分泌癌），絨毛癌，癌肉腫なども経験されるが，後三者はまれな組織型である。粘膜内病変が主体の早期腺癌は，ほぼ全例が分化型腺癌である。一方，進行胆囊癌では，粘膜内病変が分化型腺癌で構成されるが，壁内浸潤部では一般に分化度が低下して，中分化型腺癌ないし低分化型腺癌の像を呈する。

　胆囊癌の肉眼的形態分類は，粘膜面からみた病変の高低（乳頭型，結節型，平坦型）と，必要により割面を参考にした壁内浸潤様式（膨張型と浸潤型）を基本に決定される[11]。これらによって，胆囊壁の肉眼型は，①乳頭型（膨張型，浸潤型），②結節型（腫脹型，浸潤型），③平坦型（膨張型，浸潤型），④充満型，⑤塊状型に分類される。

　"乳頭型胆囊癌"は周囲の平坦粘膜から急峻に立ち上がり，隆起は主に粘膜内の腫瘍成分で構成される。浸潤部には異なる組織型が派生することがある。"結節型胆囊癌"では，隆起した腫瘍部分は周囲の平坦粘膜へなだらかに移行し，隆起は主に深部に浸潤した腫瘍成分で形成される。"平坦型胆囊癌"では明瞭な隆起を形成せず，癌の大部分が豊富な間質結合織中に硬化性の像を呈して浸潤している。胆囊が腫瘍で充満し，粘膜面からみた肉眼的形態が不明な場合，胆囊が原形をとどめているものを"充満型"，原形をとどめず肝浸潤が高度なものを"塊状型"とする。

2. 早期胆囊癌

　早期胆囊癌は，"組織学的深達度が粘膜（m）または固有筋層（mp）内に留まるもので，リンパ節転移の有無は問わない。ただし，RAS内の上皮内癌は，それが胆囊壁のどの層にあっても，粘膜内癌（m癌）とする"と定義されている[1,12]。

　早期胆囊癌は，胆囊粘膜を水平方向へと進展する進展様式が多い。また，早期胆囊癌の約30％の症例では，胆囊内腔にむかい発育し，隆起を形成する。隆起を形成した胆囊癌は，コレステロールポリープや過形成ポリープ，結節型の腺筋腫症，腺腫などの良性病変との鑑別が常に問題となる。胆囊の隆起性病変については大きさや形状，表面の性状，茎の太さ，周囲粘膜の変化などが着目されている。サイズ10 mm以上，広基性の病変は悪性の頻度が高まることが知られている。ただし，10 mm以下であってもそのなかで5％に癌が存在することが知られている[13]。

3. 進行胆囊癌

　進行胆囊癌では，腫瘍細胞が固有筋層（mp）を貫通して漿膜下層（ss）へと達する。初期浸潤様式は3分の2が直接浸潤である。3分の1がRAS内の上皮内進展病巣からの間質浸潤により漿膜下層に達する経路である。胆囊壁内の浸潤病巣は，固有筋層の破壊があるかどうかで，すだれ型浸潤（筋層非破壊型浸潤）と筋層破壊型浸潤との二つの様式に分類されるが，このうち筋層破壊型浸潤を呈する胆囊癌において，高い細胞増殖能，高頻度なリンパ管・静脈侵襲，神経浸潤をきたす傾向が示されている（図8）[14]。

IV. 胆囊癌と鑑別を要する胆囊良性疾患

　胆囊における良性腫瘍および腫瘍類似病変を，ポリープ性病変と胆囊壁肥厚病変とに，形態的に大きく二つに分ける。一般的に術前に胆囊癌との鑑別が問題となるのは黄色肉芽腫性胆囊炎や胆囊腺筋腫症である。

　ポリープ状病変は偶発性に発見されることが多いが，考慮すべき鑑別疾患はコレステロールポリープ，過形成性ポリープ，炎症性ポリープ，腺腫，胆囊腺筋腫症，神経線維腫症，胆囊癌，悪性リンパ腫，転移性悪性腫瘍など多岐にわたる。しかしながら，大多数は良性疾患である。胆囊ポリープ状病変100例の検討では，74％が良性疾患であり，さらに良性ポリープの53％がコレステロールポリープで最多であったとされている[15]。胆囊ポリープ状病変は外科切除された胆囊の10.3％に認められ，胆囊ポリープ状病変334例のうち最多はコレステロールポリープ（32.0％），次いで過形成性ポリープ（25.4％），炎症性ポリープ（18.9％），早期癌・腺腫内癌（12.6％），腺腫（3.3％），その他（1.5％）との報告もあり，胆囊ポリープ状病変において非腫瘍性病変が大多数を占めることがわかる[12]。

　CTやMRIのダイナミック造影では，良性ポリープが早期濃染とwash outを示す傾向が多いことに対し，胆囊癌では早期濃染に加え平衡相まで濃染が持続することが知られているが[16]，術前診断に苦慮することも多い。なお，"画像診断ガイドライン2016年版"において，胆囊癌が疑われた場合のCTの有用性は推奨グレードB，MRIの有用性は推奨グレードC1に分類されている。サイズによる鑑別は重視されており，胆囊隆起性病変の悪性率について，10 mm以下で14％，

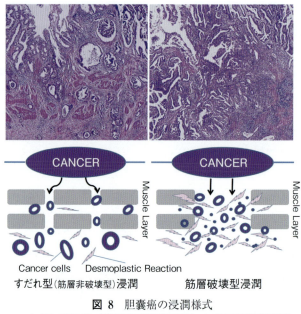

図 8 胆囊癌の浸潤様式
すだれ型浸潤（筋層非破壊型浸潤）と筋層破壊型浸潤との二つの様式に分類されるが，このうち筋層破壊型浸潤を呈する胆囊癌において，予後不良の傾向が示されている。

11～15 mm で 24%，16～20 mm で 61%との報告がある[17]。症状を有する病変に加え，大きさが 10 mm 以上，患者年齢60歳以上である場合は悪性腫瘍であることが高率となる[18,19]。

胆囊壁肥厚病変では，急性および慢性胆囊炎，黄色肉芽腫性胆囊炎，胆囊癌，転移性悪性腫瘍に加え，胆囊以外の病変すなわち肝不全，急性肝炎，肝硬変，低アルブミン血症，腎不全などの影響も考慮する必要がある。

1．非腫瘍性ポリープ（non-neoplastic polyp）

コレステロールポリープは，胆囊のポリープ性病変のうち最多を占め，悪性転化の報告はない。40～50歳代の女性に好発し，男女比は約3：1である。偶発的に発見されることが多く，胆石や胆道結石との合併は少ない。肉眼的には，顆粒状ないし蜂の巣状の黄色粘膜としてみられ，桑実状で細い茎を有することが多い。組織学的には脂肪を貪食したマクロファージからなり，病変を正常胆囊粘膜が覆い，胆囊壁のどの部分にも発生しうる。単発例，多発例ともに 10 mm 以下の小型のことが多いが，中には 20 mm を超える大型のものも報告されている。CT や MRI の造影検査では，点状の早期濃染を認めることが特徴とされるが，これはコレステロールポリープ内部の豊富な血流を反映している（図9，10）。茎は細いため，描出されないことが多く，胆囊壁とポリープとの間にわずかな隙間が描出されることが多い。

2．胆囊腺腫（gallbladder adenoma）

胆囊腺腫は，胆囊切除例の 0.5～3.3%にみられる比較的まれな胆囊良性腫瘍である。およそ10%において多発し，半数以上の症例で胆石を合併している。家族性腺腫症やPeutz-Jeghers syndromeの患者では，胆囊腺腫がより高率に発生することが知られている。通常，症状をきたすことは少なく，腹痛などのスクリーニングの際，偶発的に発見されることが多い。大きな腺腫では，慢性的な右季肋部痛やまれには胆囊管閉塞による急性胆囊炎症状をきたす。また，頻度は少ないが，腺腫内の発癌も知られている[20]。

組織学的には管状，乳頭状，混合型を示し，管状腺腫がもっとも頻度が高い。有茎性もしくは無茎性で通常は 20 mm 以下の小病変である。管状腺腫が分葉状の形態を示すのに対して，乳頭状腺腫ではカリフラワー状の形態を示し，これらの形態は超音波検査でも描出される。

造影 CT や MRI では，胆囊壁に増強効果を有する境界明瞭な結節として描出される（図11）。粘膜面は比較的保たれるため，進行胆囊癌との鑑別は可能と思われるが，胆囊癌と同様の遷延性濃染を示すので，初期の胆囊癌との鑑別や，腺腫内発癌に関しての評価は難しいとされている[21]。

3．胆囊腺筋腫症（gallbladder adenomyomatosis）

胆囊腺筋腫症は，日常よく遭遇する胆囊の腫瘍類似病変である。病理学的には，肥厚した胆囊壁内に RAS

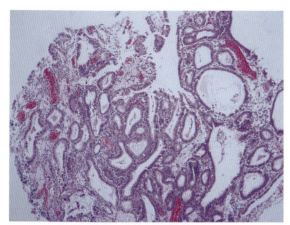

図9 コレステロールポリープ
病理組織学的には，泡沫細胞（脂肪を貪食したマクロファージ）の集簇よりなるが，固有上皮の過形成と血管拡張を伴う。

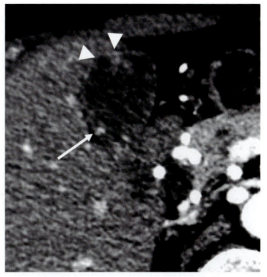

図10 多発コレステロールポリープ
豊富な血流を反映し，病変に一致する早期濃染を認める。

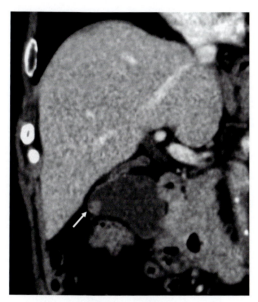

図11 胆嚢腺腫
腺腫は，胆嚢壁に増強効果を有する境界明瞭な結節として認められる。

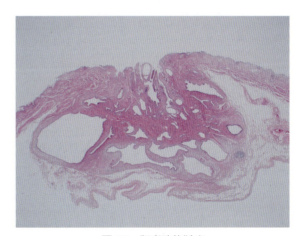

図12 胆嚢腺筋腫症
肥厚した胆嚢壁内にRASが増生し，胆嚢粘膜上皮と筋組織の過形成が認められる。

が増生し，胆嚢粘膜上皮と筋組織の過形成が認められる（図12）。腺筋腫症の定義は一定の見解は得られていないが，武藤らが提唱した「胆嚢壁1cm以内にRASが5個以上増殖し，壁が3mm以上肥厚したもの」という診断基準が一般的に使われている。病変の部位・広がりによりびまん型（diffuse type），分節型（segmental type），限局型（底部型）（fundal type）に分けられる。このなかでは，fundal typeが一番多く，diffuse typeとsegmental typeは少ないとされている[22]。

MRIでは，胆嚢腺筋腫症で肥厚した胆嚢壁内の拡張したRASが描出される（図13）。すなわち，heavily T2強調像やMRCPでは，拡張したRASが小さな高信号域が連なったように存在していることが明瞭に描出され（MR pearl necklace sign），およそ7割の症例に認められる特異的所見とされる。ただし，胆嚢癌で粘液産生の多いものには腫瘍内部に粘液様もしくはRAS様に描出される場合があるので注意が必要である。腺筋腫症のRASは胆嚢癌の小囊胞構造と比較してより数が多く，整の球状でかつ壁に平行に線状に並ぶ傾向があるとされる[23]。胆嚢腺筋腫症における胆嚢癌の発生率は2.0～6.4%という報告があり，そのうち胆嚢癌の合併はsegmental typeで多いとされ，fundal typeの胆嚢癌合併率はかなり低い結果であった。胆嚢腺筋腫症自体が前癌病変とは考えにくく，胆石の存在などによる慢性炎症が発癌と関連しているといわれている[4,24,25]。

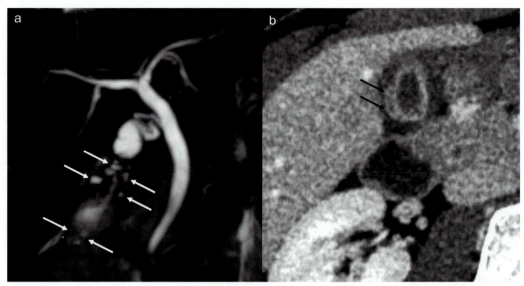

図 13 胆嚢腺筋腫症
肥厚した胆嚢壁内に拡張した RAS が数珠状に描出される。

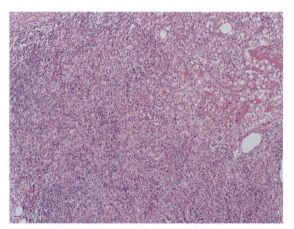

図 14 黄色肉芽腫性胆嚢炎
病理組織学的には,肥厚した胆嚢壁に肉芽組織により結節性病変が形成され,泡沫細胞浸潤・異物反応を伴う。結節性病変周囲への広範な炎症細胞浸潤も認められる。

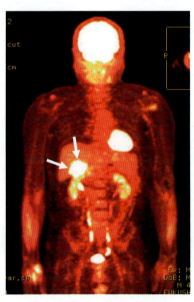

図 15 黄色肉芽腫性胆嚢炎
病変に高度な FDG 集積を認める。

4. 黄色肉芽腫性胆嚢炎(xanthogranulomatous cholecystitis)

　黄色肉芽腫性胆嚢炎は慢性胆嚢炎のまれな亜型と考えられており,発生頻度は全胆嚢摘出例の3〜5%で,比較的まれな疾患とされている。胆嚢結石の合併が約90%にみられ,その70〜80%が胆嚢頸部に結石が嵌頓している。肥厚した胆嚢壁に肉芽腫結節が形成され,組織学的には脂肪を貪食したマクロファージ(泡沫細胞)が認められる。胆嚢壁の肥厚と周囲への広範な炎症細胞の浸潤をきたすことから,胆嚢癌との術前診断が問題となる代表的な腫瘍類似疾患である(図14)。黄色肉芽腫性胆嚢炎の成因は,嵌頓した結石をはじめ,さまざまな原因による胆嚢内圧の上昇に起因する。胆嚢内圧の上昇に伴い,胆嚢粘膜の潰瘍やわずかな断裂を介して,胆汁が胆嚢壁内へ進入し,泡沫細胞を主体とした高度な肉芽腫性炎症をきたすとされている。胆嚢粘膜から発生する上皮性腫瘍である胆嚢癌とは異なり,主に胆嚢壁内に生じる病変ではあるが,術前に胆嚢癌との鑑別に難渋する症例が少なくない。しかし,黄色肉芽腫性胆嚢炎切除標本の7.5〜12.5%に胆嚢癌の合併が認められたとの報告もあり,胆嚢癌発生のハイリスク病変であることを念頭に置く必要がある[26]。高い FDG 集積,CT や MRI での周囲浸潤像,高度な壁肥厚から胆嚢癌との鑑別困難であるが(図

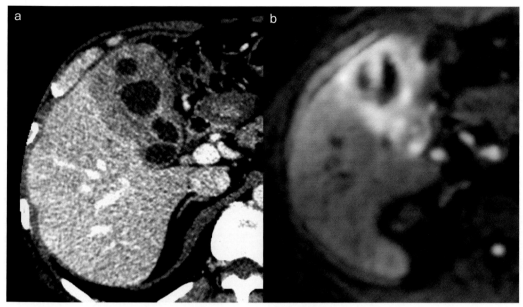

図 16 黄色肉芽腫性胆嚢炎
a：胆嚢壁はびまん性に肥厚し，肥厚した壁内には低吸収結節が抽出されている。
b：肥厚した胆嚢壁は，MRI拡散強調像で高信号を示す。

15, 16)．以下の五つのCT所見，①びまん性胆嚢壁肥厚（黄色肉芽腫性胆嚢炎では強い炎症を反映し，約9割でびまん性に胆嚢壁肥厚をきたすのに対し，胆嚢癌ではおよそ35％にとどまる），②粘膜面の連続（黄色肉芽腫性胆嚢炎は胆嚢壁内を主体とする病変であるため，腫瘍様にみえても，7割程度の病変では粘膜面は保たれている。それに対して胆嚢癌では，小型の早期病変以外はおおよそ粘膜面にさまざまな病変での断裂が認められる），③肥厚壁内の低吸収結節（黄色肉芽腫性胆嚢炎では，多量の脂肪を貪食したマクロファージ（泡沫細胞），さまざまな程度の局所的な壊死組織が認められる），④肝内胆管拡張がない，⑤リンパ節腫大がない，を評価することで，診断能が向上したとの報告がある[27]。

おわりに

胆嚢癌の病理学的特徴を理解するためには，非腫瘍性の組織学的特徴を理解する必要がある。例えば，RASの存在は，癌の進展と綿密にかかわるとともに，胆嚢腺筋腫症の病態にも関与している。また，早期胆嚢癌との鑑別には胆嚢の隆起性病変，進行胆嚢癌との鑑別には胆嚢壁肥厚病変（主に黄色肉芽腫性胆嚢炎）が重要である。

参考文献

1) 鬼島　宏：胆嚢・肝外胆管．外科病理学，向井　清，真鍋俊明，深山正久編集，第4版，文光堂，665-698，2006．
2) 藤田尚男，藤田恒夫：標準組織学―各論，第4版．医学書院，167-169，2010．
3) Mills SE ed.：Histology for pathologists, 4th edition, 759-776, Lippincott Williams & Wilkins, Philadelphia, 2012.
4) 鬼島　宏，渡辺英伸，長村義之：胆道上皮の化生性変化と前癌病変の病理．病理と臨 21：31-41, 2003．
5) Chapter 11, Tumours of the Gallbladder and Extrahepatic Bile Ducts. WHO Classification of Tumours of the Digestive System, (Bosman FT, Carneiro F, Hruban RH), 263-278, IARC Press, Lyon, 2010.
6) 福村由紀，大池信之，中沼安二，ほか：胆道癌の前癌病変（IPNB，BilIN，ICPNを含む）．腫瘍病理鑑別診断アトラス 胆道癌・膵癌，鬼島　宏，福嶋敬宜編，66-75，文光堂，2015．
7) Hruban RH, Adsay NV, Albores-Saavedra J, et al.：Pancreatic intraepithelial neoplasia：a new nomenclature and classification system for pancreatic duct lesions. Am J Surg Pathol 25：579-586, 2001.
8) 鬼島　宏，羽賀敏博，高綱将史，ほか：胆嚢癌の前癌病変．日消誌 112：437-443，2015．
9) 鬼島　宏，諸橋聡子，清野浩子，ほか：胆嚢腫瘍の組織分類とそのエビデンス．胆と膵 32：1339-1345, 2011．
10) 鬼島　宏，吉澤忠司，羽賀敏博，ほか：胆嚢癌の肉眼型と浸潤様式の病理像．胆と膵 35：823-827, 2014．
11) 日本胆道外科研究会編：胆道癌取扱い規約．第5版，

金原出版, 2003.

12) 鬼島　宏, 渡辺英伸, 白井良夫, ほか：胆嚢隆起性病変の病理学. 消化器科 **17**：96-103, 1992.

13) Okada K, Kijima H, Imaizumi T, et al.：Well-invasion pattern correlates with survival of patients with gallbladder adenocarcinoma. Anticancer Res **29**：685-691, 2009.

14) 羽賀敏博, 吉澤忠司, 鬼島　宏：腫瘍様病変（ポリープを含む）および腺筋腫症. 腫瘍病理鑑別診断アトラス　胆道癌・膵癌, 鬼島　宏, 福嶋敬宜編, 56-65, 文光堂, 2015.

15) Terzi C, Sökmen S, Seckin S, et al.：Polypoid lesions of the gallbladder：report of 100 cases with special reference to operative indications. Surgery **127**：622-627, 2000.

16) Yoshimitsu K, Honda H, Kaneko K, et al.：Dynamic MRI of the gallbladder lesions：differentiation of benign from malignant. J Magn Reson Imaging **7**：696-701, 1997.

17) 土屋幸浩, 内村正幸：胆嚢隆起性病変（最大径 20 mm 以下）503 症例の集計成績. 日消誌 **83**：2086-2087, 1986.

18) Koga A, Watanabe K, Fukuyama T, et al.：Diagnosis and operative indications for polypoid lesions of the gallbladder. Arch Surg **123**：26-29, 1988.

19) Ishikawa O, Ohhigashi H, Imaoka S, et al.：The difference in malignancy between pedunculated and sessile polypoid lesions of the gallbladder. Am J Gastroenterol **84**：1386-1390, 1989.

20) Levy AD, Murakata LA, Abbott RM, et al.：From the archives of the AFIP. Benign tumors and tumorlike lesions of the gallbladder and extrahepatic bile ducts：radiologic-pathologic correlation. Armed Forces Institute of Pathology. Radiographics **22**：387-413, 2002.

21) Furukawa H, Takayasu K, Mukai K, et al.：CT evaluation of small polypoid lesions of the gallbladder. Hepatogastroenterology **42**：800-810, 1995.

22) 武藤良弘, 内村正行, 脇　慎治, ほか：胆のう adenomyomatosis（localized type）37 例の臨床病理. 日消誌 **75**：1756-1767, 1978.

23) Yoshimitsu K, Irie H, Aibe H, et al.：Well-differentiated adenocarcinoma of the gallbladder with intratumoral cystic components due to abundant mucin production：a mimicker of adenomyomatosis. Eur Radiol **15**：229-233, 2005.

24) Albores-Saavedra J, Angeles-Angeles A：Chapter 11. Diseases of the gallbladder. MacSween's Pathology of the liver, (Burt AD, Portmann BC, Ferrell LD), 6th ed., 563-597, Churchill Livingstone, London, 2011.

25) Duarte I, Llanos O, Domke H, et al.：Metaplasia and precursor lesions of gallbladder carcinoma. Frequency, distribution, and probability of detection in routine histologic samples. Cancer **72**：1878-1884, 1993.

26) 北川　晋, 中川正昭, 山田哲司, ほか：黄色肉芽腫性胆嚢炎の臨床病理学的検討. 日外会誌 **91**：1001-1010, 1990.

27) Goshima S, Chang S, Wang JH, et al.：Xanthogranulomatous cholecystitis：diagnostic performance of CT to differentiate from gallbladder cancer. Eur J Radiol **74**：e79-e83, 2010.

*　　*　　*

特集

胆嚢癌—術前診断に応じた治療を再考する—

胆嚢癌の鑑別診断と進展度診断
—超音波検査—

岡庭　信司[1]・田中　友之[1]・野沢　祐一[1]・菅沼　孝紀[1]・持塚　章芳[1]
高橋　俊晴[1]・中村　喜行[1]・平栗　　学[2]・堀米　直人[2]・金子　源吾[2]

要約：体外式超音波検査（US）は，比較的安価で低侵襲なため，検診などのスクリーニングにも広く用いられており，胆嚢癌はUS検診の成果が期待できる癌とされている。鑑別診断については，US像を隆起あるいは腫瘤像と壁肥厚に分類して行う。隆起あるいは腫瘤像は，有茎性と広基性に分類し，大きさ，内部エコー，表面構造，病変の付着部の層構造，ドプラ所見を評価する。壁肥厚はびまん性と限局性に分類し，内部エコー，層構造，経時変化，ドプラ所見に着目する。深達度診断については，USで描出される胆嚢壁の低エコー層には漿膜下層浅層までが含まれるため，層構造の評価のみでは早期癌と進行癌の鑑別は困難である。そのため，病変の形状，大きさ，内部エコーなどのUS所見も加味して術前診断する必要がある。

Key words：gallbladder carcinoma, differential diagnosis, depth diagnosis, US

はじめに

胆嚢は体表近くに存在位置し，内腔がほぼ無エコーな臓器であるため，体外式超音波検査（US）による病変の拾い上げがもっとも有用な臓器の一つである。

その一方で，胆嚢癌や腺腫などの腫瘍性病変と非腫瘍性病変との鑑別や深達度診断は，US以外のmodalityを併用しても困難なことがある。

I．胆嚢癌の鑑別診断

1．隆起あるいは腫瘤像（ポリープを含む）

隆起あるいは腫瘤像のUS像は，まず有茎性病変と広基性（無茎性）病変に分類し，判断に迷う例は広基

Differential and Depth Diagnosis of Gallbladder Carcinoma by US
Shinji Okaniwa et al
1）飯田市立病院消化器内科（〒395-8502 飯田市八幡町438）
2）同　消化器外科

性病変として扱う。この分類は鑑別診断のみならず病変の深達度診断にも関連しており，有茎性病変であれば深達度は粘膜層（M）に留まる早期癌と考えられる[1,2]。

1）有茎性病変

胆嚢ポリープと総称される病変の大半がこのUS像を呈し，もっとも頻度の高いコレステロールポリープに加え，早期癌，腺腫，炎症性ポリープ，固有上皮型の過形成性ポリープなどが含まれる。鑑別のポイントは，大きさ，内部エコー，表面構造，形状変化，ドプラ所見である。

①大きさ

最大径20mm以下の隆起性病変切除例の検討[3]によると，10mm以下の病変では癌および腺腫の頻度が20.7％であったのに対し，11～15mmでは43.1％，16～20mmでは67.7％と，10mmを境にして癌および腺腫の頻度が増加している。切除とならなかった例も含めると，10mm以下の大きさにおける癌および腺腫の頻度はさらに少ないものと推測される。

②内部エコー（点状高エコー・桑実状エコー・小嚢胞構造）

コレステロールポリープでは，コレステリンの沈着を反映する高輝度の点状エコー（点状高エコー）が不

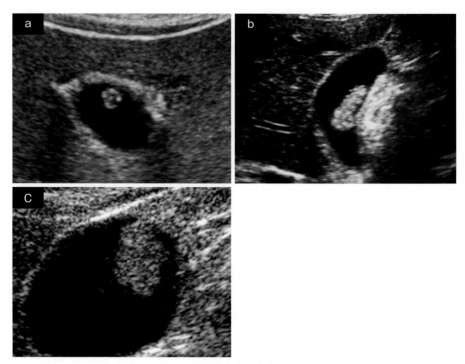

図1 有茎性病変の内部エコー
a：ポリープの内部に高輝度の点状高エコーを認める（コレステロールポリープ）。
b：桑実状エコー（コレステロールポリープ）。
c：内部に小嚢胞構造を多数認める（腺腫）。

均一・粗に集簇した桑実状エコーが典型像であるが（図1a, b），大きくなるにつれ点状高エコーは減少し，内部エコーは実質様の低エコーとなる。点状高エコーの評価には，病変の最大割面だけでなく辺縁部を観察することが重要である。一方，癌や腺腫は均一で密な内部エコーを呈することが鑑別に有用である。

さらにEUSの検討ではあるが，腺腫の大半を占める幽門腺型管状腺腫は病変内部に多数の小嚢胞構造を認め，組織学的に拡張腺管に対応するとの報告があり[4]，高周波プローブを用いた拡大観察で病変内部に多発性の小嚢胞構造を指摘できる病変は，腺腫などの腫瘍性病変を考慮すべきである（図1c）。

③表面構造

病理学的検討では，コレステロールポリープなどの非腫瘍性病変では分葉構造を伴うが，癌や腺腫といった腫瘍性病変の表面性状は結節状から平滑な表面構造を呈するとされている[5]。US像でも，コレステロールポリープは金平糖様を呈することが多く，比較的大きな病変では楔状陥入像が診断に有用である[5]。一方，癌や腺腫は表面が比較的整な小結節状から平滑な像を呈することが多い。

④形状変化（揺らぎ）

コレステロールポリープの茎は癌や腺腫に比べ細いため，体位変換による形状変化や下大静脈の拍動などによる『揺らぎ』を認めることがある。

⑤ドプラ所見（図2）

ドプラの感度の向上により，コレステロールポリープでも血流シグナルを認めることがあるため，血流シグナルの有無ではなくシグナルの形状に着目することが重要である。コレステロールポリープでは血流シグナルを認めないか，直線状のシグナルを呈することが多い。一方，胆囊癌では腫瘤内部にびまん性あるいは樹枝状のシグナルを複数認めることが多い。さらに，病変内部の血流評価が困難な例では，胆囊壁の血流流速を評価し，Cut Off値30 cm/s以上を胆囊癌とすると，感度100％，特異度98％となるとの報告も認める[6]。

2）広基性病変

このUS像を呈する病変には，早期胆囊癌，進行胆囊癌，限局型胆囊腺筋腫症，胆泥などが含まれる。鑑別のポイントは，内部エコー，病変周囲の内側低エコーの肥厚および病変付着部の層構造である。

①内部エコー（小嚢胞構造・コメット様エコー）

広基性隆起を呈する癌は，肝実質と等エコーかやや低エコーの不整な内部エコーを呈するが，胆囊腺筋腫症では腫瘤内部にRAS（Rokitansky-Aschoff sinus）を反映する類円形の小嚢胞構造や，壁内結石あるいは小さなRASを反映するコメット様エコーがびまん性に確認できることが多い。高周波のリニアプローブを

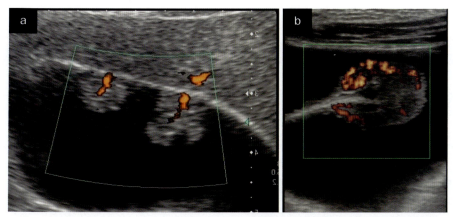

図 2 血流シグナル
コレステロールポリープでは線状のシグナルを認めることがあるが（a），癌では樹枝状の血流シグナル（b）を認めることが多い。

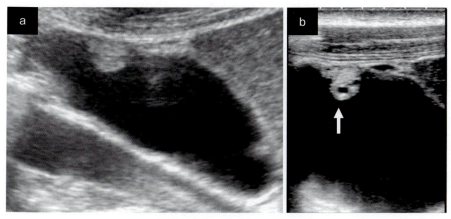

図 3 小囊胞構造（限局型胆嚢腺筋腫症）
胆嚢底部に広基性の隆起性病変を認める（a）。高周波リニアプローブを用いた拡大観察により，内部の小囊胞構造が明瞭に描出される（b）。

用いるとRASはより明瞭に描出できる（図3）。

②病変周囲の内側低エコーの肥厚（図4）

早期胆嚢癌の臨床病理学的検討からIs型やIIa型といった広基性の早期胆嚢癌の周囲には高率にIIa型やIIb型といった表面型の癌を伴うことが知られている[1,7]。US像でも隆起した主病変の周囲に丈の低い内側低エコーの肥厚を認めることがある。この所見は随伴するIIa型やIIb型病変を反映している可能性があり，胆嚢癌を疑う根拠となる。ごくわずかな丈の壁肥厚もあるため，高周波プローブ，可能ならリニアプローブを用いて病変周囲の壁の拡大観察を行う必要がある。

③病変付着部の層構造の不整あるいは断裂

病変付着部の胆嚢壁の外側高エコー層の菲薄化や挙上といった不整像および断裂（図5）は，癌の浸潤を示唆する所見である。一方，外側高エコー層が保持されている病変には，良性疾患のみならずSS浅層までにとどまる進行胆嚢癌も含まれるため診断には注意が必要である。

2．壁肥厚

1）びまん性壁肥厚

びまん性壁肥厚を呈する病変には，平坦浸潤型癌，慢性胆嚢炎，胆嚢腺筋腫症，膵・胆管合流異常に伴う過形成性変化などが含まれる。鑑別のポイントは，内部エコー，粘膜面の性状（境界エコー），層構造，胆嚢の形状変化，石灰化像などの副所見，経時変化，ドプラ所見である。

①内部エコー（小囊胞構造・コメット様エコー）

前述したように，胆嚢腺筋腫症ではRASを反映する類円形の小囊胞構造やコメット様エコーが肥厚した壁内に描出されることが多い。しかし，分節型胆嚢腺筋腫症は膵・胆管合流異常（胆管拡張型17.6％，非拡張型41.2％）に合併しやすく[8]，分節部および底部側に癌が好発するとの報告[9,10]も認めるため，小囊胞構

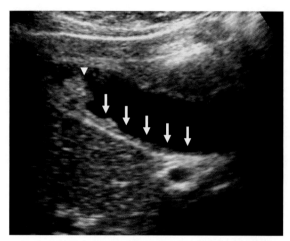
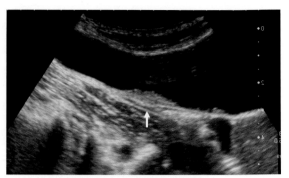

図4 病変周囲の丈の低い低エコーの肥厚（胆嚢癌）
胆嚢底部の広基性隆起性病変（矢頭）の体部～頸部側に丈の低い低エコーの壁肥厚（↓）を認める。

図5 病変付着部の層構造
胆嚢体部に丈の低い広基性病変を認め，高周波プローブを用いた拡大観察により，外側高エコー層の不整（↑）が明瞭に描出されている。

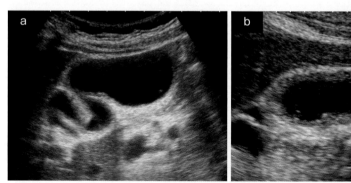

図6 膵・胆管合流異常のびまん性壁肥厚
粘膜面の不整な丈の低い低エコー層の肥厚を全周性に認める。
a：肝外胆管拡張例，b：肝外胆管非拡張例

造が壁内にびまん性に認められない例や内腔面が不整となり境界エコーが不明瞭な病変および，経過観察中に内腔面の経時変化を認める病変は胆嚢癌の合併を考慮すべきである。

②粘膜面の性状（境界エコーの有無）

胆嚢炎では内腔面の表面性状が比較的整であるため明瞭な境界エコーを伴うことが多い。一方，腫瘍性病変では表面が不整あるいは乳頭状を呈しているため，粘膜面と胆嚢内腔との境界が不明瞭になりやすく，境界エコーも認められない。

③層構造（低エコー帯）

胆嚢炎における壁肥厚は比較的均一な厚さで層構造が保たれる。一方，腫瘍性病変では層構造が不明瞭となり，外側高エコー層が消失あるいは不明瞭化していたり，低エコー層が不均一な厚さを呈することがある。膵・胆管合流異常では胆嚢壁の肥厚を認めることが多く，胆嚢粘膜の過形成により，境界エコーを伴わない比較的均一な低・高の2層構造を呈する壁肥厚を認める[9]（図6）。

④胆嚢の形状変化

分節型胆嚢腺筋腫症では胆嚢内腔は対称的な二房性となり砂時計様の形状を呈するが，胆嚢内腔の非対称な変形を伴う壁肥厚は腫瘍性病変の関与を考慮すべきである。

⑤石灰化像などの副所見の有無

急性胆嚢炎の原因の90～95％は胆嚢結石であり，胆嚢内に結石像や胆泥を伴わない例では，炎症性疾患以外の胆嚢癌や膵・胆管合流異常に伴う過形成性変化を考慮すべきである。

⑥経時変化

胆嚢炎では炎症所見が改善するにつれ壁肥厚は消退することが多いため，併存する胆嚢癌は明瞭となる。黄色肉芽腫性胆嚢炎では多彩な内部エコーを呈するため胆嚢癌との鑑別が困難なことがあるが，経時的観察により胆嚢壁のエコー輝度や内部構造が変化することがあるため鑑別診断に有用である。

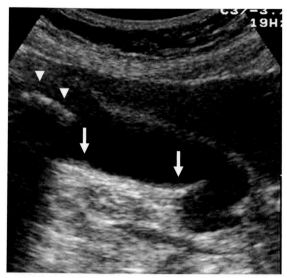

図7 可動性のない胆泥様エコー（限局性壁肥厚）
胆嚢壁に密着し遊離しない胆泥様エコー（↓）を認める（胆嚢癌　矢頭：結石）。

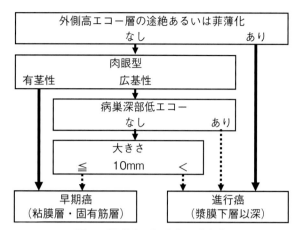

図8 胆嚢癌の深達度の考え方
外側高エコー層の途絶あるいは菲薄化と有茎性についてはコンセンサスが得られているが，それ以外の所見は参考所見として考える。

⑦ドプラ所見

胆嚢癌，急性胆嚢炎，黄色肉芽腫性胆嚢炎のFFT（fast Fourier transformation）分析におけるmaximal velocityは，慢性胆嚢炎や胆嚢腺筋腫症などに比べ有意に高く，急性胆嚢炎や黄色肉芽腫性胆嚢炎では経過観察により数値が変化するとの報告がある[11]。

2）限局性壁肥厚

限局性壁肥厚を呈する病変には，早期胆嚢癌，平坦浸潤型胆嚢癌，胆泥，慢性胆嚢炎などが含まれる。鑑別のポイントは，内部エコー，粘膜面の性状，可動性の有無である。

①内部エコー（小嚢胞構造・コメット様エコー）

限局型あるいは底部型胆嚢腺筋腫症では肥厚した壁の内部にRASを反映する類円形の小嚢胞構造やコメット様エコーが確認されることが多い。底部型胆嚢腺筋腫症においても，病変直上に胆嚢癌が合併するとの報告を認めており[10]，拡大して内腔側を評価する必要がある。

②粘膜面の性状

Ⅱa型，Ⅱb型などの表面型早期癌は，限局性の不整や扁平な壁肥厚を呈し[12]，内腔側の境界エコーを認めない。

③可動性

胆泥は体位変換や経時的な観察により壁から遊離あるいは形状変化を認めるが，胆嚢壁に密着し遊離しない胆泥様病変は癌を疑い精査する必要がある[13]（図7）。

Ⅱ．胆嚢病変の深達度診断

深達度診断に有用なUS所見としては，①病変付着部の層構造，②病変の形状，③大きさ，④内部エコーがあげられる。

①病変付着部の層構造

健常者の胆嚢壁は高エコーの1層あるいは，内側から低・高の2層構造を呈することが多いが，高周波プローブやEUSなどでは内腔側から高・低・高の3層構造として描出されることがある。

2層に描出される例は，低エコー層は粘膜（M）と固有筋層（MP）および漿膜下層（SS）浅層，高エコー層はSS深層と漿膜に相当し，3層構造に描出される例では，第1層の高エコーは境界エコーとM，第2層の低エコーはMPとSS浅層，第3層の高エコーはSS深層と漿膜にそれぞれ相当している[14〜16]。いずれの場合も第2層の低エコー層にはSS浅層が含まれているため，早期癌とSS浅層までの浸潤癌の診断は困難である。ただし，第3層の不整，菲薄化，断裂などが認められる病変はSS以深の浸潤癌と判定可能である。

②病変の形状（有茎性病変）

有茎性病変の深達度はM癌と考えられ[1]，病理学的検討から2mm以下の細い茎を持つⅠp型癌の茎は非腫瘍からなるとされている[2]。

③大きさ

早期癌の病理組織学的検討において15mm以下のⅡa様隆起性病変と10mm以下のⅠs様隆起性病変にはSS癌を認めなかったこと[1]，最大径20mm以下の隆起性病変の切除例の検討において10mm未満の癌の深達度はすべてMあるいはMP癌であったこと[3]な

どから，10 mm 以下の隆起性病変は M あるいは MP 癌の可能性が高いと考えられる．

④内部エコー（深部低エコー）

第3層の高エコー層が保持されている病変では，内部エコーの性状により M あるいは MP 癌と SS 浅層の癌の鑑別が可能とする報告を認める．井利ら[16]は病巣中心部が辺縁部に比して不均一な低エコーを示す像，藤本ら[17]は病巣深部の不均一な低エコーに着目し，いずれも SS 浅層（線維層）の癌浸潤による線維化を反映する US 所見としている．

以上のように，現状では US による M，MP に留まる早期癌と SS 以深の進行癌との明確な深達度診断は困難であるが，複数の US 所見を組み合わせることにより，ある程度の深達度診断が可能となり術式決定にも寄与できるものと考えられる（図8）．

US は小さな胆嚢病変の拾い上げにも有用な modality であり，高周波プローブを用いた拡大観察を併用することにより，ルーペ像に近い画像を得ることも可能なことから，鑑別診断や深達度診断にも有用である．

参考文献

1) 岡庭信司, 藤田直孝, 野田 裕, ほか：早期胆嚢癌の臨床病理学的検討. 日消誌 93：628-633, 1996.
2) 渡辺英伸, 若井俊文, 白井良夫, ほか：胆嚢癌の病理学的特徴—臨床へのメッセージ. 消画像 8：147-154, 2006.
3) 土屋幸浩, 内村正幸：多施設集計報告, 胆嚢隆起性病変（最大径 20 mm 以下）503 症例の集計成績—大きさ別疾患頻度と大きさ別癌深達度—. 日消誌 83：2086-2087, 1986.
4) 松田正道, 渡邊五朗, 橋本雅司, ほか：胆道癌のハイリスクグループ 胆嚢ポリープと胆嚢癌. 肝胆膵画像 12：207-212, 2010.
5) 木村克巳：有茎性胆嚢隆起性病変の超音波内視鏡診断. 日消誌 94：249-260, 1997.
6) 廣岡芳樹, 伊藤彰浩, 石黒義浩, ほか：カラードプラ断層法および造影エコー法を用いた早期胆嚢癌の超音波診断. 消画像 2：39-47, 2000.
7) 若井俊文, 渡辺英伸, 味岡洋一, ほか：早期胆嚢癌の肉眼的および組織学的特徴. 消画像 2：11-18, 2000.
8) 野田 裕, 藤田直孝, 小林 剛, ほか：胆嚢粘膜過形成の発癌過程における意義. 胆と膵 25：21-25, 2004.
9) Nabatame N, Shirai Y, Nishimura A, et al.：High risk of gallbladder carcinoma in elderly patients with segmental adenomyomatosis of the gallbladder. J Exp Clin Cancer Res 23：593-598, 2004.
10) 金 俊文, 真口宏介, 高橋邦幸, ほか：胆嚢腺筋腫症合併胆嚢癌の特徴. 胆道 28：633-640, 2014.
11) 刑部恵介, 堀口祐爾, 今井英夫, ほか：胆嚢壁肥厚性病変の鑑別診断におけるパワードプラ法の診断的意義. 胆道 15：35-43, 2001.
12) 窪川良広, 有山 襄, 須山正文, ほか：術前に診断した表面平坦型（Ⅱb 型）早期胆嚢癌. 胆道 6：79-84, 1992.
13) 松澤一彦, 竹原靖明, 山田清勝, ほか：胆嚢癌の超音波診断. 腹部画像診断 11：865-871, 1991.
14) 相部 剛, 野口隆義, 大谷達夫, ほか：超音波内視鏡による胆嚢壁層構造に関する基礎的検討. 第48回日超医論文集：761-762, 1986.
15) Fujita N, Noda Y, Kobayashi G, et al.：Analysis of the layer structure of the gallbladder wall delineated by endoscopic ultrasound using pinning method. Dig Endosc 7：353-356, 1995.
16) 井利雅信, 竹原靖明, 松澤一彦, ほか：胆嚢漿膜下層浸潤癌の超音波像に関する検討. 超音波医 25：87-92, 1998.
17) 藤本武利, 井利雅信, 加藤 洋, ほか：外側高エコー層に著変がない胆嚢漿膜下層浸潤癌の1例—術前に深達度診断の手掛かりはなかったか？ それは"病巣深部低エコー"—. 胆と膵 19：1175-1178, 1998.

* * *

胆嚢癌の鑑別診断と進展度診断
―超音波内視鏡―

菅野　　敦[1]・正宗　　淳[1]・鍋島　立秀[1]・本郷　星仁[1]・滝川　哲也[1]・三浦　　晋[1]
濱田　　晋[1]・菊田　和宏[1]・粂　　　潔[1]・下瀬川　徹[1]・海野　倫明[2]

要約：超音波内視鏡（endoscopic ultrasonography：EUS）は，胆嚢を詳細に観察することができる画像診断のmodalityであり，先端プローブの形状や超音波の特性を理解して診断を行う必要がある。EUSは，胆嚢病変の診断や胆嚢癌の進展度診断に有用である。近年EUS-fine needle aspiration（FNA）を用いた胆嚢癌の病理組織学的診断の報告も散見される。EUSを使いこなすことが胆嚢病変の診断に重要である。

Key words：EUS，胆嚢ポリープ，intracholecystic papillary neoplasm

はじめに

　超音波内視鏡（endoscopic ultrasonography：EUS）は，胆嚢病変の存在診断と胆嚢癌の進展度診断に有用である[1,2]。近年，超音波画像診断装置の電子化と超音波造影剤の進歩により，ドップラーモードや造影EUS[3,4]による血流情報の取得が可能になった。さらに，胆嚢癌の危険因子である膵胆管合流異常の診断も可能であることから，EUSの積極的な施行が望まれる[5]。本稿では，EUSを用いた胆嚢癌の診断と進展度診断について概説する。

I．胆嚢病変に対するEUS

　EUSは，スコープの先端部に装着された超音波プローブの形状からラジアル式とコンベックス式の2種類に分けられる。ラジアル式EUSはスコープの長軸に直交する超音波操作角が360度の断層面が得られる。よって解剖学的な構造を把握しやすく，膵臓や胆管の長軸像を得やすい。一方，コンベックス式EUSは内視鏡のアップアングル方向に超音波操作角180度の断層面が得られる。コンベックス式EUSはプローブの方向を認識しやすく，通常の観察以外にEUS-fine needle aspiration（FNA）にも用いられるが，長軸像を描出することが難しい部位も存在する。胆嚢癌の進展度診断は，腫瘍と胆嚢壁の断面を描出することが求められることから，症例に応じてラジアルとコンベックスを柔軟に使い分けることも必要である。

　胆嚢はEUSの超音波振動子を十二指腸球部や胃幽門前庭部に誘導した際に観察されるが，胆嚢の位置は個人差が大きいため[6]，しばしば観察困難な症例を経験する。さらに，有胆石症例では，音響陰影のためEUSによる胆嚢壁の観察が不十分になることがある。すべての胆嚢病変に対してEUSによる精査ができるわけではないことも認識しなければならない。

II．鑑別診断

　胆嚢癌は，さまざまな形態を呈するために正確な画像診断が難しい。鑑別診断において重要なのは，胆嚢癌とその他の胆嚢病変の典型例を理解することである。

1．胆嚢癌の肉眼型

　胆道癌取扱い規約に胆嚢癌の肉眼型が示されてい

Differential Diagnosis and Staging of Gall-Bladder Carcinoma Using Endoscopic Ultrasonography
Atsushi Kanno et al
1) 東北大学大学院消化器病態学分野（〒980-8574 仙台市青葉区星陵町1-1）
2) 同　消化器外科学分野

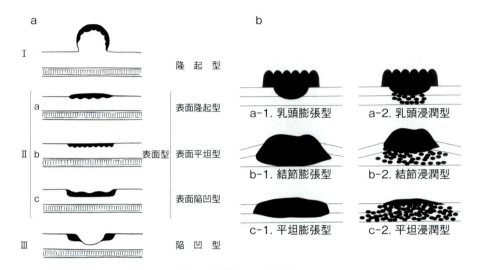

図 1 胆嚢癌の肉眼形態
a：早期胆嚢癌の肉眼形態分類，b：進行胆嚢癌の肉眼形態分類

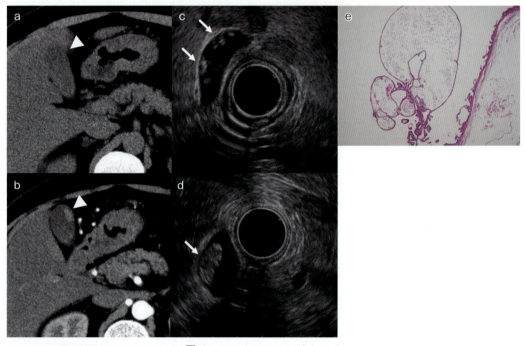

図 2 コレステロールポリープ
a：単純CT，b：造影早期CT
　単純CTでポリープは同定できないが（a：矢頭），造影CTで同定可能となった（b：矢頭）。
c, d：EUS像
　胆嚢内にポリープが多発している（c：矢印）。ポリープは桑実状で内部に高エコースポット，囊胞状スポットを認める（c：矢印）。一部10 mmを超えるポリープを認めた（d：矢印）。
e：病理組織像
　粘膜固有層に泡沫組織球の集簇を認める。

る[7]。早期胆嚢癌はⅠ型（隆起型），Ⅱ型（表面型）とⅢ型（陥凹型）に分類され，進行胆嚢癌は乳頭型，結節型，平坦型に分類される。Ⅰ型は乳頭型進行胆嚢癌へ，Ⅱ型やⅢ型は結節型や平坦型進行胆嚢癌へ進展することが推測されている[8]。日本超音波医学会の胆嚢癌の超音波診断基準では「A．隆起あるいは腫瘍性病変」と「B．壁肥厚性病変」に分類されている[9]。つま

り，隆起性病変や壁肥厚性病変は胆嚢癌の鑑別診断の対象となる（図1）。

2．胆嚢癌と鑑別の必要な疾患

1）隆起性病変
①胆嚢ポリープ

　胆嚢ポリープとは胆嚢内腔に隆起する病変の総称であり，上皮性および非上皮性，または良悪性を含む包

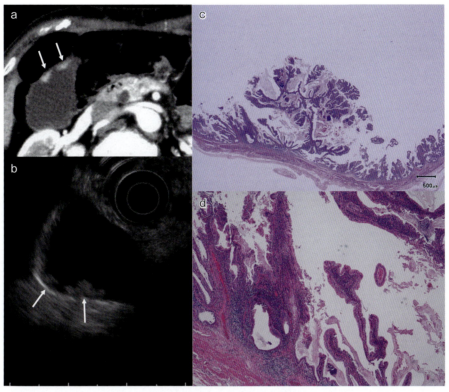

図3 腺腫
a：造影CT　胆嚢底部に造影される隆起性病変を認める（矢印）。
b：EUS　広基性で低乳頭状の腫瘍を認める（矢印）。
c：ルーペ像　低乳頭状の腫瘍を認める。
d：病理組織像　核の極性が保持された異型細胞が低乳頭状に増殖している。

括的な疾患概念である[10]。胆嚢ポリープは，組織学的にコレステロールポリープ，過形成ポリープ，化生性ポリープ，炎症性ポリープ，線維性ポリープなどに分類される[11]。もっとも頻度の高いコレステロールポリープは，粘膜上皮下のコレステロールエステルを貪食した組織球が集簇し，上皮の増生に伴いポリープ状になったものである[12]。形態は亜有茎性を呈することが多く，多発することが特徴である。EUSで観察すると，表面が桑実状の形態を呈し内部に泡沫細胞などを反映した高エコースポット，囊胞状スポットを認めることがある[13,14]。コレステロールポリープのCT値は胆汁に近いため，単純CTでは描出されず他の胆嚢病変との鑑別に有用であるとの報告もあり[15]，他のmodalityも加えて診断することが重要である（図2）。

②腺腫

胆嚢腺腫は，コレステロールポリープと比較して単発が多く有茎性から平坦隆起形を呈し表面は平滑な丈の低い大きめの結節が集合した脳回状を呈する[16〜18]。病理組織は管状から乳頭状腺腫である。EUSによる観察では，コレステロールポリープに比し，比較的均一で軽度低エコーを呈する[19]。一方，胆道癌の前癌病変として胆道内乳頭状腫瘍（intraductal papillary neoplasm of the bile duct：IPNB）が提唱され[20]，その胆嚢内病変は intracholecystic papillary neoplasm（ICPN）とよばれる[21]。ICPNは，早期胆嚢癌や腺腫と重複する症例もあることから，病理学的な見解を統一する必要がある（図3）。

2）壁肥厚性病変

①胆嚢腺筋症

胆嚢腺筋症（adenomyomatosis：ADM）は，胆嚢壁の肥厚をきたす病態であり，病理学的に胆嚢壁1cm以内にRokitansky-Aschoff sinus（RAS）が5個以上存在し，壁が3mm以上に肥厚したものと定義される[22,23]。病変の範囲から，びまん型（diffuse type），分節型（segmental type），底部型（fundal type）に分類される[22,23]。EUSでは，肥厚した胆嚢壁内における小囊胞の観察と超音波の多重反射を反映するコメットエコーの描出が重要である[24,25]。RASの存在は癌の否定にはならないことから，良悪性診断には慎重を要する。

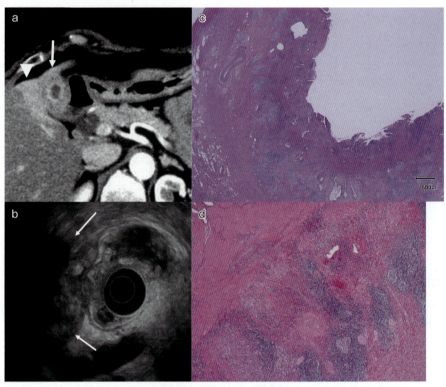

図4 黄色肉芽腫性胆嚢炎
a：造影CT　造影CTで胆嚢壁の肥厚を認める。内腔面は平滑で（矢印），肝床側の早期濃染を認める（矢頭）。
b：EUS　胆嚢内腔は胆石のため同定できない（矢印）。
c：ルーペ像　線維化と筋層が発達し，胆嚢壁が著明に肥厚している。
d：病理組織像　間質にはリンパ濾胞の形成を伴った高度の炎症性細胞浸潤を認める。

②慢性胆嚢炎・黄色肉芽腫性胆嚢炎（xanthogranulomatous cholecystitis）

　慢性胆嚢炎は，胆石などの慢性刺激によって胆嚢壁内に炎症細胞浸潤と線維化をきたし，胆嚢壁の肥厚をきたした状態である。壁肥厚は漿膜下層で著明であり，しばしばRASが認められる[26]。黄色肉芽腫性胆嚢炎（xanthogranulomatous cholecystitis：XGC）は，慢性胆嚢炎の亜型で胆嚢炎症状が繰り返されることにより泡沫組織球などさまざまな炎症細胞浸潤を伴い胆嚢壁の構造が破綻する炎症性病変である[27]。しばしば結腸や十二指腸など周囲臓器に炎症が波及し，経過とともに線維化が進行する。慢性胆嚢炎やXGCは，炎症の波及した範囲により多彩な画像所見を呈することから，胆嚢癌との鑑別は極めて困難である。胆石を有する症例が多いことから超音波画像による診断が有用ではないことがある。CTやMRIにおける胆嚢壁の内腔面が平滑であること，肥厚した壁内に囊胞性結節を認めることなどの所見が慢性胆嚢炎やXGCの診断に重要である[27,28]（図4，5）。

III．胆嚢癌の深達度診断

1．胆嚢壁の解剖と取扱い規約の改訂について

　胆嚢は，胆汁を濃縮，貯蔵する臓器である。胆嚢壁は，粘膜，固有筋層，漿膜下層からなり，腸管のように粘膜筋板や粘膜下層を有しない（図6）。また，胆嚢にはRASが存在する。そのため，粘膜から発生した癌が基底膜を越えて浸潤すると容易に筋層や漿膜下層まで達する[29,30]。胆嚢癌は，その解剖学的位置から肝臓や胆管，膵臓へ直接浸潤をきたしやすい。進行胆嚢癌の外科的治療は，肝切除術や膵頭十二指腸切除術などの侵襲度の大きい手術が必要となるため，術前の正確な進展度診断は極めて重要である。

　胆嚢癌の進行度は，胆道癌取扱い規約第5版まで，胆嚢壁を粘膜層（m），固有筋層（mp），漿膜下層（ss）に分け，固有筋層まで浸潤した場合の深達度をpT1（m，mp），漿膜下層までの浸潤をpT2（ss），漿膜面に露出するものをpT3（se），他臓器へ浸潤するものをpT4（si）と定義されていた[31]。さらに，肝臓，胆管，主要血管への浸潤はsiとせず，肝内直接浸潤（pHinf），

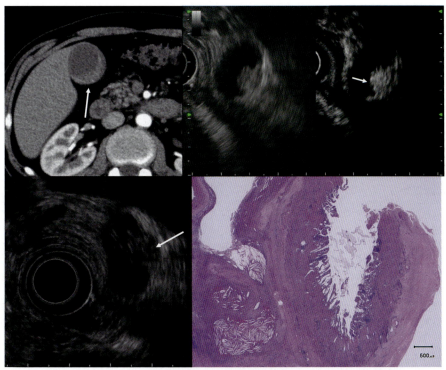

図5 黄色肉芽腫性胆囊炎
a：造影CT　胆囊底部に造影される壁肥厚性病変を認める（矢印）。
b：EUS　胆囊底部に壁肥厚性病変を認め，一部外側高エコーが不整に観察される（矢印）。
c：造影EUS　壁肥厚性病変は造影される（矢印）。
d：ルーペ像　胆囊壁は肥厚し，硝子化，コレステリン結晶の沈着を伴う線維化と高度なリンパ球浸潤を認める。

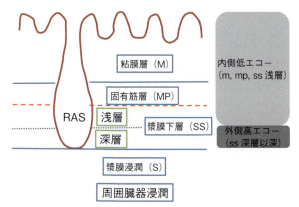

図6 胆囊壁の壁構造と壁深達度，およびEUSによる内側低エコーと外側高エコーの関係
　胆囊壁は，粘膜，固有筋層，漿膜下層からなる。また，Rokitansky-Aschoff sinus は，粘膜層からの憩室陥入である。
　超音波内視鏡で描出される内側低エコーは，粘膜，固有筋層，漿膜下層線維層までを含み，外側高エコーは，漿膜下層脂肪以深を表す。

胆管（肝十二指腸間膜）側浸潤（pBinf），門脈浸潤（pPV），動脈浸潤（pA）を別に規定していた[31]。しかし，胆道癌取扱い規約第6版では，UICC第7版に準じて，胆囊癌の進行度が変更された（表1a）[7]。胆囊周囲進展度は，壁深達度のみではなく，かつて独立して分類した周囲臓器浸潤，門脈，総肝動脈・固有肝動脈浸潤を合わせて診断される（表1b）。さらに，胆道癌取扱い規約第5版ではリンパ節転移に関しても1群から3群に規定されていたが，胆道癌取扱い規約第6版では第1, 2群リンパ節を領域リンパ節と定義し，領域リンパ節をすべてN1（表1c），第3群リンパ節の転移を遠隔転移（M1）（表1d）と定めた。

2．EUSの描出能

　胆囊癌におけるEUSの有用性を示した報告は数多く認められる[32〜34]。胆囊壁は粘膜，粘膜下層，固有筋層と漿膜下層線維層（浅層）を含む内側低エコーと漿膜下層脂肪層（深層）以深の外側高エコーの2層に描出され（図6），腫瘍と2層構造との関係から壁深達度を診断する[32,35]。Fujitaら[35]は腫瘍形態（茎の有無）と壁層構造からEUS所見をtype A〜Dの4型に分類し，それぞれに対応する壁進達度をtype A（有茎性，外側高エコーの保持）はTis（図7），type B（無茎性，外側高エコーの保持）はT1〜2（m, mp, ssの一部），type C（無茎性，外側高エコー不整）はT2（ss）（図8, 9），type D（無茎性，外側高エコー断裂）はT3〜

表 1

a：胆嚢癌進行度分類

	T 分類	N 分類	M 分類
Stage 0	Tis	N0	M0
Stage I	T1	N0	M0
Stage II	T2	N0	M0
Stage III A	T3a, T3b	N0	M0
Stage III B	T1, T2, T3	N1	M0
Stage IV A	T4a, T4b	N0, N1	M0
Stage IV B	Any T	Any T	M1

b：胆嚢癌局所進展度（T 分類）

	胆嚢癌　局所進展度（T 分類）
Tx	腫瘍評価不能
T0	腫瘍が明らかでない
Tis	Carcinoma *in situ*
T1a	癌の局在が粘膜固有層にとどまるもの
T1b	癌の局在が固有筋層にとどまるもの
T2	漿膜下層あるいは胆嚢床部筋層周囲の結合組織に浸潤
T3a	漿膜浸潤，肝実質浸潤および/または1ヵ所の周囲臓器浸潤（胃・十二指腸，大腸，膵臓，大網）
T3b	肝外胆管浸潤
T4a	肝臓以外の2ヵ所の周囲臓器浸潤（肝外胆管，胃・十二指腸，大腸，膵臓，大網）
T4b	門脈本幹あるいは総肝動脈・固有肝動脈浸潤

c：胆嚢癌リンパ節転移分類（N 分類）

	胆嚢癌　リンパ節転移（N 分類）
NX	評価不能
N0	領域リンパ節
N1	領域リンパ節転移あり（領域リンパ節転移以外はM1）

d：胆嚢癌遠隔転移（M 分類）

	胆嚢癌　遠隔転移（M 分類）
M0	遠隔転移なし
M1	遠隔転移あり（腹腔洗浄細胞診陽性 Pcy1 は現状で M1 としない）

4（se, si）（図10）と報告した。さらに，EUS は総胆管から分岐する胆嚢管の観察にも適しており，胆嚢管から発生した癌の進展度診断にも有用である（図11）。しかし，US と同様，胆石合併例などの描出不能例も存在し，全体の正診率は70〜80%と高いとはいえない。また，超音波による内側低エコーと外側高エコーの境界は漿膜下層の浅層と深層であることから，T1とT2を正確に鑑別することは困難である。近年，造影 EUS[36,37] や elastography[38] などの新しい手法による報告も散見され，今後の診断能向上が求められる。

IV．EUS-FNA を用いた胆嚢癌の病理学的診断

EUS-FNA は，主に膵腫瘤性病変に対する病理学的診断法として発達してきた。近年，EUS-FNA による胆嚢疾患の病理学的診断の報告も認められる[39]。良悪性診断の感度は80〜100%，特異度は100%，正診率は83〜100%と良好な成績が報告されている[40]。しかし，播種などの合併症が危惧されることから，非切除例に限定して施行するなど更なる検討が必要である（図12）。

おわりに

EUS を用いた胆嚢病変，とくに胆嚢癌の診断について概説した。EUS を駆使して胆嚢病変の診断に寄与することが期待される。

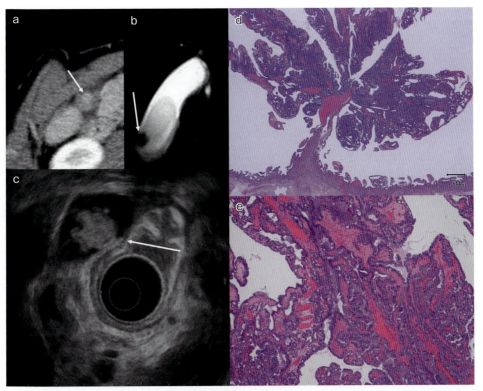

図7 乳頭腺癌（Tis）
a：造影CT　胆嚢底部に造影される病変を認める（矢印）。
b：MRCP　胆嚢底部に隆起性病変を認める（矢印）。
c：EUS　胆嚢底部に亜有茎性の隆起性病変を認める（矢印）。
d：ルーペ像　有茎性病変の乳頭状腫瘍を認める。
e：病理組織像　乳頭腺癌を認める。

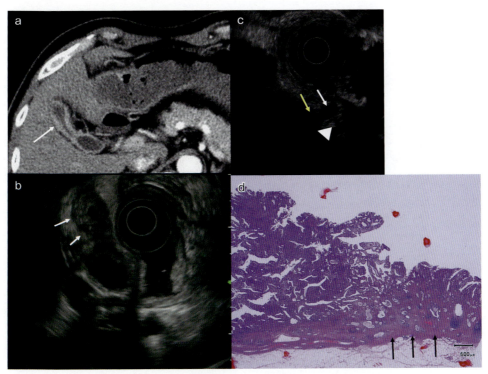

図8 T2（ss）胆嚢癌
a：造影CT　胆嚢体部から底部にかけてびまん性に壁肥厚性病変を認める（矢印）。
b：EUS　胆嚢壁は体部から底部にかけて肥厚しており，外側高エコーは不整であるが断裂はしていない。
c：EUS　合流異常を認める（白矢印：共通管，黄矢印：胆管，矢頭：膵管）。
d：ルーペ像　ssへの浸潤を認める。

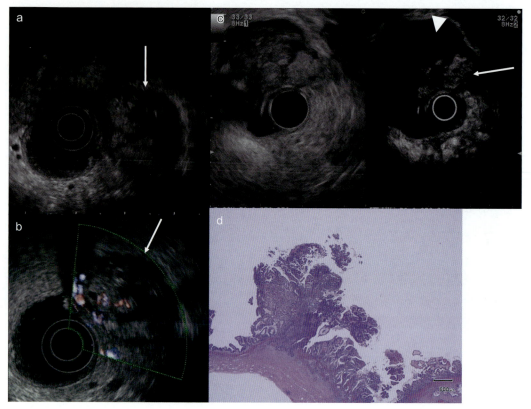

図9 T2（ss）胆囊癌
a：EUS（B mode） 内部を充満するように不均一な低エコー病変を認める。腫瘍と胆泥の鑑別が困難である（矢印）。
b：EUS（Doppler mode） 腫瘍部に血流を認め，胆泥の部位には血流を認めない（矢印）。
c：造影EUS 腫瘍が造影される（矢印）ことから，胆泥（矢頭）の鑑別が容易である。
d：ルーペ像 ssへの浸潤を認める。

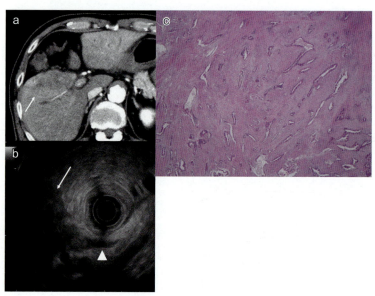

図10 T4胆囊癌
a：造影CT 肝床への著明な浸潤を認める（矢印）。
b：EUS 胆嚢の腫瘍は，超音波による描出が困難である（矢印：胆嚢癌，矢頭：胆管）。
c：病理組織像 胆嚢癌は肝臓への著明な浸潤を認める。

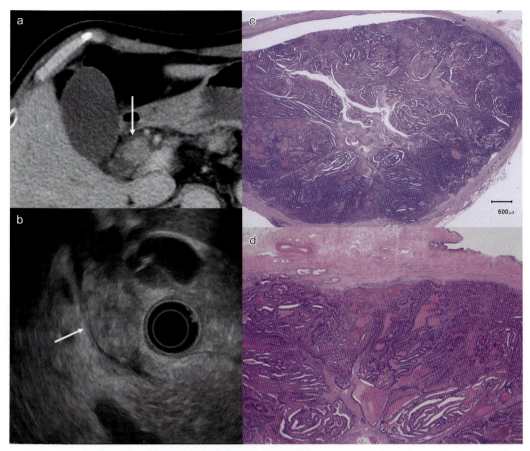

図 11 胆嚢管癌
a：造影 CT　胆嚢管内に造影される充実性に増殖する腫瘍を認める（矢印）．
b：EUS　胆嚢管内に増殖する腫瘍が総胆管を圧排している（矢印）．
c：ルーペ像　胆嚢管内に腫瘍が充実性に増殖している．
d：病理組織像　腫瘍の増殖は粘膜内にとどまり，筋層への浸潤を認めない．

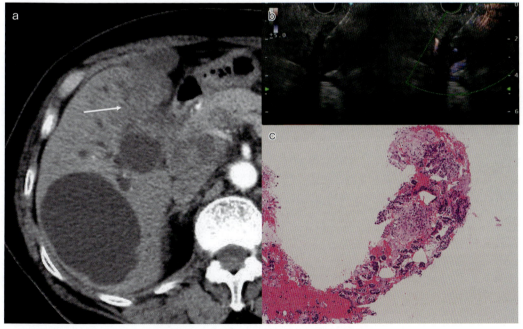

図 12 EUS-FNA を施行した胆嚢癌症例
a：造影 CT　胆嚢から肝実質および肝外胆管へ広範囲に浸潤する腫瘍を認め（矢印），非切除の胆嚢癌と判断した．
b：EUS-FNA　胆管から ERCP 下に病理組織学的診断を得ることができなかったため，EUS-FNA を施行した．経胃的に肝外胆管へ浸潤し一塊となっている腫瘍部を穿刺した．
c：病理組織像　腺癌が証明され，胆嚢癌と診断した．

参考文献

1) 菅野 敦, 正宗 淳, 林 洋毅, ほか：胆嚢癌の進行度診断. 日消誌 110：1400-1407, 2013.
2) 菅野良秀, 伊藤 啓, 野田 裕, ほか：US, EUS による胆嚢癌進展度診断. 胆と膵 36：25-30, 2015.
3) Imazu H, Mori N, Kanazawa K, et al.：Contrast-enhanced harmonic endoscopic ultrasonography in the differential diagnosis of gallbladder wall thickening. Dig Dis Sci 59：1909-1916, 2014.
4) Choi JH, Seo DW, Choi JH, et al.：Utility of contrast-enhanced harmonic EUS in the diagnosis of malignant gallbladder polyps (with videos). Gastrointest Endosc 78：484-493, 2013.
5) Sugiyama M, Atomi Y：Endoscopic ultrasonography for diagnosing anomalous pancreaticobiliary junction. Gastrointest Endosc 45：261-267, 1997.
6) Gross RE：Congenital anomalies of the gallbladder. Arch Surg 32：131-162, 1936.
7) 日本肝胆膵外科学会編：胆道癌取扱い規約（第6版）. 金原出版, 2013.
8) 鬼島 宏, 吉澤忠司, 羽賀敏博, ほか：胆嚢癌の肉眼型と浸潤様式の病理像. 胆と膵 35：823-827, 2014.
9) 社団法人日本超音波医学会用語・診断基準委員会：「胆嚢癌の超音波診断基準」の公示. Jpn J Med Ultrasonics 29：329-332, 2002.
10) 有坂好史, 竹中 完, 塩見英之, ほか：胆嚢ポリープの診断と取扱い. 日消誌 112：444-455, 2015.
11) 白井良夫, 大谷哲也, 畠山勝義：胆嚢の隆起性病変—分類(1)病理形態学的分類—. 臨消内科 11：727-734, 1996.
12) 藤井義郎, 遠藤 格, 関戸 仁, ほか：胆嚢小隆起性病変の実態—特にコレステロールポリープと腺腫について—. 胆道 13：327-331, 1999.
13) Sugiyama M, Xie XY, Atomi Y, et al.：Differential diagnosis of small polypoid lesions of the gallbladder：the value of endoscopic ultrasonography. Ann Surg 229：498-504, 1999.
14) Azuma T, Yoshikawa T, Araida T, et al.：Differential diagnosis of polypoid lesions of the gallbladder by endoscopic ultrasonography. Am J Surg 181：65-70, 2001.
15) Furukawa H, Kosuge T, Shimada K, et al.：Small polypoid lesions of the gallbladder：differential diagnosis and surgical indications by helical computed tomography. Arch Surg 133：735-739, 1998.
16) 加藤奨一：胆嚢隆起性病変の病理形態学的研究—肉眼像, 実体顕微鏡像および組織像の比較検討—. 日消誌 92：1149-1160, 1995.
17) 松田正道, 渡邊五朗, 橋本雅司, ほか：胆嚢ポリープと胆嚢癌. 肝胆膵画像 12：207-212, 2010.
18) Yamamoto M, Nakajo S, Tahara E：Histological classification of epithelial polypoid lesions of the gallbladder. Acta Pathol Jpn 38：181-192, 1988.
19) Akatsu T, Aiura K, Shimazu M, et al.：Can endoscopic ultrasonography differentiate nonneoplastic from neoplastic gallbladder polyps? Dig Dis Sci 51：416-421, 2006.
20) Zen Y, Fujii T, Itatsu K, et al.：Biliary papillary tumors share pathological features with intraductal papillary mucinous neoplasm of the pancreas. Hepatology 44：1333-1343, 2006.
21) Adsay V, Jang KT, Roa JC, et al.：Intracholecystic papillary-tubular neoplasms (ICPN) of the gallbladder (neoplastic polyps, adenomas, and papillary neoplasms that are ≥1.0 cm)：clinicopathologic and immunohistochemical analysis of 123 cases. Am J Surg Pathol 36：1279-1301, 2012.
22) Jutras JA：Hyperplastic cholecystoses；Hickey lecture, 1960. Am J Roentgenol Radium Ther Nucl Med 83：795-827, 1960.
23) 武藤良弘, 内村正幸, 脇 慎治, ほか：胆のう adenomyomatosis (localized type) 37例の臨床病理. 日消誌 75：1756-1767, 1978.
24) 森田敬一, 中澤三郎, 内藤靖夫, ほか：胆嚢の超音波内視鏡像の臨床病理学的研究. 日消誌 83：86-95, 1986.
25) 坂口哲章, 木田光広, 山田至人, ほか：胆嚢腺筋腫症の診断における超音波内視鏡の有用性. Prog Dig Endosc (消内視鏡の進歩) 35：196-200, 1989.
26) 蒲田敏文, 松井 修：慢性胆嚢炎—胆嚢腺筋腫症を含む—. 臨放 49：1467-1476, 2004.
27) 五島 聡, 近藤浩史, 渡邊春夫, ほか：胆嚢癌と鑑別を要する胆嚢良性疾患. 画像診断 31：326-333, 2011.
28) Chang BJ, Kim SH, Park HY, et al.：Distinguishing xanthogranulomatous cholecystitis from the wall-thickening type of early-stage gallbladder cancer. Gut Liver 4：518-523, 2010.
29) 鬼島 宏：胆嚢癌の壁内浸潤様式. 胆道 22：207-216, 2008.
30) 千葉裕樹, 相澤 弘, 諸橋聡子, ほか：胆嚢癌の病理的進展様式. 肝胆膵 53：185-192, 2006.
31) 日本胆道外科研究会編：胆道癌取扱い規約（第5版）. 金原出版, 2003.
32) Fujita N, Noda Y, Kobayashi G, et al.：Analysis of the layer structure of the gallbladder wall delineated by endoscopic ultrasound using the pinning method. Dig Endosc 7：353-356, 1995.
33) Sadamoto Y, Kubo H, Harada N, et al.：Preoperative diagnosis and staging of gallbladder carcinoma by EUS. Gastrointest Endosc 58：536-541, 2003.
34) Sugiyama M, Atomi Y, Yamato T：Endoscopic ultrasonography for differential diagnosis of polypoid gallbladder lesions：analysis in surgical and follow up series. Gut 46：250-254, 2000.
35) Fujita N, Noda Y, Kobayashi G, et al.：Diagnosis of the depth of invasion of gallbladder carcinoma by EUS. Gastrointest Endosc 50：659-663, 1999.

36) 松原　浩, 廣岡芳樹, 伊藤彰浩, ほか：造影超音波内視鏡検査による胆嚢隆起性病変の鑑別診断. 肝胆膵 **62**：1031-1039, 2011.
37) 今津博雄, 田尻久雄：造影ハーモニック EUS による胆嚢癌の診断―鑑別診断と深達度診断の可能性―. 肝胆膵 **64**：481-488, 2012.
38) Giovannini M, Hookey LC, Bories E, et al.：Endoscopic ultrasound elastography：the first step towards virtual biopsy? Preliminary results in 49 patients. Endoscopy **38**：344-348, 2006.
39) Hijioka S, Hara K, Mizuno N, et al.：Diagnostic yield of endoscopic retrograde cholangiography and of EUS-guided fine needle aspiration sampling in gallbladder carcinomas. J Hepatobiliary Pancreat Sci **19**：650-655, 2012.
40) 伊藤　啓, 越田真介, 菅野良秀, ほか：胆道疾患に対する US, EUS, FNA（穿刺吸引細胞診）の役割. 胆道 **30**：173-181, 2016.

胆と膵 35巻臨時増刊特大号

医学図書出版ホームページでも販売中
http:www.igakutosho.co.jp

膵炎大全
～もう膵炎なんて怖くない

企画：伊藤 鉄英

膵臓の発生から解剖、先天性異常から膵炎の概念、分類、様々な成因で惹起される膵炎のすべてを網羅した1冊！これを読めば「もう膵炎なんて怖くない！」

巻頭言

Ⅰ．膵の発生と奇形
- 膵臓の発生と腹側・背側膵
- 膵の発生と形成異常―膵管癒合不全を中心に―
- 膵・胆管合流異常
- 先天性膵形成不全および後天性膵体尾部脂肪置換
- コラム①：異所性膵
- コラム②：膵動静脈奇形

Ⅱ．膵炎の概念と分類
- 急性膵炎発症のメカニズム
- 膵炎の疫学―全国調査より―
- 急性膵炎の診断基準、重症度判定、初期診療の留意点～Pancreatitis bundles～
- 急性膵炎の重症化機序
- 慢性膵炎臨床診断基準および早期慢性膵炎の概念
- 慢性膵炎に伴う線維化機構

Ⅲ．膵炎の診断
- 膵炎診断のための問診・理学的所見の取り方
- 膵炎診断のための生化学検査
- 急性膵炎/慢性膵炎診断のための画像診断の進め方
- 膵炎における膵内分泌機能検査
- 膵炎における膵外分泌機能検査

Ⅳ．膵炎の治療
- 急性膵炎に対する薬物療法
- 慢性膵炎の病態に応じた薬物治療と臨床的位置づけ
- 膵炎に対する手術適応と手技
- 重症急性膵炎に対する特殊治療―膵局所動注療法と CHDF
- 膵炎に対する内視鏡治療―経乳頭インターベンションからネクロゼクトミーまで
- 膵炎に対する生活指導および栄養療法
- 膵性糖尿病の病態と治療
- 膵石を伴う膵炎に対する ESWL

Ⅴ．膵炎各論
- アルコール性膵炎
- 胆石性急性膵炎
- 遺伝性膵炎・家族性膵炎
- 薬剤性膵炎
- 高脂血症に伴う膵炎
- ERCP 後膵炎
- 肝移植と急性膵炎
- ウイルス性急性膵炎
- 術後膵炎
- 高カルシウム血症に伴う膵炎
- 虚血性膵炎
- Groove 膵炎
- 腫瘤形成性膵炎
- 腹部外傷による膵損傷（膵炎）
- 妊娠に関わる膵炎
- 膵腫瘍による閉塞性膵炎：急性膵炎は小膵癌や悪性膵管内乳頭粘液性腫瘍の診断契機か？
- 自己免疫性膵炎
- 炎症性腸疾患に伴う膵炎
- コラム③：膵性胸水・腹水
- コラム④：Hemosuccus pancreaticus
- コラム⑤：嚢胞性線維症に伴う膵障害

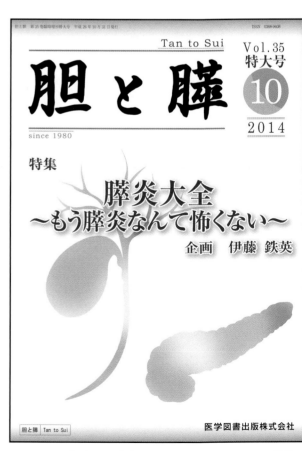

定価（本体 5,000 円 + 税）

特集

胆嚢癌―術前診断に応じた治療を再考する―

胆嚢癌の鑑別診断と進展度診断
―CT―

松原　崇史[1]・小坂　一斗[1]・井上　大[1]・小森　隆弘[1]
松本　純一[1]・出雲崎　晃[1]・小林　聡[1]・蒲田　敏文[1]

要約：胆嚢癌の診断に対するCTの役割は胆嚢の隆起性病変あるいは壁肥厚病変に対する良悪の鑑別，さらに胆嚢癌の場合には転移，播種を含む進展度の評価にある。CTの空間分解能は超音波には劣るが，造影剤による血行動態的な評価も加えることにより精度の高い形態診断，進展度診断，鑑別診断が可能となる。近年ではdual-energy CTを用いたリンパ節転移の鑑別など技術の進歩を認めている。今後さらなる胆嚢を含めた胆道系の画像診断の発展が期待される。

Key words：胆嚢癌，胆嚢ポリープ，胆嚢腺筋腫症，黄色肉芽腫性胆嚢炎

はじめに

胆嚢癌の術前診断において，画像診断，とくにCTの役割は病変の良悪を含めた鑑別診断およびリンパ節・遠隔転移の診断にあると考えられる。そして，正確な術前診断は患者および臨床医のメリットとなることはいうまでもない。本稿では，前半で胆嚢癌の質的診断と進展度診断について，後半で，胆嚢癌の鑑別診断について解説する。

Ⅰ．胆道癌の画像診断法

胆嚢癌の画像診断の基本は腹部超音波検査である。とくに胆嚢内腔の隆起性病変や進達度診断において，もっとも高い空間分解能をもつ超音波検査の優位性は大きい。CTは局所の評価のみならず遠隔転移や腹膜播種などの病期診断になくてはならない検査である。MRI/MRCPは胆道解剖の把握，肝転移の評価に利用されることが多い。^{18}F-FDG PET/CTはCT同様に病期診断に有用である。

胆嚢を含めた胆道腫瘍が疑われる場合の当院でのCTの撮像法を表1に示す。MDCTを用いたダイナミックCTは2.5 mm厚のスライスで，単純，動脈相（25秒と40秒），門脈相（70秒），平衡相（180秒）の多相撮影を行っている。胆道癌は造影後期相で遅延性に濃染する傾向があるので，300秒以降の遅延相が有用なこともある。胆道系は10 mm以下の構造物が大部分であり，胆道癌も腫瘍自体が非常に小さいことが多い。したがって，小さな病変を見逃さないためには，丹念に胆道系および病変，動脈，門脈を同定し，評価していく必要がある。

Ⅱ．胆嚢癌の画像診断

胆嚢は胆嚢底部から胆嚢管（C）移行部までを三等分し，底部（Gf），体部（Gb），頸部（Gn）としている。胆嚢壁は粘膜層（m）・固有筋層（mp）・漿膜下層（ss）の三層で構成されており，他の消化管とは異なり粘膜筋板と粘膜下層をもたない。そして，胆嚢癌は粘膜筋板を欠くために，比較的早期から漿膜下に浸潤する傾向が強い。癌は深く浸潤するにつれ，間質増生を伴う傾向にあり，これに基づく遷延性濃染を認めた場

CT Findings of Gallbladder Carcinoma
Takashi Matsubara et al
1）金沢大学大学院医薬保健学総合研究科内科系医学領域放射線科学（〒920-8641 金沢市宝町 13-1）

表 1 胆膵のダイナミック CT 撮影プロトコール

	撮像範囲	造影剤注入後撮像開始時間	スライス厚	追加スライス	再構成画像
単純	肝～腎		2.5 mm		
早期動脈相	肝～腎	25 sec	2.5 mm	1.25 mm	3D（VR） MIP
後期動脈相（膵実質相）	肝～腎	40 sec	2.5 mm	1.25 mm	MIP（3 mm, 1 mm space）
門脈相	肝～腎	70 sec	2.5 mm	1.25 mm	MIP（3 mm, 1 mm space）
平衡相	肝～骨盤	180 sec	2.5 mm	1.25 mm	MIP（3 mm, 1 mm space）

高濃度造影剤 350 mgI：100～135 mL，造影剤注入時間：30 秒固定
注入時間一定法（30 秒）350 mg/mL：1.8 mL/kg：60 kg なら 108 mL，70 kg なら 126 mL
注入スピード：注入量/30 秒：60 kg なら 3.6 mL/s，70 kg なら 4.2 mL/s

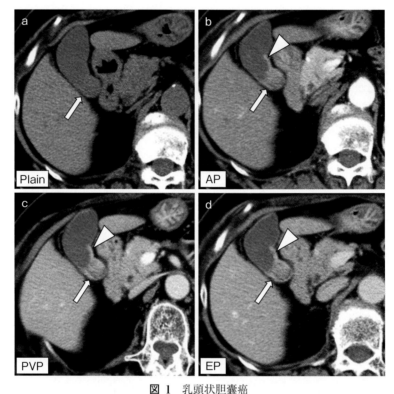

図 1 乳頭状胆囊癌
ダイナミック CT で，胆囊頸部側に乳頭状結節を認める（矢印）。結節近傍の壁には肥厚を認め，結節部とは異なり，漸増性・遷延性の造影効果を認める（矢頭）。組織学的に乳頭状癌で漿膜下浸潤を認めた。

合には漿膜下浸潤が示唆される[1]（図1）。そして，腫瘍部の胆囊壁の平滑さの消失や，腫瘍から連続して壁外への突出が認められれば，壁外浸潤すなわち漿膜外浸潤を疑うことができる[2,3]。また，胆囊の腫瘍と肝の境界が不整であれば，肝への直接浸潤を疑う（図2）。肝浸潤が疑われる胆囊癌は根治性をめざして胆囊周囲肝実質の合併切除の適応となるので，肝浸潤を見逃さないように注意深く画像を読影する必要がある。

胆囊頸部癌あるいは胆囊管癌は胆囊壁外に浸潤し，直接肝門部の胆管および胆管周囲組織に浸潤することがある。また，胆囊管から肝外胆管に連続性に浸潤することもしばしば経験される。このような症例では，肝門部～上部肝外胆管の胆管壁肥厚と内腔閉塞が生じるので，画像所見や臨床所見は肝門部胆管癌に類似する。閉塞性黄疸の症例で，肝門部胆管に壁肥厚や腫瘤を認めた場合には，胆囊頸部癌や胆囊管癌の浸潤の可能性を念頭において画像の読影を行うことが重要である。

また，胆囊静脈は直接肝実質内の類洞や門脈末梢枝に還流することが知られており，胆囊癌の肝転移は胆囊静脈還流域（S4，S5）に多い傾向にある（図3）[4]。また，胆囊癌のリンパ節転移は胆囊周囲のリンパ流の検討から肝十二指腸靭帯や膵頭後部ならびに大動脈周囲への頻度が高い（図3）[5,6]。肝十二指腸靭帯や大動脈周囲は正常でも軽度リンパ節腫大を認めることが多い

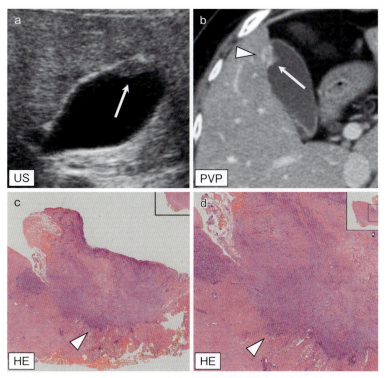

図 2 肝浸潤を伴う胆囊癌
　超音波（a）では胆囊底部に 12 mm 径の広基性隆起性腫瘤（矢印）を認める。ダイナミック CT（b）では濃染を示しており，胆囊癌と診断した。腫瘍はサイズは小さいが，肝実質に浸潤（矢頭）しており，肝床合併切除を施行した。組織学的には胆囊癌は 12×8 mm 大で，肝浸潤の深さは 2.5 mm（c, d 矢頭）であった。（胆と膵 36（1），31-39, 2015 より引用）

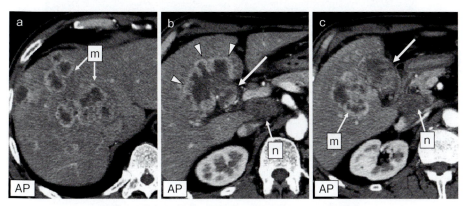

図 3 進行胆囊癌，肝浸潤，肝転移，リンパ節転移
　胆囊全体が不整な腫瘍（b, c：矢印）で置換されている。胆囊腫瘍から連続性に肝 S4 に肝浸潤を認め，大きな塊状の腫瘍（b：矢頭）を形成している。浸潤側優位の濃染を認める。肝十二指腸靱帯へのリンパ節転移（n）を認める。肝 S4 ならびに S5 に集中的に肝転移（m）が認められる。胆囊静脈還流領域には肝転移をきたしやすい傾向にある。
（胆と膵 36（1），31-39, 2015 より引用）

が，短径 10 mm 以上のリンパ節腫大や内部に壊死を伴うリンパ節は転移を疑う必要がある。リンパ節サイズによる転移予測に加え，近年は dual-energy CT を用いたリンパ節転移の予測・評価が数多く報告されている。転移リンパ節は非転移リンパ節と比較しヨードの取り込みが低いことを用いたものである。非転移リンパ節では内部のヨード分布は中心から辺縁にかけて段階的になっているのに対し，転移リンパ節では病理組織と対応してより均一な分布となると報告されている[7]。

　胆囊癌は腹膜播種を伴うことも多いので，造影 CT

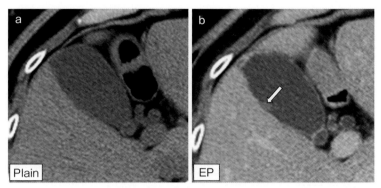

図4 コレステロールポリープ
造影前（a）では病変は不明瞭であるが，造影後（b）ではポリープ（矢印）が確認できる。

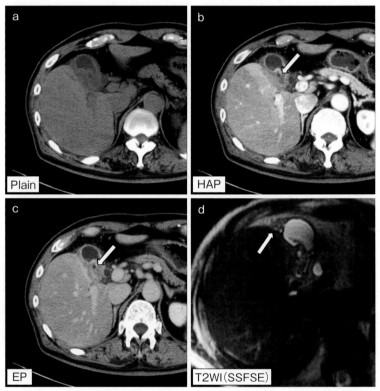

図5 腺筋腫症＋黄色肉芽腫性胆囊炎
a～c：ダイナミックCTでは胆囊に壁肥厚を認め，周囲に軟部影を伴っている。頸部側に境界明瞭なRASを疑う小囊胞を認める。胆囊粘膜面は保たれ，造影早期相より強く濃染している。周囲の軟部影には漸増性の造影効果を認める。そして，肝との境界は不明瞭である。
d：T2強調像（SSFSE）で頸部側だけでなく，底部のRASも明瞭に描出されている（矢印）。
腺筋腫症が疑われるが，癌の合併は否定できないため手術が施行され，腺筋腫症＋黄色肉芽腫性胆囊炎と診断された。

平衡相では肝～骨盤までスキャンする必要がある。小腸や大腸の漿膜側への播種が筋層まで浸潤すると腸管壁肥厚をきたしイレウスや多量の腹水貯留の原因となる。大網や腸間膜への結節性の播種のみの場合には腸管壁肥厚や腹水貯留は認められないので播種の症状は出現しない。したがって，腹壁直下の大網や腸間膜に異常な結節がないか細心の注意を払って読影することが播種の見逃しを防ぐために必要である。[18]F-FDG PET/CTも腹膜播種の診断には有用である。

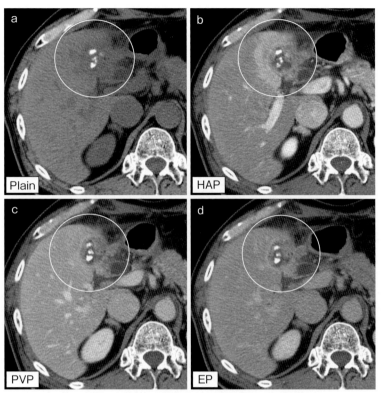

図6 黄色肉芽腫性胆嚢炎
ダイナミックCT（a～d）：胆嚢結石を複数認める。胆嚢壁は肥厚し，漸増性に濃染される。また内腔面は不整であり，肝との境界も不明瞭となっている。胆嚢床には早期濃染を認める。手術が施行され，病理学的に黄色肉芽腫性胆嚢炎と診断された。

Ⅲ．胆嚢癌の鑑別診断

胆嚢癌は良性病変との鑑別が重要であるが，画像での鑑別が困難であることは少なくない。この項では，胆嚢癌を隆起型，浸潤型に分け，それぞれの鑑別疾患およびその鑑別点について解説する。

1．隆起型胆嚢癌

隆起型の胆嚢癌は比較的浸潤度の低いものが含まれやすく，いわゆる広基のポリープとよばれる病変に含まれうる。胆嚢癌を除いた胆嚢ポリープは病理学的に，その大半を占めるコレステロールポリープの他，過形成ポリープ，炎症性ポリープ，肉芽腫性ポリープ，腺腫などに分類される。単純CTではコレステロールポリープは描出困難（図4）である一方，腫瘍性病変（胆嚢癌，腺腫）では淡い高吸収として描出されると報告されている[8]。そして，ダイナミックスタディでは癌は早期に濃染し，線維性間質増加を反映し遅延相でも持続するのに対し，良性病変は早期に造影され，washoutを認めることが多いと報告されている。しかし，隆起成分主体の胆嚢癌は浸潤度の低い病変が含まれやすくwashoutも早い傾向がある。さらに炎症性，肉芽腫性ポリープでは線維性間質が多いため，遷延性濃染を認める[9,10]。このように良悪の鑑別が困難な場合も少なくない。このような場合には最大径1 cm以下のポリープの悪性率は6％，1～1.5 cmでは24％，1.5～2.0 cmでは62％と報告されているように[11]，従来の1 cm以上の大きさや広基性といった形態学的特徴を重視する必要がある。

2．浸潤型胆嚢癌

胆嚢壁肥厚を伴う疾患が鑑別診断となる。具体的には腺筋腫症や慢性胆嚢炎，とくに黄色肉芽腫性胆嚢炎（XGC）などの特殊な胆嚢炎との鑑別が問題となる。

腺筋腫症：典型例では平滑な壁肥厚内にRokitansky-Aschoff sinus（RAS）を示す囊胞構造が認められる。RASが小さい場合にはCTで診断することが困難なことも少なくなく，RASの検出に関してはMRI・MRCPに劣る[12]（図5）。ほとんどの症例ではこのRASの所見だけで診断可能であるが，分化型でムチン産生の多い胆嚢癌では腫瘍内に拡張した腺管腔をもち，それがRAS様に描出されることがあるので注意が必要である。腺筋腫症のRASは癌内の拡張腺管に比し数

が多く，線状に配列し，形が円形に近いという傾向があり，鑑別可能であったと報告されている[13]。

血行動態的には，腺筋腫症，浸潤型胆囊癌ともに遷延性の造影パターンをとる。腺筋腫症の病変が小さい場合には造影効果に極性はないが，病変が大きければ造影効果は早期に粘膜側から漿膜側へむかうパターンをとる。前述のごとく，明らかな浸潤癌であれば，線維性間質増生を反映し，主に浸潤側からの造影パターンとなり，鑑別点の一つとなる。腺筋腫症に胆囊癌が合併することもあるが，その場合には胆囊癌の存在を見逃す危険性が非常に高い[14]。腫瘍の肝への浸潤やリンパ節腫大，遠隔転移（肝転移，腹膜播種）の所見も参考にして，できるだけ見逃しを防ぐ努力が必要である。胆囊底部に限局した胆囊癌の場合も，底部型の腺筋腫症と誤認しないことが重要である。

黄色肉芽腫性胆囊炎：XGCはしばしば胆囊癌と画像や臨床経過を含めた検査所見が類似し，術前の診断が困難であることが多い。癌との鑑別点として，CTなどで肥厚した壁内または胆囊周囲に黄色肉芽腫を反映し造影されない低吸収域が特徴的であるとの報告があるが，出現率は30～50％程度に過ぎない。また，粘膜面は保たれ線状の造影効果を認めることも特徴の一つとされるが，激しい炎症の場合には途絶してみえることも経験される。さらに，炎症による胆囊床の早期濃染は胆囊癌の浸潤と非常に紛らわしく，鑑別が必要となる。

また，びまん性の壁肥厚，保たれた粘膜面，肥厚壁内低吸収域，肝浸潤の欠如，肝内胆管拡張の欠如が癌と比較しXGCに特徴的であり，これらの三つの組み合わせでXGCと癌の鑑別に関して高い正確度を認めると報告されている[15]。加えて，XGCに癌が混在する症例も報告されており[16]，注意が必要である。非典型例も多く（図6），癌との鑑別が難しいだけでなく，癌が混在する症例もあることから，胆囊のみではなく，撮像範囲をしっかりと読影し，総合的に評価する必要があると考えられる。

おわりに

胆囊癌のCTによる画像診断について解説した。CTの空間分解能は超音波には劣るが，造影剤による血行動態的な評価も加えることにより精度の高い形態診断，進展度診断，鑑別診断が可能である。さらに，局所の評価のみならず遠隔転移や腹膜播種などの病期診断になくてはならない検査である。そして，近年ではdual-energy CTを用いたリンパ節転移の鑑別など技術の進歩を認めている。今後さらなる胆囊を含めた胆道系の画像診断の発展が期待される。

参考文献

1) Demachi H, Matsui O, Hoshiba K, et al.：Dynamic MRI using a surface coil in chronic cholecystitis and gallbladder carcinoma：radiologic and histopathologic correlation. J Comput Assist Tomogr 21：643-651, 1997.
2) Kim BS, Ha HK, Lee IJ, et al.：Accuracy of CT in local staging of gallbladder carcinoma. Acta Radiol 43：71-76, 2002.
3) Li B, Xu XX, Du Y, et al.：Computed tomography for assessing resectability of gallbladder carcinoma：a systematic review and meta-analysis. Clin Imaging 37：327-333, 2013.
4) Yoshimitsu K, Honda H, Kuroiwa T, et al.：Liver metastasis from gallbladder carcinoma：anatomic correlation with cholecystic venous drainage demonstration by helical computed tomography during injection of contrast medium in the cholecystic artery. Cancer 92：340-348, 2001.
5) 蒲田敏夫，松井　修：膵・胆道癌の遠隔転移診断：MDCTによる肝転移，リンパ節転移診断．胆と膵 30：919-927，2009.
6) 中川原寿俊，田島秀浩，北川裕久，ほか：胆囊癌のリンパ節転移様式とその診断．肝胆膵 64：531-536, 2012.
7) Rizzo S, Radice D, Femia M, et al.：Metastatic and non-metastatic lymph nodes：quantification and different distribution of iodine uptake assessed by dual-energy CT. Eur Radiol 28：760-769, 2018.
8) Furukawa H, Kosuge T, Shimada K, et al.：Small polypoid lesions of the gallbladder. Differential diagnosis and surgical indications by helical computed tomography. Arch Surg 1998：133：735-739.
9) Yoshimitsu K, Honda H, Kaneko K, et al.：Dynamic MRI of the gallbladder lesions：differentiation of benign from malignant. J Magn Reson Imaging 7：696-701, 1997.
10) 吉満研吾，柿原大輔，入江裕之，ほか：胆道疾患に対するMDCTの一般的使い方―良悪性の鑑別を含めて．胆と膵 26：175-182，2005.
11) 土屋幸広，内村正幸：胆囊隆起性病変（最大径20 mm以下）503症例の集計成績―大きさ別疾患頻度と大きさ別癌深達度―．日消誌 83：2086-2087，1986.
12) Yoshimitsu K, Honda H, Aibe H, et al.：Radiologic diagnosis of adenomyomatosis of the gallbladder：comparative study among MRI, helical CT, and transabdominal US. J Comput Assist Tomogr 25：843-850, 2001.
13) Yoshimitsu K, Irie H, Aibe H, et al.：Well-differentiated adenocarcinoma of the gallbladder with intratumoral cystic components due to abundant mucin

production : a mimicker of adenomyomatosis. Eur Radiol **15** : 229-233, 2005.
14) Kai K, Ide T, Masuda M, et al. : Clinicopathologic features of advanced gallbladder cancer associated with adenomyomatosis. Virchows Arch **459** : 573-580, 2011.
15) Goshima S, Chang S, Wang JH, et al. : Xanthogranulomatous cholecystitis : diagnostic performance of CT to differentiate from gallbladder cancer. Eur J Radiol **74** : e79-e83, 2010.
16) Nakayama T, Yoshimitsu K, Irie H, et al. : Fat detection in gallbladder carcinoma with extensive xanthogranulomatous change demonstrated by chemical shift MR imaging. Abdom Imaging **28** : 684-687, 2003.

* * *

膵癌治療 up-to-date 2015

膵癌の克服を目指す人達のために
最新の治療法を網羅したこの1冊！

監修 跡見 裕
編集 海野 倫明　土田 明彦

主要項目

I. 膵癌治療の現状と将来展望
II. 膵癌の診断法
III. 膵癌補助療法の効果判定
IV. Borderline resectable 膵癌の診断と手術
V. 術前補助療法の適応と効果
VI. Initially unresectable 膵癌の治療
VII. 放射線療法
VIII. 興味ある症例

定価（本体 7,000＋税）
ISBN978-4-86517-087-0

詳しくは▶URL：http://www.igakutosho.co.jp または、医学図書出版 で 検索

医学図書出版株式会社

〒113-0033　東京都文京区本郷 2-29-8（大田ビル）
TEL：03-3811-8210　FAX：03-3811-8236
E-mail：info@igakutosho.co.jp
郵便振替口座　00130-6-132204

2014.12

特集

胆嚢癌―術前診断に応じた治療を再考する―

MRIによる胆嚢癌の鑑別診断と進展度診断

浦川　博史[1]・品川　喜紳[1]・伊東　絵美[1]・坂本　桂子[1]・光藤　利通[1]・吉満　研吾[1]

要約：胆嚢癌におけるMR画像診断の役割は，①濃染パターンと形態学上の特徴を用いて行う鑑別診断，②癌の進展度診断，とくに隆起性病変の基部における漿膜下浸潤の有無を判定する深達度診断に大別される。その際，MR撮像は高い濃度分解能を活かしたMR cholangiography（MRC）とダイナミック撮像が基本となる。鑑別診断では病変を隆起型と壁肥厚型，腫瘤形成型に分類し，鑑別対象疾患を想定して診断する。癌は新生血管と間質の両者を反映した遷延性濃染パターンで特徴付けられる。深達度診断では隆起性病変基部の遷延性・遅延性濃染が漿膜下浸潤を示唆する。さらに近年，拡散強調像は悪性腫瘍検出に広く応用され，胆道系疾患評価における有用性が報告されている。US，MDCTに加え，MRは胆嚢癌評価の有用なモダリテイーである。

Key words：gallbladder carcinoma, MR, differential diagnosis, local spread evaluation

はじめに

胆道系評価の第一選択はUSであり，MDCT，MRが目覚ましく発達した現在においても，それは変化していない。これは，USが高い空間分解能をもつことに起因している。その後の精密検査として，一般的に広範囲の撮像が可能でかつ空間分解能に優れるMDCTが推奨される。さらに最近のMRは，その特徴である高組織分解能，高濃度分解能を活かし，質的診断・局所病期診断において中心的な役割を果たしうるようになった。すなわち，その代表的存在がMR cholangiography（MRC）とダイナミック撮像であり，現在では両者が胆道系疾患評価の根幹を成すシークエンスとなっている。加えて，近年体部疾患への応用が盛んな拡散強調像についても有用性を示唆する報告が蓄積されつつある。

本稿では，MRC，dynamic MR，拡散強調像を主体とした胆嚢癌診断におけるMR検査の役割の現況について，撮像シークエンス，鑑別診断，および進展度診断を中心に概説する。

I．撮像プロトコール

胆嚢疾患を評価する基本シークエンスはMR cholangiography（MRC）と，ダイナミック撮像の2種である。われわれは1.5 T機種（Philips社，Ingenia 1.5 T HP）において，MRCには2D法に80 mm厚，3D法に1 mm厚のHASTE法，ダイナミック撮像には1.5 mm厚の脂肪抑制3D-T1強調画像（eTHRIVE法）を利用している。

最近のMR撮像法のトピックの一つとしてsmall field of view（FOV）を用いた高分解能撮像法があげられる。各メーカーそれぞれの技術によって展開しているが，われわれはPhilips社のdS ZOOM（digital stream：ds）技術を，胆道プロトコールに適応している。dS ZOOM法は，改良されたparallel imaging techniqueであるdS SENSEを用いることで，撮像時間の延長なく高分解能画像が得られる技術である。すべてのシークエンスに応用できるので汎用性が高く，われわれは副腎領域，膵領域にも応用している。当科で施行されているdS ZOOM胆嚢MR検査の撮像プロト

Differential Diagnosis and Local Spread Evaluation of Gallbladder Carcinoma by MRI
Hiroshi Urakawa et al
1) 福岡大学医学部放射線医学教室（〒814-0180 福岡市城南区七隈7-45-1）

表 1　dS ZOOM 胆嚢撮像プロトコール

	シーケンス	方向	TR	TE	FA	NEX	thickness/gap (mm)	FOV (cm)	slices	脂肪抑制	呼吸同期	2D/3D	Matrix	撮像時間
1	2D FFE	斜位断	136	2.3/4.6	75	1	3/0	15×15	30	あり	息止め	2D	100×100	14 秒
2	bTFE	斜位断	5.9	3	90	1	3/0	15×15	30	あり	息止め	2D	100×80	16 秒
3	T2 Ssh	斜位断	600	70	90	1	3/0	15×15	30	あり	息止め	2D	100×80	18 秒
4	DWI (0, 800)	斜位断	1,680	66	90	1	3/0	15×15	30	あり	息止め	2D	64×44	3 分 27 秒

1：2D FFE（fast field echo）法による in phase, opposed phase 像を使用。
2：bTFE＝balanced turbo field echo 法
3：T2 Ssh＝single shot T2 強調像
4：DWI（拡散強調画像）は b factor 0 & 800 s/mm^2, 息止め下で撮像。

コールを表 1 に示す。

II．MRC

MRC は，大きく 2 D 法と 3 D 法に分けられる。われわれは 2 D 法に息止め下で 80 mm 厚を 1 スライスあたり 2 秒で，3 D 法に呼吸同期（triggering）もしくは横隔膜同期（navigation）下，6 分で撮像している。評価方法としては全体像を 2 D 厚層法，3 D 法の maximum intensity projection（MIP：最大信号投影）像で観察することと，詳細については 3 D 法の元画像で評価することの二つに大別される。

経口造影剤（塩化マンガン四水和物製剤：ボースデル® 内用液 10, Meiji Seika ファルマ株式会社，東京）は，胃もしくは小腸・大腸内腔の液体貯留が著しく，必要な胆管情報を隠してしまうような症例において，その信号をほぼ完全に抑制し，MRC の画質を飛躍的に向上させる。ただし留意すべきは，むやみに経口造影剤を使用すると十二指腸乳頭部付近の内腔情報も抑制され，乳頭部情報が必要な場合（例えば乳頭部腫瘍，胆管膵管合流異常の評価など）にはむしろ読影を困難にする点である。また，乳頭部括約筋機能に異常がある場合，造影剤が胆管内に逆流し下部胆管の信号を全く抑制してしまうことも報告されており[1,2]，注意を要する。これには乳頭切開後，膵十二指腸切除後，胆管空腸吻合後など手術操作後が含まれることはもちろん，胆石の乳頭通過後にも生じうる現象であるため，そのような可能性がある場合にはむやみに経口造影剤を使用することは控えなければならない。

III．Dynamic study

ダイナミック撮像は，造影剤の注入法，撮像タイミングが極めて重要である。われわれは，0.1 mmol/kg の細胞外液性 Gd 造影剤を注入時間 7 秒で（すなわち注入レートは可変で）静脈内に急速投与し，bolus tracking 法か test injection 法を用いて[3,4]動脈優位相を決定したのち，門脈相（動脈優位相の 30 秒後），平衡相（4 分後）を撮像している。Dynamic study の意義は二つに大別される。一つは高分解能であることを利用した，詳細な解剖学的情報の把握，もう一つは優れたコントラスト分解能を活かした増強パターン，すなわち血行動態から推定される質的診断である。両者は独立したものではなく，相補的に働くので，例えば，純粋に空間分解能だけで比較すると MDCT には及ばなくても，コントラスト分解能がよい分強い増強を示す病変，もしくは増強される構造内にある非増強病変は良好に診断できることになる[5〜8]。

IV．拡散強調像

最近の体部領域への拡散強調画像の応用は目覚しいものがある。躯幹部においては腫瘍の検出，精査目的で用いられる場合が多いが，ある疾患がなぜ拡散強調像で高信号としてみえるかについてのメカニズム・要因は，厳密にはいまだ解明されていない。制限拡散を主とする腫瘍細胞内液の増加，腫瘍が産生するマトリクスの特性による細胞外液の水の制限拡散（腺癌による線維性間質など），もしくは単に物理的に腫瘍細胞密度が大きくなったことによる狭くなった腫瘍間質内の水の自由拡散の低下，などの因子が関与していると考えられている[9〜11]が，これらの要因の関与の程度は各疾患，病態ごとで異なると考えられ，単純に一般化することは困難である。さらに胆嚢特有の問題として，濃縮胆汁がおそらくはその粘稠度を反映し，拡散強調像で高信号に描出されみかけの拡散係数（ADC）も低下するので，腫瘍病変との鑑別が紛らわしいという点があげられる。

表 2　拡散強調画像を用いた診断に関する胆嚢癌の報告

発表者	使用機器	症例	例数	ADC 値（×10^{-3} mm^2/s）	有意差（P）	文献
Sugita ら	1.5T	胆嚢癌	15	1.28±0.41	<0.01	12
		良性胆嚢疾患	14	1.92±0.21		
Ogawa ら	1.5T	胆嚢癌	36	1.83±0.69	<0.001	13
		良性胆嚢疾患	117	2.60±0.54		
Kim ら	1.5T, 3T	胆嚢癌	39	1.46±0.45	<0.0001	14
		良性胆嚢疾患	36	2.16±0.56		
Yoshioka ら	1.5T	胆嚢癌	22	1.31±0.57	<0.05	15
		胆嚢腺腫	7	2.66±0.43		
		炎症性胆嚢疾患	11	1.97±0.54		
Kang ら	3T	壁肥厚型胆嚢癌	19	1.076±0.29	0.005	16
		黄色肉芽腫性胆嚢炎	14	1.637±0.61		
Lee ら	1.5T	胆嚢癌	19	0.97±0.25	<0.001	17
		良性胆嚢疾患	49	1.72±0.56		
	3T	胆嚢癌	17	1.04±0.38	<0.001	
		良性胆嚢疾患	41	2.2±0.72		
Lee ら	1.5T	胆嚢腺癌	43	1.041	<0.001	18
		高分化型	10	1.290		
		中/低分化型	17/16	1.104/0.915		
		胆嚢腺腫	8	2.039		
Kitazume ら	1.5T	胆嚢癌	13	1.06±0.37	<0.001	19
		良性胆嚢疾患	78	1.62±0.41		

近年，胆嚢癌において拡散強調画像の有用性を示唆する論文がいくつか報告されている[12〜19]．これらの報告では胆嚢癌のほうが良性胆嚢疾患に比べ拡散制限が強く，ADC 値低値を示しやすい，とされる．さらに，胆嚢腺癌の分化度[18]や良性胆嚢疾患，とくに腺腫や炎症性胆嚢疾患との鑑別[15,16]の有用性についても示唆されている．一方，1.5 T 機と 3 T 機で画像評価の差異[17]が指摘されており，胆嚢疾患の評価の際に注意が必要である．表 2 に拡散強調画像を用いた胆嚢癌の診断に関する報告のまとめを示す．

V．胆嚢良性病変と胆嚢癌の鑑別診断

鑑別診断を考えるうえで，数，サイズ，形態などが重要となるが，とくに形態分類[20]がもっとも重要である．病変は，大きく腔内隆起型，びまん性壁肥厚型，腔外腫瘤形成型の三つに分類する[20〜25]．それぞれに異なった鑑別疾患が存在するので，この分類は重要である．その後，病理形態学的特徴，ダイナミック撮像による血行動態的特徴などの所見を用いて各鑑別診断へとたどりつく．

1．腔内隆起型（有茎性病変）

基本的には良性（コレステロール，炎症性，肉芽腫性，過形成性，線維性など）ポリープが多い．ただし 10 mm 以上になれば，癌の可能性も出てくる[26,27]．癌の場合は粘膜癌のことが多いが，茎部が太い場合は同部でわずかに漿膜下浸潤している可能性がある．

胆嚢癌は腺癌であるので，血行動態的には遷延性濃染パターン（すなわち細胞成分に起因する早期濃染に引き続き，腺癌の特徴である desmoplastic reaction による線維性間質に起因した遅延相での持続性濃染）をとることが原則である[22]が，隆起型，とくに表層に位置する分化型の乳頭状癌，管状癌などは，この間質が少なく，癌であっても比較的早期に washout がみられることがある．このため，同じ癌でも部位によって濃染パターンが異なることがある．癌は深く浸潤するにつれより間質増生を伴う傾向にあり，同部では遷延性濃染がみられる．すなわち，このタイプの癌で茎の根部に遷延性濃染があれば，それは強く漿膜下浸潤を示唆すると考えてよい[28]．

一方，良性ポリープはほとんど茎の細いものからなる．画像では茎部がはっきりせず，一見内腔中に浮いているように描出されることもある．血行動態的にはコレステロールポリープ，過形成性ポリープは比較的 washout が早く，造影後期（平衡相）には造影早期に比し信号の低下を認めることが多い点が癌との鑑別になる[20]．一方，良性ポリープのなかでも，炎症性ポリープ，線維性ポリープ，肉芽腫性ポリープなどは病理学的に線維性間質が多いため，遷延性濃染が持続し，癌との鑑別が困難である[20]．これらでは癌に比し，早期濃染が弱い傾向はあるものの，その意義はまだ確定していない．したがって，個々の疾患の病理学的構

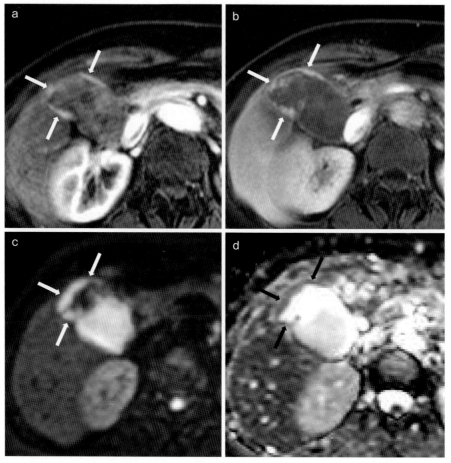

図1 70歳代女性 壁肥厚型胆囊癌 [Tubular adenocarcinoma, T1b (MP)]
a：造影T1強調像（動脈優位相），b：造影T1強調像（遅延相），c：拡散強調画像（b＝800 s/mm²），d：ADC画像
胆囊体部に限局性壁肥厚（→）を認め，ダイナミックMRI（a, b）で遅延性増強を呈している。T2強調画像（非呈示）ではRASは認められない。拡散強調画像（c）で一致する高信号を認めた。ADC（d）値はサイズが小さく測定困難であった。丈の低い不整な壁肥厚型病変で増強の程度が強く，壁肥厚型の胆囊癌を疑った。

成の違いによって，dynamic MR所見のオーバーラップも少なからず存在するため，従来のsize criteria[26,27]も十分考慮して診断する必要がある。

2．腔内隆起型（無茎性病変・平坦型病変）

このタイプの癌は丈の低い粘膜病変が広がった場合（図1）と，漿膜下に浸潤し限局性壁肥厚様の所見を呈するもの（図2）に分けられる。前者はダイナミックMRでは，早期washoutするものが少なからず存在するため，周囲の正常粘膜や炎症性に過形成した粘膜との区別は困難である。後者では，漿膜下浸潤部に一致し，豊富な間質を反映した特徴的遅延性濃染がみられるので診断の助けとなる。

一方，このタイプの第一の良性鑑別疾患は限局型腺筋症（図3）である。近年，各種画像診断，ことにMR（MRCP）の発達により高頻度に検出されるようになった。腺筋症の組織学的特徴は，MRCPに用いられる脂肪抑制heavily T2強調像により内部に上皮腺管が壁内で憩室様に拡張したRokitanski-Aschoff sinuses（RAS）が小囊胞構造として描出され，ダイナミックMRによって，その内腔側は，なだらかに周囲胆囊上皮と連続して増強されることである[29]。血行動態的には，周囲に筋性・線維性の間質増生を伴った遅延性パターンをとるものが少なくなく，この点ではダイナミックMR検査は癌との鑑別にはなりがたい[29,30]。病変が大きければ，増強は早期に粘膜側から，次いで漿膜側へむかうパターンをとるが，小さい場合は増強に極性はない。MDCTでも相当する所見が確認できるが，少なくともRASの検出については，MRIがhelical CT，超音波よりも有意に正診率が高かったと報告されている[30]。現時点では，腺筋症が疑われた場合のもっとも優れた検査法はMRである，といえる。

また，癌のなかにも，一見RAS様の小囊胞構造を

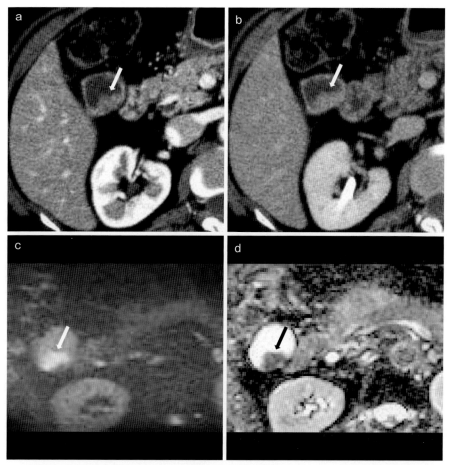

図2 60歳代女性 腔内突出型胆嚢癌 [Tubular adenocarcinoma, T2（SS）]
a：造影CT（動脈優位相），b：造影CT（遅延相），c：dS ZOOM 拡散強調画像（b = 800 s/mm²），d：dS ZOOM ADC画像
胆嚢底部に1.8 cmの広基性の隆起性病変を認める（→）。ダイナミックCTでは動脈優位相（a）で早期濃染パターンを認め，遅延相（b）では全層性の遷延性増強を呈している。dS ZOOM 拡散強調画像（c）で高信号，dS ZOOM ADC画像（d）ではADC低値（0.83×10⁻³ mm²/s）であり，腔内突出型の胆嚢癌を疑った。

もつものがあることは知っておく必要がある[31]。これは高分化腺癌により産生されたムチンが腫瘍内に貯留し腺管を拡張させたものであるが，これらは腺筋症のRASに比べ，数が少ない，形が歪である，線状配列を呈さない，などの特徴があり適切なMR検査が施行されれば鑑別可能である[31]。胆石も胆泥も一塊となり胆嚢壁に付着すると無茎性病変の様相を呈しうるが，造影MRIで増強効果を示さないことから容易に診断可能である。

3. びまん性壁肥厚型

このタイプの癌はほとんどが少なくとも漿膜下層まで浸潤した癌であり，血行動態的には典型的に遷延性の濃染パターンを示す。また，その場合，増強は漿膜側から粘膜側へむかう増強の極性を示すことが多い[29]。ただし，まれではあるが，漿膜下に浸潤せず内腔全体を広く覆うように発育した粘膜癌ではこのかぎりではない。

一方，良性疾患の鑑別は，びまん型腺筋症，慢性胆嚢炎があがる。前者には，前述のように特徴的RASがMRIで描出可能であり，ほとんどの症例はこの所見だけで診断可能である[29]。血行動態的にはびまん型腺筋症，慢性胆嚢炎ともに，病理学的に線維化を含む間質の増生があるため，遷延性増強を呈し，この点では癌と鑑別できないが，両者ともに早期には粘膜側から次いで漿膜下層へとむかう，前述の癌とは反対の増強極性がある[29]。この点で良・悪性の鑑別は可能となる。例外として粘膜側の破壊が激しい炎症（黄色肉芽腫性胆嚢炎など）では粘膜が欠損するためにこの早期の内膜側の濃染が観察できない場合もあるので注意を要する。また，急性胆嚢炎でもびまん性壁肥厚を呈し，周囲大網や漿膜下脂肪層への炎症の波及が癌の浸潤や播種と鑑別困難な場合はある[32,33]が，臨床症状から通常

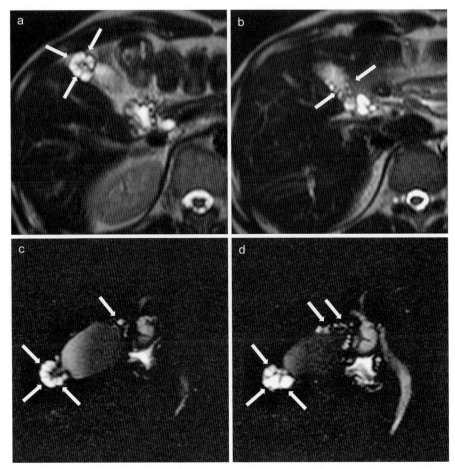

図3 50歳代男性 胆嚢腺筋腫症:fundal type と segmental type の合併例
a, b:Heavily-T2強調画像, c, d:3D MRCP
胆嚢底部に限局性の壁肥厚,胆嚢体部にくびれと壁肥厚があり,壁内に多数のRASと思われる囊胞状構造を認める。Fundal type と segmental type を合併した胆嚢腺筋腫症が示唆される。

は診断上の問題にはならない。

4．腔外腫瘤形成型

このタイプの病変はほとんどが癌であるので,頻度的には鑑別診断に迷うことは少ない。遷延性の増強パターンをとることについては,前述の分類型の癌と同様である。このタイプの癌では,残存胆嚢内腔もしくは壁には腫瘤性病変がはっきりせず,一見正常胆嚢様にみえることがあり,胆嚢由来であることがわかりにくい場合があるので注意が必要である。

このタイプに含まれるまれな良性疾患としては,急性胆嚢炎の特殊型である蜂窩織炎性胆嚢炎,黄色肉芽腫性胆嚢炎があげられる。前者は極度の炎症が主に肝実質内に穿破し,同部で腫瘤様の壊疽・蜂窩織炎を形成するものである。画像上胆嚢癌の肝浸潤と鑑別困難と思われるが,臨床的には典型的急性胆嚢炎の症状・現症であり,実際の臨床診断上の問題にはならないと考えられる。黄色肉芽腫性胆嚢炎は各種画像診断技術の進んだ現在でも,依然として診断が困難である。この疾患は基本的には腔内隆起型,びまん性肥厚型も含めさまざまな形態をとりうる。黄色肉芽腫内に特徴的に出現する組織球中の脂肪をchemical shift MR画像で検出しようとする試みがあり,一部ではそれに成功したという報告もある[34]（図4）。しかし,内部に黄色肉芽腫性変化を伴った胆嚢癌[35]において,病変内にchemical shift MR画像で脂肪を検出したとの報告例もある。したがって,この方法による黄色肉芽腫性胆嚢炎の診断へのアプローチはいまだ確立していない。

VI．胆嚢癌の進展度診断

胆嚢癌の予後決定因子として,また術式を決定する因子として,進展度診断は極めて重要である[36,37]。胆嚢癌の進展範囲の判定において重要な項目は,「胆道癌取扱い規約」[38]に基づくと,①壁内深達度(漿膜側),②肝床部,十二指腸,肝十二指腸間膜への直接浸潤,③リンパ行性転移,④血行性転移,⑤腹膜播種があげ

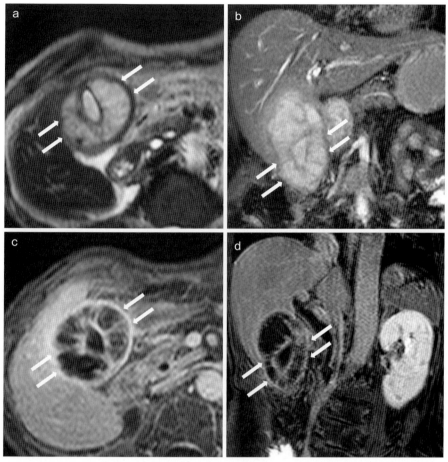

図4 70歳代女性 黄色肉芽腫性胆嚢炎（XGC）
a：T2強調画像，b：balanced-TFE冠状断，c：ダイナミック造影T1強調像（遅延相），d：ダイナミック造影T1強調像（遅延相）MPR冠状断
胆嚢に多数の結石（非呈示）を認め，胆嚢壁にびまん性肥厚を伴っている。壁内に多数の囊胞性領域が指摘され，胆嚢床や胆嚢周囲脂肪織に波及する炎症性変化，反応性と思われるリンパ節の腫大（非呈示）を認める。Chemical shift image（in phase/opposed phase，非呈示）において脂肪成分が検出された。切除され黄色肉芽腫性胆嚢炎であった。

られる。本稿では局所進展に絞って論ずる。

1．壁内深達度（漿膜側）

胆嚢癌の進行度は，壁深達度から癌が固有筋層までに留まる早期癌（T1）と，漿膜下層以深（T2以上）の進行癌に大きく二分される。壁内深達度を診断するうえでもっとも有用なのは，dynamic studyと造影後T1強調画像である。予後の面から，固有筋層までの浸潤度をもつ癌，漿膜下層までの浸潤度をもつ癌，それ以上進展する癌の3年生存率はそれぞれ100％，40％，10％と報告されており[38]，画像診断では固有筋層と漿膜を境界とした深達度の評価が求められる。しかしながら，現在のMR画像診断技術では，おそらくは粘膜下層の欠如のため，粘膜と固有筋層は一塊となって分離同定することは困難であり，また恒常的に正常漿膜下層の同定はほぼ不可能である。したがって，現段階では周囲の脂肪層の変化の有無を用いること，すなわち漿膜下層までの浸潤（T2）と漿膜を越える浸潤（T3以上）を区別することが，現行のMRの診断能に即した，また臨床的意義においてもっとも問題のない直接的壁内診断基準と考えられる。また，T3病変とT4病変の間にもradical surgeryを施行した場合の予後の違いがある，とする報告[39]もあり，その区別も重要である。

おわりに

胆嚢癌におけるMR画像診断の役割について，MR撮像技術とともに胆嚢癌の鑑別診断と進展度診断を中心に概説した。今後のさらなる技術革新が期待される。

参考文献

1) Sugita R, Nomiya T : Disappearance of the common bile duct signal caused by oral negative contrast agent on MR cholangiopancreatography. J Comput Assist Tomogr **26** : 448-450, 2002.
2) Sakamoto K, Shinagawa Y, Inoue K, et al. : Obliteration of the biliary system after administration of an oral contrast medium is probably due to regurgitation : A pitfall on MRCP. Magn Reson Med Sci **15** : 137-143, 2016.
3) Shinozaki K, Yoshimitsu K, Irie H, et al. : Comparison of test-injection method and fixed-time method for depiction of hepatocellular carcinoma using dynamic steady-state free precession magnetic resonance imaging. J Comput Assist Tomogr **28** : 628-634, 2004.
4) 吉満研吾, 本田 浩：上腹部のダイナミックMRI：撮像タイミングの最適化とパルスシークエンスの選択. 日本医放会誌 **61** : 408-413, 2001.
5) 吉満研吾, 本田 浩, 黒岩俊郎, ほか：MRによる進行胆嚢癌の深達度診断. 消画像 **1** : 645-654, 1999.
6) 吉満研吾, 本田 浩：放射線科医が報告すべき情報；胆嚢疾患. 画像診断 **23** : 155-163, 2003.
7) 吉満研吾, 柿原大輔, 入江裕之, ほか：Dynamic MRIによる胆嚢癌の早期診断. 胆と膵 **26** : 827-833, 2005.
8) 吉満研吾, 入江裕之, 田嶋 強, ほか：MRIによる胆膵の診断. 画像診断 **27** : 1334-1343, 2007.
9) 荒木 力：拡散MRI ブラウン運動, 拡散テンソルからq空間へ. 秀潤社, 2006.
10) 吉満研吾：MRI（拡散強調画像）生物学的背景と臨床的有用性. 合同シンポジウム抄録. 日本医放会誌 第66回日本医学放射線学会学術集会抄録集 s48, 2007.
11) Koh DM, Collins DJ : Diffusion-weighted MRI in the body : applications and challenges in oncology. AJR Am J Roentgenol **188** : 1622-1635, 2007.
12) Sugita R, Yamazaki T, Furuta A, et al. : High b-value diffusion-weighted MRI for detecting gallbladder carcinoma : preliminary study and results. Eur Radiol **19** : 1794-1798, 2009.
13) Ogawa T, Horaguchi J, Fujita N, et al. : High b-value diffusion-weighted magnetic resonance imaging for gallbladder lesions : differentiation between benignity and malignancy. J Gastroenterol **47** : 1352-1360, 2012.
14) Kim SJ, Lee JM, Kim H, et al. : Role of Diffusion-Weighted Magnetic Resonance Imaging in the Diagnosis of Gallbladder Cancer. J Magn Reson Imaging **38** : 127-137, 2013.
15) Yoshioka M, Watanabe G, Uchinami H, et al. : Diffusion-Weighted MRI for Differential Diagnosis in Gallbladder Lesions with Special Reference to ADC Cut-Off Values. Hepatogastroenterology **60** : 692-698, 2013.
16) Kang TW, Kim SH, Park HJ, et al. : Differentiating xanthogranulomatous cholecystitis from wall-thickening type of gallbladder cancer : Added value of diffusion-weighted MRI. Clin Radiol **68** : 992-1001, 2013.
17) Lee NK, Kim S, Kim TU, et al. : Diffusion-weighted MRI for differentiation of benign from malignant lesions in the gallbladder. Clin Radiol **69** : e78-e85, 2014.
18) Lee NK, Kim S, Moon JI, et al. : Diffusion-weighted magnetic resonance imaging of gallbladder adenocarcinoma : analysis with emphasis on histologic grade. Clin Imaging **40** : 345-351, 2016.
19) Kitazume Y, Taura S, Nakaminato S, et al. : Diffusion-weighted magnetic resonance imaging to differentiate malignant from benign gallbladder disorders. Eur J Radiol **85** : 864-873, 2016.
20) Yoshimitsu K, Honda H, Kaneko K, et al. : Dynamic MRI of the gallbladder lesions : differentiation of benign from malignant. J Magn Reson Imaging **7** : 696-701, 1997.
21) 吉満研吾, 本田 浩, 黒岩俊郎, ほか：胆嚢/胆管疾患の画像診断—CT—. 臨画像 **15** : 930-945, 1999.
22) 吉満研吾：胆嚢. 腹部画像診断学, 本田 浩編著, 74-93, 中外医学社, 1999.
23) 吉満研吾, 本田 浩：マルチ・ディテクターCTの臨床評価：腹部（肝臓を除く）. CLINICIAN **518** : 169-176, 2003.
24) 吉満研吾, 柿原大輔, 入江裕之, ほか：胆道疾患のCT・MR診断—良悪性の鑑別—. 癌の臨床 **49** : 827-834, 2003.
25) 吉満研吾, 柿原大輔, 本田 浩：腹部MDCT vs MRI 胆嚢, 胆道領域. 臨画像 **19** : 1292-1300, 2003.
26) 土屋幸広, 内村正幸：胆嚢隆起性病変（最大径20mm以下）503症例の集計成績—大きさ別疾患頻度と大きさ別癌深達度. 日消誌 **83** : 2086-2087, 1986.
27) Yamaguchi K, Enjoji M : Gallbladder polyps : inflammatory, hyperplastic and neoplastic types. Surg Pathol **1** : 203-213, 1988.
28) Demachi H, Matsui O, Hoshiba K, et al. : Dynamic MRI using a surface coil in chronic cholecystitis and gallbladder carcinoma : radiologic and histopathologic correlation. J Comput Assist Tomogr **21** : 643-651, 1997.
29) Yoshimitsu K, Honda H, Jimi M, et al. : MR diagnosis of adenomyomatosis of the gallbladder and differentiation from gallbladder carcinoma : importance of showing Rokitansky-Aschoff sinuses. AJR Am J Roentgenol **172** : 1535-1540, 1999.
30) Yoshimitsu K, Honda H, Aibe H, et al. : Radiologic diagnosis of adenomyomatosis of the gallbladder : comparative study among MRI, helical CT, and transabdominal US. J Comput Assist Tomogr **25** : 843-850, 2001.
31) Yoshimitsu K, Irie H, Aibe H, et al. : Well-differenti-

ated adenocarcinoma of the gallbladder with intratumoral cystic components due to abundant mucin production : a mimicker of adenomyomatosis. Eur Radiol **15** : 229-233, 2005.
32) Fidler J, Paulson EK, Layfield L : CT evaluation of acute cholecystitis : findings and usefulness in diagnosis. AJR Am J Roentgenol **166** : 1085-1088, 1996.
33) Kane RA, Costello P, Duszlak E : Computed tomography in acute cholecystitis : new observations. AJR Am J Roentgenol **141** : 697-701, 1983.
34) Hatakenaka M, Adachi T, Matsuyama A, et al. : Xanthogranulomatous cholecystitis : importance of chemical-shift gradient-echo MR imaging. Eur Radiol **13** : 2233-2235, 2003.
35) Nakayama T, Yoshimitsu K, Irie H, et al. : Fat detection in gallbladder carcinoma with extensive xanthogranulomatous change demonstrated by chemical shift MR imaging. Abdom Imaging **28** : 684-687, 2003.
36) Yamaguchi K, Enjoji M : Carcinoma of the gallbladder : a clinicopathology of 103 patients and a newly proposed staging. Cancer **62** : 1425-1432, 1988.
37) Chijiiwa K, Noshiro H, Nakano K, et al. : Role of surgery for gallbladder carcinoma with special reference to lymph node metastasis and stage using western and Japanese classification. World J Surg **24** : 1271-1277, 2000.
38) 日本肝胆膵外科学会編：胆道癌取扱い規約．第6版，金原出版，2013.
39) Hermanek P, Hutter RVP, Sobin LH, et al.(eds) : International Union Against Cancer (UICC). TNM Atlas. 4th ed, Springer-Verlag, Berlin, 124-130, 1997.

* * *

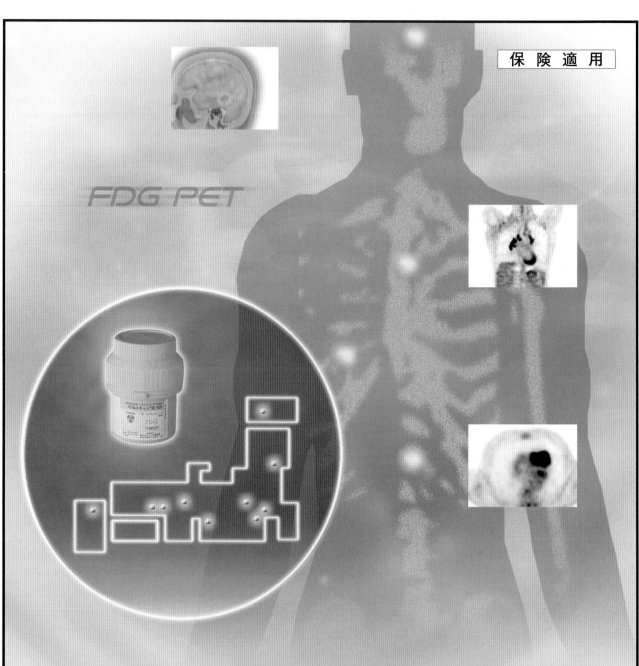

胆嚢癌の鑑別診断と深達度診断
—PET 診断—

岩渕　雄[1]・伊藤　一成[1]・松坂　陽至[1]・緒方　雄史[1]・中原　理紀[1]・陣崎　雅弘[1]

要約：悪性腫瘍内においては糖代謝が亢進しており，FDG（^{18}F-2-deoxy-2-fluoro-D-glucose）を取り込むことが知られている。これを利用したFDG-PETは胆嚢癌を含めた悪性腫瘍の診断において広く利用されており，期待される臨床的意義も大きい。2010年4月の診療報酬改定によりFDG-PETは早期胃癌を除くすべての悪性腫瘍の病期診断，再発・転移診断に適用可能となり，実際の日常診療においてもさまざまな悪性腫瘍のFDG-PET画像をみる機会が多くなってきた。その有用性が明らかになった一方で，小さな病変の診断や良悪性の鑑別における本検査の限界も明らかになってきている。一般的にFDG-PETは空間分解能の点で他のモダリティより劣るため，深達度や局所浸潤の評価に関してはあまり有益な情報が得られないことも多い。一方で遠隔転移の評価においては従来のモダリティ以上の情報が得られることが多く，FDG-PETの大きな利点である。本稿では胆嚢癌診断におけるFDG-PETの基本的事項やピットフォールについて，また胆嚢癌との鑑別診断を要する疾患のFDG-PET所見に関しても概説したい。

Key words：胆嚢癌，FDG，PET，PET/CT

I．原発巣の存在診断

　胆嚢癌は一般的にFDGが強く集積する腫瘍（FDG-avid）であり，胆嚢癌の原発巣診断におけるFDG-PETの有用性についてはすでに多くの報告がされている。最近のメタ解析[1]ではFDG-PETの感度，特異度はそれぞれ87％，78％と報告されている。比較的良好な成績であるが，腫瘤を形成するような胆嚢癌に関しては検出能が良好である一方で（図1），平坦型の形状を呈する胆嚢癌に関しては正確に検出できない場合が多く[2]，これは病変のサイズが小さいために空間分解能の低いPETでは検出が困難となってしまうのが理由と考えられる。胆嚢癌においては健診などの超音波検査で比較的小さな病変が指摘され発見される場合も多いため，PET検査を行うにあたっては小さな病変の検出能が低いことは念頭に置く必要がある（図2）。このようにFDG-PETの弱点として空間分解能が低い点があげられるが，これを補う意味においてPET/CTのCTは重要な役割を果たす。2006年4月の診療報酬改訂によりCTを診断目的に利用することが公認されたが，これと同時にCT施行時の造影加算も算定され，通常の診断用CTと同様の位置付けで造影CTが施行できるようになった。造影PET/CT検査を行うにあたっては被曝量の増加やヨード造影剤使用に伴う副作用など，いくつかの対策を講じる必要性があるため，実際に造影PET/CTを行える施設は限られてくるが，胆嚢癌の診断においては多少の手間をかけてでも造影PET/CTを施行する意義はあると考えられる。2007年にPfannenbergら[3]はさまざまな悪性腫瘍患者100例に対して，非造影PET/CTと造影PET/CTを比較しており，52例において造影CTによる追加情報が得られたとしている。また21症例において臨床的対応が

Imaging Diagnosis of Gallbladder Carcinoma on PET
Yu Iwabuchi et al
1) 慶應義塾大学医学部放射線科学教室（診断）
　（〒160-8582 新宿区信濃町35）

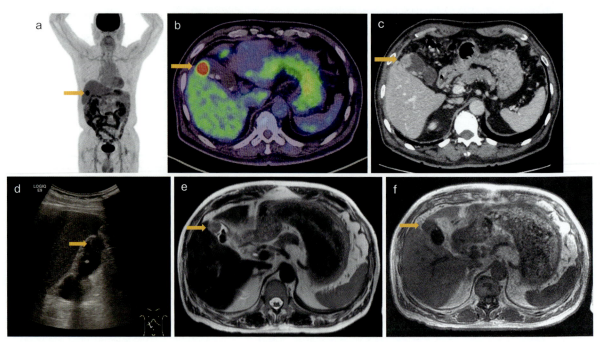

図 1 胆嚢癌
a：FDG-PET MIP 像，b：FDG-PET/CT，c：造影 CT，d：腹部超音波，e：MRI T2 強調画像，f：MRI T1 強調画像

胆嚢底部に超音波検査，造影 CT，MRI で腫瘤形成が認められ，FDG-PET/CT では同病変に一致した強い FDG の集積亢進が認められる。SUVmax は当院の装置で 15.1 と計測される。胆嚢癌を示唆する所見である。このような腫瘤を形成するタイプの胆嚢癌は PET での検出能も高いとされる。

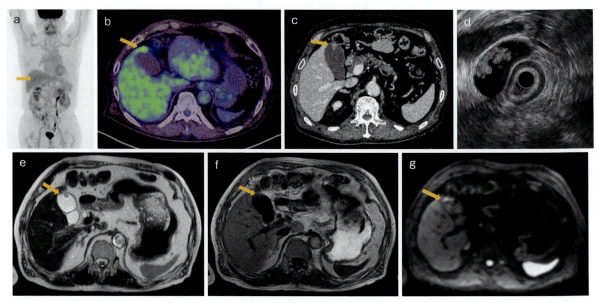

図 2 乳頭型胆嚢癌
a：FDG-PET MIP 像，b：FDG-PET/CT，c：造影 CT，d：超音波内視鏡，e：MRI T2 強調画像，f：MRI T1 強調画像，g：MRI 拡散強調画像

胆嚢底部に乳頭状の形状を呈する腫瘍を認め，FDG-PET/CT では同病変に一致して，SUVmax：3.8 の軽度の集積を認める。集積はそれほど強くないが，病変が小さいことにより集積が過小評価されているものと考えられる。このように小さな病変に関しては PET での検出能が低下するため注意が必要となる。

改善されたとしており，造影 PET/CT の有用性を報告している[3]。胆嚢癌の局所診断に関しても周囲臓器への浸潤など空間分解能の低い FDG-PET では正確な評価が困難な場合が多いが，造影 CT を追加することでこの弱点を補うことが可能となる。また造影 CT と FDG-PET/CT を別々に撮影するよりも 1 回の検査で

両方の検査が受けられることから（one-stop shopping），患者の負担軽減にもつながるというメリットもある。

偽陰性の原因として小さな病変以外にもう一つ考慮しなくてはならないものが，組織型によるFDG集積の違いである。胆嚢癌に限らず粘液性腺癌など特殊な組織型においてはFDGの集積が低くなることが知られており，このような場合PETでの検出が困難となるので注意が必要となってくる[4]。逆にいえば通常の組織型の胆嚢癌であれば比較的強いFDG集積を示すのが一般的であるため，FDGの集積が弱いようであれば粘液性などの特殊な組織型を疑うことも可能である。

次に偽陽性に関してであるが，FDGは炎症に起因するマクロファージに集積することが知られており，炎症を伴うような良性疾患に対してもFDG集積がみられることがあるため偽陽性の原因となる。具体的には慢性胆嚢炎，黄色肉芽腫性胆嚢炎などの炎症性疾患が胆嚢癌との鑑別において問題となることが多いが，これに関しては後述する鑑別診断のところで詳細を述べることとする。

このように胆嚢癌の原発巣の評価においてFDG-PET検査の有用性はある程度確立されているものの，正確な評価のためには小さな病変の検出が困難であることや，偽陽性や偽陰性を呈する疾患が存在することを念頭に置く必要がある。一般的に局所浸潤の評価に関してはFDG-PETがCTやMRI，USなど他のモダリティと比較して必ずしも優位であるとはいえない。しかし最近では糖代謝亢進の程度が予後を反映するため，予後予測といった観点でFDG-PETの有用性を示す報告もされており，胆嚢癌においても原発巣への集積の程度により悪性度の評価，予後予測が可能であるといった報告が出てきている[5]。このHwangら[5]の報告では術前のFDG-PET検査でSUVmaxのCut off値を6としたところ，予後予測が可能であったと報告されている。術前の予後予測におけるPETの重要性に関してはまだ十分に確立されてはいないため，今後のさらなる研究に期待したい。

II．リンパ節転移，遠隔転移の評価に関して

遠隔転移の評価に関してはCTをはじめとした従来のモダリティで検出できなかった病変をFDG-PETで新たに検出できることも多く，PET検査の有用性を示す報告が多い。過去の報告では胆道系の悪性腫瘍の評価に際してPETを用いることで治療方針が9.8％から30％変更されたと報告されており[2,6,8,9]，予期しなかった遠隔転移を検出することで，より正しい治療方針の決定をすることが可能となることが示されている。このため胆嚢癌を含めた胆道系悪性腫瘍の術前診断において，FDG-PETを施行することの有用性は高いものと考えられる。

一方で注意を要する点としては所属リンパ節転移に関して特異度が高いという利点があるものの，空間分解能の限界から小さな転移病変の検出は困難であり，感度が低いとされていることである。これまでの報告ではPET/CTによる胆道系悪性腫瘍の所属リンパ節転移の検出率は12.0〜38.0％程度となっており[6,9,10]，十分な成果が得られていないのが現状である。PETで小さな病変を評価する際には部分容積効果の影響を受けやすく，小病変の集積が過小評価される可能性があり注意が必要である。また逆にリンパ節転移が偽陽性となることもあり，原因としては十二指腸間膜リンパ節などには生理的，あるいは随伴する炎症による集積が目立つことがあり，これが偽陽性につながることがあるので注意が必要である。したがって実際の画像診断においてはFDGの集積のみでなく，リンパ節の形状や造影効果などの形態診断も合わせた慎重な読影が必要とされる。

次に再発診断に関してであるが，一般的に悪性腫瘍の再発診断においてのFDG-PETの有用性は高いとされており，胆嚢癌に関しても同様に再発診断での有用性が高いとの報告は多い。Kitajimaら[11]が行った多施設共同研究では，胆道系腫瘍の再発の診断能としての感度・特異度・正診度はそれぞれ86％，91％，88％であり20％で治療方針が変更されたとしている。造影CTなどの従来の検査により再発，転移が診断困難である場合にはFDG-PETでの精査を検討するべきと考える。

III．胆嚢癌の鑑別診断

胆嚢癌のピットフォールとなる疾患として慢性胆嚢炎，黄色肉芽腫性胆嚢炎（xanthogranulomatous cholecystitis：XGC）があげられる。慢性胆嚢炎のほとんどは胆嚢結石に起因する慢性刺激により生じるとされ，漿膜下の線維化により画像上は比較的均一な壁肥厚として描出されることが多く，壁肥厚型の胆嚢癌との鑑別が必要となる。また，慢性胆嚢炎の特殊型として黄色肉芽腫性胆嚢炎があるが，これは胆嚢壁内に侵入した胆汁を貪食した泡沫状の組織球を主体とする肉芽腫性炎症であり，胆嚢癌との鑑別に難渋する疾患として知られている（図3）。これらの疾患に関しては従

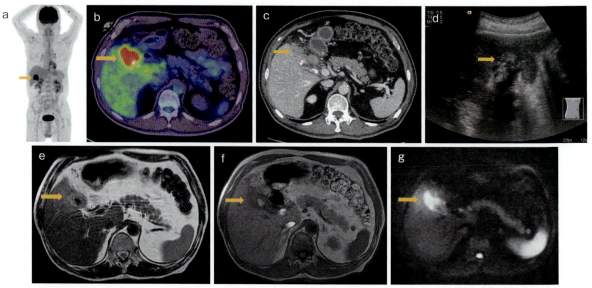

図3 黄色肉芽腫性胆嚢炎
a：FDG-PET MIP像，b：FDG-PET/CT，c：造影CT，d：腹部超音波，e：MRI T2強調画像，f：MRI T1強調画像，g：MRI拡散強調画像

造影CTやMRI，超音波で胆嚢底部に腫瘤形成を認め，胆嚢床への浸潤所見が疑われる。FDG-PET/CTではこの腫瘍に一致してFDGの強い集積を認め，SUVmax：14.6と計測される。術前診断では胆嚢癌が疑われる所見であったが，病理の結果から黄色肉芽腫性胆嚢炎と診断された。

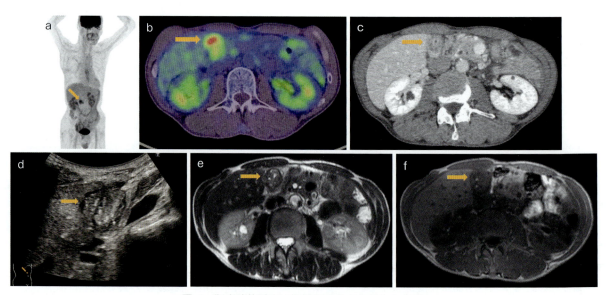

図4 胆嚢腺筋腫症に慢性胆嚢炎が合併した症例
a：FDG-PET MIP像，b：FDG-PET/CT，c：造影CT，d：腹部超音波，e：MRI T2強調画像，f：MRI T1強調画像

胆嚢壁はびまん性に肥厚しており，FDG-PET/CTではこの病変に一致してFDGの集積亢進を認める。SUVmaxは7.0と計測される。良悪性の判断は画像では困難であったが，術後の病理の結果で慢性胆嚢炎と胆嚢腺筋腫症の合併と診断され，悪性所見はみられなかった。

来のCTやMRI，USなどの形態診断でもその鑑別は容易ではないとされているが，FDG-PETでも同様に慢性胆嚢炎と胆嚢癌の鑑別は困難な場合が多い。一部の報告でPETが両者の鑑別に有用としている報告[12]もあるが，実際には慢性胆嚢炎や黄色肉芽腫性胆嚢炎では胆嚢癌と同様にFDGの高集積を認める症例も多く[13]，FDG-PETでの両者の正確な鑑別は困難であると考える。

また慢性胆嚢炎以外にも頻度の高い良性疾患として胆嚢腺筋腫症がある。胆嚢腺筋腫症ではRokitansky-Aschoff洞（RAS）の増生により胆嚢壁がびまん性あるいは限局性に肥厚するため悪性病変との鑑別が必要

となる。通常，超音波検査やMRI検査で胆嚢腺筋腫症に特徴的なRASの増生を反映する小さな囊胞構造が確認できることが多いため，日常診療においてそれほど鑑別に困らない症例も多いが，時に胆嚢癌との鑑別が難しい症例に遭遇することもある。PETでは胆嚢腺筋症でもFDG集積を呈することがあるため[14]，逆に悪性病変と間違わないような注意が必要となるが，胆嚢腺筋腫症に癌が合併することも知られており，やはりFDG-PETでの良悪性の評価には限界があると考えるべきである。図4は術後の病理で慢性胆嚢炎と胆嚢腺筋腫症の合併と診断された症例であるが，胆嚢の病変にはFDGの集積亢進があり，PETでの良悪性の鑑別は困難であった症例と考えられる。

おわりに

本稿では胆嚢癌診断におけるFDG-PETの有用性と限界，注意点，鑑別疾患に関して概説した。原発巣や局所浸潤の評価，リンパ節転移の評価に関しては空間分解能の低いPETには限界があることを認識したうえで，再発診断や遠隔転移診断の有用性を活用し，日常診療に役立たせて頂きたい。

参考文献

1) Annunziata S, Pizzuto DA, Caldarella C, et al.: Diagnostic accuracy of fluorine-18-fluorodeoxyglucose positron emission tomography in gallbladder cancer: A meta-analysis. World J Gastroenterol 21: 11481-11488, 2015.
2) Anderson CD, Rice MH, Pinson CW, et al.: Fluorodeoxyglucose PET imaging in the evaluation of gallbladder carcinoma and cholangiocarcinoma. J Gastrointest Surg 8: 90-97, 2004.
3) Pfannenberg AC, Aschoff P, Brechtel K, et al.: Value of contrast-enhanced multiphase CT in combined PET/CT protocols for oncological imaging. Br J Radiol 80: 437-445, 2007.
4) Rodríguez-Fernández A, Gómez-Río M, Llamas-Elvira JM, et al.: Positron-emission tomography with fluorine-18-fluoro-2-deoxy-D-glucose for gallbladder cancer diagnosis. Am J Surg 188: 171-175, 2004.
5) Hwang JP, Lim I, Na II, et al.: Prognostic value of SUVmax Measured by Fluorine-18 Fluorodeoxyglucose Positron Emission Tomography with Computed Tomography in Patients with Gallbladder Cancer. Nucl Med Mol Imaging 48: 114-120, 2014.
6) Petrowsky H, Wildbrett P, Husarik DB, et al.: Impact of integrated positron emission tomography and computed tomography on staging and management of gallbladder cancer and cholangiocarcinoma. J Hepatol 45: 43-50, 2006.
7) Lee SW, Kim HJ, Park JH, et al.: Clinical usefulness of 18F-FDG PET-CT for patients with gallbladder cancer and cholangiocarcinoma. J Gastroenterol 45: 560-566, 2010.
8) Corvera CU, Blumgart LH, Akhurst T, et al.: 18F-fluorodeoxyglucose positron emission tomography influences management decisions in patients with biliary cancer. J Am Coll Surg 206: 57-65, 2008.
9) Kim JY, Kim MH, Lee TY, et al.: Clinical role of 18F-FDG PET-CT in suspected and potentially operable cholangiocarcinoma: a prospective study compared with conventional imaging. Am J Gastroenterol 103: 1145-1151, 2008.
10) Kato T, Tsukamoto E, Kuge Y, et al.: Clinical role of 18F-FDG PET for initial staging of patients with extrahepatic bile duct cancer. Eur J Nucl Med Mol Imaging 29: 1047-1054, 2002.
11) Kitajima K, Murakami K, Kanegae K, et al.: Clinical impact of whole body FDG-PET for recurrent biliary cancer: a multicenter study. Ann Nucl Med 23: 709-715, 2009.
12) Oe A, Kawabe J, Torii K, et al.: Distinguishing benign from malignant gallbladder wall thickening using FDG-PET. Ann Nucl Med 20: 699-703, 2006.
13) Makino I, Yamaguchi T, Sato N, et al.: Xanthogranulomatous cholecystitis mimicking gallbladder carcinoma with a false-positive result on fluorodeoxyglucose PET. World J Gastroenterol 15: 3691-3693, 2009.
14) Maldjian PD, Ghesani N, Ahmed S, et al.: Adenomyomatosis of the gallbladder: another cause for a "hot" gallbladder on 18F-FDG PET. AJR Am J Roentgenol 189: W36-W38, 2007.

* * *

2005年に発刊された『急性胆管炎・胆嚢炎の診療ガイドライン』の改訂版!
TG13のモバイルアプリ(iphone,iPad,Android対応)がダウンロードできます!!

TG13新基準掲載! [第2版]
急性胆管炎・胆嚢炎 診療ガイドライン2013

急性胆管炎・胆嚢炎診療ガイドライン改訂出版委員会

日本腹部救急医学会, 日本肝胆膵外科学会, 日本胆道学会, 日本外科感染症学会, 日本医学放射線学会

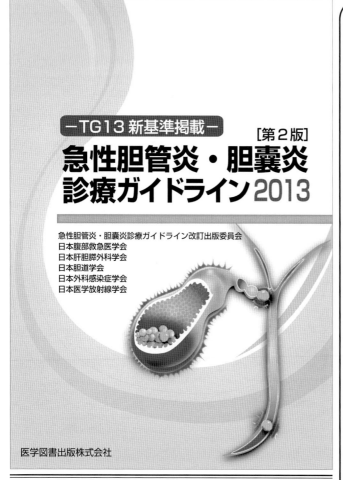

サイズ・頁数:A4版・195頁
定価(本体 4,500円+税)
ISBNコード:978-4-86517-000-9

[目次]

序文

評価委員の言葉

第Ⅰ章	クリニカルクェスチョン一覧
第Ⅱ章	本ガイドライン改訂の必要性と作成方法
第Ⅲ章	定義・病態
第Ⅳ章	急性胆管炎・胆嚢炎診療フローチャートと基本的初期治療
第Ⅴ章	急性胆管炎の診断基準と重症度判定基準・搬送基準
第Ⅵ章	急性胆嚢炎の診断基準と重症度判定基準・搬送基準
第Ⅶ章	急性胆管炎・胆嚢炎に対する抗菌薬療法
第Ⅷ章	急性胆管炎に対する胆管ドレナージの適応と手技
第Ⅸ章	急性胆嚢炎に対する胆嚢ドレナージの適応と手技
第Ⅹ章	急性胆嚢炎―手術法の選択とタイミング―
第ⅩⅠ章	その他の胆道炎
第ⅩⅡ章	急性胆管炎・胆嚢炎診療ガイドラインの評価 ― DPCデータを用いた解析より―
第ⅩⅢ章	急性胆管炎・胆嚢炎診療バンドル

索 引
付 録

詳しくは▶URL:http://www.igakutosho.co.jp または、医学図書出版 で 検索

医学図書出版株式会社

〒113-0033 東京都文京区本郷2-29-8(大田ビル)
TEL:03-3811-8210 FAX:03-3811-8236
URL:http://www.igakutosho.co.jp
E-mail:info@igakutosho.co.jp

2013.4

特集

胆嚢癌—術前診断に応じた治療を再考する—

胆嚢癌の術前診断に応じた治療方針
—T1胆嚢癌—

石原　　　慎[1,2]・伊東　昌広[2]・浅野　之夫[2]・冨重　博一[2]・川辺　則彦[2]
永田　英俊[2]・古田　晋平[2]・荒川　　　敏[2]・伊藤良太郎[2]・清水謙太郎[2]
林　　千紘[2]・神尾健士郎[2]・河合　永季[2]・東口　貴彦[2]・堀口　明彦[2]

要約：胆道癌取扱い規約第6版より，胆嚢癌の局所進展度はT1aとT1bに分類された。T1aは粘膜固有層への浸潤，T1bは固有筋層への浸潤を認めるものである。T1aの治療方針は，通常リンパ管侵襲，血管侵襲，リンパ節転移を認めないため胆嚢摘出術で問題ない。T1bの治療方針は，2017年に報告された2編のmeta解析の結果では，肝切除を伴った拡大胆嚢摘出術をすべきであるとの報告と胆嚢摘出術でよいとの報告がある。リンパ節郭清については，連続切片で検討した，2編の報告ではリンパ節転移を認めず，胆道癌取扱い規約第6版で規定された所属リンパ節郭清は必要はない。T1胆嚢癌に対する腹腔鏡手術は，現時点では推奨されず，原則として開腹胆嚢摘出術を行うべきである。腹腔鏡手術に対する質の担保された研究が，近年，少数ではあるが報告されてきており，今後の大規模な研究が待たれるところである。

Key words：胆嚢癌，T1a，T1b，T1

はじめに

胆道癌取扱い規約第6版[1]より，胆嚢癌の局所進展度のT1はT1aとT1bに分類された。T1aは粘膜固有層への浸潤，T1bは固有筋層への浸潤を認めるものである。全国胆道癌登録[2]によると，全胆嚢癌（3,220例）に占めるT1aとT1bの割合は，それぞれ15.7%（506例）と7.2%（233例）であり，T1胆嚢癌は胆嚢癌全体の22.9%を占めている。また，5年生存率はT1a 92.5%，T1b 87.2%と良好である[2]。この成績は術後病理で局所進展度が確定したものである。

胆嚢癌の術前診断率は，慢性炎症や結石の影響もあり全体で76.3%と報告されている[3]。T1に限定すると，術前に胆嚢癌と診断していたのは37.0～74.0%であった[4-8]。Kokudoら[8]によると，術前にT1と診断していた症例の36.0%はT2であったと報告しており，正確な局所進展度診断の難しさを表している。

今回，術前にT1と診断された胆嚢癌に対する治療方針について述べる。

I．T1a胆嚢癌の治療方針

T1aの病理所見は，通常リンパ管侵襲，血管侵襲，リンパ節転移を認めない。永橋ら[9]によると，272例のT1aを解析したところリンパ管浸潤，静脈浸潤，神経浸潤，リンパ節転移は全例陰性であったと報告している。2017年にはmeta解析が2編報告された。Leeら[10]の単純胆嚢摘出術616例と拡大胆嚢摘出術113例の解析では，risk differenceにおいて差がないものの，risk ratioでは治療は単純胆嚢摘出術を指示する結果であった。Sternby Eilard Mら[11]の胆嚢摘出術347例とradical resection 37例の解析では，両術式に差はな

Treatment Strategy According on Preoperative Diagnosis of T1 Gallbladder Cancer
Shin Ishihara et al
1) 藤田保健衛生大学地域医療学（〒470-1192 豊明市沓掛町田楽ヶ窪1-98）
2) 同　坂文種報德會病院消化器外科

表1 100症例以上の症例集積によるT1a胆嚢癌の5年生存率

著者	報告年	期間	症例数	5年生存率
Ogura	1991	1979〜1988	201	82.6%
Ouchi	2002	N/A	167	99.0%
Hari	2012	1988〜2008	300	70.0%
Ishihara	2016	2008〜2013	506	92.5%
Jang	2016	2000〜2014	125	98.2%

N/A：not available

表2 100症例以上の症例集積によるT1b胆嚢癌の5年生存率

著者	報告年	期間	症例数	5年生存率
Ogura	1991	1979〜1988	165	72.5%
Hari	2012	1988〜2008	536	56.0%
Ishihara	2016	2008〜2013	233	87.2%

かった。これらの結果も合わせて，術式は全層胆嚢摘出術で国際的に異論はない[12〜14]。T1aの100例以上の症例集積による5年生存率（表1）は，70.0〜99.0％と報告されている[2,15〜18]。

II．T1b胆嚢癌の治療方針

T1bに対する治療は，切除範囲と所属リンパ節郭清の有無が国際的に検討されている。まず切除範囲であるが，全層胆嚢摘出術のみでよいのか，胆嚢床切除などの肝切除を付加した手術を行うのか議論のあるところである。Leeら[10]の単純胆嚢摘出術579例と拡大胆嚢摘出術208例での検討では，risk differenceおよびrisk ratioともに差はなかった。一方，Sternby Eilard Mら[11]の胆嚢摘出術1,171例と肝切除を伴った手術218例の検討では，肝切除を伴った手術が優れていた。このように，2017年に報告されたmeta解析の2編の論文においても見解が分かれている。

次にリンパ節郭清の有無についてである。T1bのリンパ節転移の頻度は，50症例以上が集積された報告が3編あり，1.4〜15.2％であった[15,19,20]。一方，連続切片で検討した，丸山[4]の43例の検討ではリンパ節転移を認めず，同様の方法で検討したAretxabalaら[21]の49例の検討でもリンパ節転移を認めていないことから，藤井ら[22]は，連続切片など病理組織検索法に問題があり，前述の集計結果には，深達度の過少評価が含まれている可能性を指摘している。丸山やAretxabalaらの結果からすると所属リンパ節郭清の必要はないこととなる。Sternby Eilardら[11]のmeta解析の報告によると，リンパ節郭清vs非郭清では，hazard ratio（HR）0.82（95％ confidence interval（CI）：0.56-1.18）で差は認めなかった。Downingら[23]による462例の解析でリンパ節郭清のないもの，リンパ節郭清1〜4個，5個以上の比較で，リンパ節郭清のないものを1（reference）とした場合のHR（95％CI）は，1〜4個0.82（0.56-1.18），5個0.42（0.10-1.85）でP valueは0.29と0.25であり有意差を認めなかった。これらの結果から，T1bには胆道癌取扱い規約第6版の所属リンパ節すべての郭清は必要ないようである。

今後，切除範囲やリンパ節郭清の有無の評価には連続切片による局所進展度診断された多数の症例集積結果が待たれる。T1bの100例以上の症例集積による5年生存率（表2）は，56.0〜87.2％と報告されている[2,15,17]が，病理学的検討方法は統一されたものではない。

III．T1（T1aまたはT1b）胆嚢癌に対する腹腔鏡下胆嚢摘出術

T1に対して，腹腔鏡下胆嚢摘出術（laparoscopic cholecystectomy：LC）を導入することは技術的には難しいことではない。しかし，術中の胆嚢穿孔のリスクは必ずあり，それに伴う問題もある。Wakaiら[24]は，28例の胆嚢癌に対するLC例の検討で25％に胆嚢損傷が起こり，そのうち43％にport site recurrence（PSR）または局所再発をきたし，胆嚢損傷例は有意に生存率が低かったと報告している。また，Ouchiら[16]はLCが施行された胆嚢癌493例の調査では，LCの際に20％に胆嚢穿孔を認め，穿孔例は，穿孔がなかった例と比較し，再発率は有意に高く（$P=0.015$），有意に予後不良（$P<0.01$）であったと報告している。このようなことから，エビデンスに基づいた胆道癌診療ガイドライン[25]では，早期癌であっても術中の胆嚢損傷に伴う腹腔内への胆汁漏出の結果としてのPSRや腹膜播種といった特異的な再発をきたすこともあり，現時点では，胆嚢癌を強く疑う症例に対しては，腹腔鏡下胆嚢摘出術は推奨されず，原則として開腹胆嚢摘出術を行うべきであるとしている。現在，一部の腹腔鏡のexpertのいる施設では確実な腹腔鏡下手術が行われつつある[26]がすべての施設で画一的に導入する段階ではない。

ガイドライン発刊後に，propensity score matching法を使用した研究[18]とprospective cohort研究[27]がいずれも韓国から報告された。Jangら[18]によりT1aおよびT1bを対象としたpropensity score matchingした研究（LC 61例，開腹手術61例）では，再発率LC 0％，開腹3.3％（$P=0.496$），5年生存率LC 92.7％，

開腹手術100.0%（$P=0.332$）といずれも術式間で有意差を認めないと報告している。Yoonら[27]によるprospective cohort研究では，LCによるT1aおよびT1b 18例の5年生率は100%で，再発を認めないと報告している。このように少しずつではあるが，LCでも問題ないという，質が担保された研究結果が報告されつつあり，今後の大規模研究が待たれる。

おわりに

T1胆嚢癌に対する治療方針につき，文献的に考察した。この報告が日常診療の一助になれば幸いである。

参考文献

1) 日本肝胆膵外科学会編：臨床・病理 胆道癌取扱い規約第6版．金原出版，2013．
2) Ishihara S, Horiguchi A, Miyakawa S, et al.：Biliary tract cancer registry in Japan from 2008 to 2013. J Hepatobiliary Pancreat Sci **23**：149-157, 2016.
3) 石原 慎，堀口明彦，宮川秀一，ほか：胆道癌全国登録データより見た胆嚢癌の動向．胆と膵 **36**：15-18, 2015．
4) 丸山智宏：pT1b胆嚢癌の手術成績：胆嚢摘出術と根治切除との比較．新潟医会誌 **129**：309-316, 2015．
5) 山内 靖，山下裕一，乗富智明，ほか：早期胆嚢癌の診断と治療．日消誌 **112**：464-473, 2015．
6) You DD, Lee HG, Paik KY, et al.：What is an adequate extent of resection for T1 gallbladder cancers? Ann Surg **247**：835-838, 2008.
7) Kinoshita H, Hashino K, Hashimoto M, et al.：Clinicopathological evaluation of surgical treatment for early gallbladder cancer. Kurume Med J **48**：267-271, 2001.
8) Kokudo N, Makuuchi M, Natori T, et al.：Strategies for surgical treatment of gallbladder carcinoma based on information available before resection. Arch Surg **138**：741-750, 2003.
9) 永橋昌幸，廣瀬雄己，三浦宏平，ほか：早期胆嚢癌の病理．胆と膵 **35**：801-806, 2014．
10) Lee H, Kwon W, Han Y, et al.：Optimal extent of surgery for early gallbladder cancer with regard to long-term survival：a meta-analysis. J Hepatobiliary Pancreat Sci **25**：131-141, 2018
11) Sternby Eilard M, Lundgren L, Cahlin C, et al.：Surgical treatment for gallbladder cancer- a systematic literature review. Scand J Gastroenterol **52**：505-514, 2017.
12) Aloia TA, Járufe N, Javle M, et al.：Gallbladder cancer：expert consensus statement. HPB (Oxford) **17**：681-690, 2015.
13) Fairweather M, Balachandran VP, D'Angelica MI：Surgical management of biliary tract cancers. Chin Clin Oncol **5**：63, 2016.
14) 久保木知，大塚将之，清水宏明，ほか：胆嚢癌に対する外科治療戦略の現況．胆道 **28**：703-710, 2014．
15) Ogura Y, Mizumoto R, Isaji S, et al.：Radical operations for carcinoma of the gallbladder：present status in Japan. World J Surg **15**：337-343, 1991.
16) Ouchi K, Mikuni J, Kakugawa Y：Laparoscopic cholecystectomy for gallbladder carcinoma：results of a Japanese survey of 498 patients. J Hepatobiliary Pancreat Surg **9**：256-260, 2002.
17) Hari DM, Howard JH, Leung AM, et al.：A 21-year analysis of stage I gallbladder carcinoma：is cholecystectomy alone adequate? HPB (Oxford) **15**：40-48, 2013.
18) Jang JY, Heo JS, Han Y, et al.：Impact of type of surgery on survival outcome in patients with early gallbladder cancer in the era of minimally invasive surgery：oncologic safety of laparoscopic surgery. Medicine (Baltimore) **95**：e3675, 2016.
19) Goetze TO, Paolucci V：Immediate re-resection of T1 incidental gallbladder carcinomas：a survival analysis of the German Registry. Surg Endosc **22**：2462-2465, 2008.
20) Lee SE, Jang JY, Lim CS, et al.：Systematic review on the surgical treatment for T1 gallbladder cancer. World J Gastroenterol **17**：174-180, 2011.
21) de Aretxabala X, Roa I, Hepp J, et al.：Early gallbladder cancer：is further treatment necessary? J Surg Oncol **100**：589-593, 2009.
22) 藤井義郎，千々岩一男，甲斐真弘，ほか：mp胆嚢癌にリンパ節郭清は必要ないか？ 肝胆膵 **64**：555-560, 2012．
23) Downing SR, Cadogan KA, Ortega G, et al.：Early-stage gallbladder cancer in the surveillance, epidemiology, and end results database：effect of extended surgical resection. Arch Surg **146**：734-738, 2011.
24) Wakai T, Shirai Y, Hatakeyama K：Radical second resection provides survival benefit for patients with T2 gallbladder carcinoma first discovered after laparoscopic cholecystectomy. World J Surg **26**：867-871, 2002.
25) 日本肝胆膵外科学会，胆道癌診療ガイドライン作成委員会編：エビデンスに基づいた胆道癌診療ガイドライン 改訂第2版．医学図書出版，2014．
26) 本田五郎，倉田昌直，小林 信，ほか：胆嚢癌に対する腹腔鏡下胆嚢全層切除—剥離層の組織学的検討—．胆と膵 **36**：47-50, 2015．
27) Yoon YS, Han HS, Cho JY, et al.：Is laparoscopy contraindicated for gallbladder cancer? A 10-year prospective cohort study. J Am Coll Surg **221**：847-853, 2015.

歴史的背景からライセンス取得とトレーニング・システムの総論から
消化管手術（食道、胃、大腸）、肝胆膵手術と麻酔を含めた
術前・術中管理まで加えた各論で構成された
消化器領域のロボット支援手術の指針となる成書！！

消化器ダヴィンチ手術のすべて

■監修　北島政樹
（国際医療福祉大学　学長）

■編集　土田明彦
（東京医科大学外科学第三講座主任教授）

　　　　宇山一朗
（藤田保健衛生大学上部消化管外科教授）

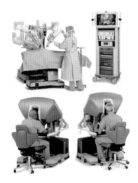

定価（本体 4,500 円＋税）

■目次
総論 ロボット支援手術の歴史と現状
1．ロボット支援手術の現状と未来
2．我が国における現状と展望
3．ライセンス取得とトレーニング・システム
各論Ⅰ．食道
1．胸部食道癌に対するロボット支援腹臥位胸腔鏡下食道亜全摘術
2．食道癌に対するロボット支援胸腔鏡下食道切除術
3．ロボット支援下非開胸食道亜全摘、3領域リンパ節郭清
各論Ⅱ．胃
1．ロボット支援下胃切除の実際―幽門側胃切除を中心に―
2．胃癌に対するロボット支援下胃切除術
　　―幽門側胃切除術、噴門側胃切除術、胃全摘術を中心に―
3．ロボット支援幽門側胃切除および胃全摘術の手技
各論Ⅲ．大腸
1．大腸疾患に対する大腸手術―直腸癌を中心に―
2．ロボット支援下腹腔鏡下直腸癌手術
3．腹腔鏡下手術と手術支援ロボットダヴィンチの
　　　　　　hybrid operationによる完全鏡視下直腸位前方切除術
4．ロボット支援直腸低位前方切除術の手技
各論Ⅳ．肝胆膵
1．ロボット肝切除の手技の実際
2．胆道外科におけるロボット支援腹腔鏡下手術
3．膵臓外科におけるロボット支援腹腔鏡下手術
4．膵癌に対するロボット支援膵体尾部切除術
5．Artery-first approachによるロボット支援膵体尾部切除術
各論Ⅴ．麻酔
1．消化器手術における術前・術中管理―食道と大腸の手術を中心に―
2．消化器ロボット支援手術の麻酔管理法

詳しくは▶URL：http://www.igakutosho.co.jp　または、医学図書出版　で

医学図書出版株式会社

〒113-0033　東京都文京区本郷 2-29-8（大田ビル）
TEL：03-3811-8210　FAX：03-3811-8236
URL：http://www.igakutosho.co.jp
E-mail：info@igakutosho.co.jp

特集

胆嚢癌─術前診断に応じた治療を再考する─

胆嚢癌の術前診断に応じた治療方針
─T2胆嚢癌─

坂田　　純[1]・小林　　隆[1]・滝沢　一泰[1]・三浦　宏平[1]・堅田　朋大[1]・石川　博補[1]
廣瀬　雄己[1]・峠　　弘治[1]・油座　　築[1]・安藤　拓也[1]・相馬　大輝[1]・若井　俊文[1]

要約：術前診断T2（cT2）の胆嚢癌の治療方針について，自験例の成績と検索した文献から考察した。cT2胆嚢癌に対する肝切除範囲は胆嚢床切除で十分である可能性が高く，腫瘍局在が肝側の腫瘍では胆嚢床切除が原則，必要である。腹腔側の腫瘍では胆嚢床切除が省略できる可能性はあるが，現時点ではその適応は慎重に判断するべきである。少なくとも術中にリンパ節転移陰性と判定されたcT2胆嚢癌に対しては，肝外胆管を温存できることが示唆される。一方で，術中にリンパ節転移陽性と判定した胆嚢癌に対しては，自験例における肝外胆管温存例は肝外胆管切除例よりも郭清リンパ節の評価個数が少なかった結果を考慮して，われわれは肝外胆管切除を併施するほうが望ましいと考えている。cT2胆嚢癌に対するリンパ節郭清範囲は胆道癌取扱い規約第6版が定める領域リンパ節が妥当であり，この範囲をen blocに郭清することが重要である。

Key words：T2胆嚢癌，腫瘍局在，胆嚢床切除，リンパ節郭清

はじめに

　胆嚢癌の外科治療において，良好な治療成績を得るための唯一のコンセンサスは癌遺残のない外科切除（R0切除）であり，その外科治療成績は主病巣の局所進展度に強く規定される[1〜3]。T2胆嚢癌は，主病巣が漿膜下層あるいは胆嚢床部筋層周囲の結合組織に浸潤する癌と定義されている[4]。一般に予後不良とされる進行胆嚢癌のうち，T2胆嚢癌は適切な根治切除により治癒が期待できるため[3,5]，その外科治療成績の向上はわれわれ外科医に託された使命の一つである。
　T2胆嚢癌に対して種々の根治術式が存在するのが現状であるが，その標準術式はいまだ定まっていない。また，現存する画像診断技術の限界により，術前診断T2の胆嚢癌（cT2胆嚢癌）は必ずしもすべて病理学的なT2胆嚢癌（pT2胆嚢癌）であるとは限らず，そのなかにはpT1またはpT3胆嚢癌が時に含まれる。さらに，近年，pT2胆嚢癌の予後が腫瘍の局在（肝側vs. 腹腔側）と関連し，腹腔側の腫瘍では肝切除を省略できる可能性が示唆されている[6〜8]。
　本稿では，当科におけるcT2の胆嚢癌の治療方針，手術術式，手術成績を呈示するとともに，文献を検索してcT2胆嚢癌の治療方針を考察する。なお，本稿における胆嚢癌の手術・病理所見は，胆道癌取扱い規約第6版[4]に準拠して記載した。

I．cT2胆嚢癌に対する治療成績：自験例65例の検討

1．cT2胆嚢癌に対する治療方針

　当科ではcT2胆嚢癌に対する基本術式を"拡大根治的胆嚢摘出術"（Glenn手術変法）としている[3,5,9]。担癌胆嚢，胆嚢床，肝外胆管とともに領域リンパ節（肝

T2 Gallbladder Cancer: Treatment Strategy Based on Preoperative Diagnosis
Jun Sakata et al
1) 新潟大学大学院医歯学総合研究科消化器・一般外科学分野（〒951-8510 新潟市中央区旭町通1-757）

十二指腸間膜内リンパ節＋#13aリンパ節＋#8apリンパ節）を en bloc に摘出している。術中に領域リンパ節転移陽性と判定した場合は，#16リンパ節（#16b1～#16a2リンパ節）郭清の追加を原則としている[3,5,9]。また，膵頭周囲リンパ節転移が高度な場合，膵頭十二指腸切除（PD）を併施している[10,11]。

一方で，高齢者（75歳以上）や併存症を有する症例では，術中判定でリンパ節転移陰性の場合，肝外胆管温存を考慮している[9,10]。また，重度の併存症などを有する cT2（術中判定リンパ節転移陰性）症例に対しては，#12b，#12c リンパ節郭清と胆嚢全層切除からなる縮小手術を実施することもある[12]。

2．cT2胆嚢癌に対する手術術式の要約："拡大根治的胆嚢摘出術"（Glenn 手術変法）

仰臥位で，剣状突起下から臍上部までの上腹部正中切開に右横切開を加えた逆 L 字型切開で開腹する。Staging を行い，腹膜播種や肝転移のないことを確認する。Kocher 授動術を大動脈左縁付近まで十分に行い膵頭部を完全に遊離する。#16リンパ節や領域リンパ節の転移の有無を判定し，領域リンパ節転移陽性と判定した場合，#16リンパ節（#16b1～16a2）を郭清する。

膵頭部背面で #13a リンパ節を含む脂肪組織を，膵実質を露出する層で剥離していく。十二指腸第1部の頭側縁に沿って上十二指腸動静脈を結紮・切離し，膵頭部の頭側面を十分に露出する。右胃動静脈を結紮切離（肝十二指腸間膜内のリンパ節郭清時に起始部で再度結紮切離；二度切り）し，続けて小網を切開する。#8a リンパ節を郭清し，総肝動脈にテープをかける。固有肝動脈起始部，胃十二指腸動脈に続けて後上膵十二指腸動脈（PSPDA）を露出する。#13a リンパ節を過不足なく郭清すると同時に術後出血を予防するため，原則として PSPDA は起始部と膵実質への流入部との2ヵ所で結紮切離する。総胆管を切離してその断端を術中迅速診断に提出し，悪性所見のないことを確認する。総胆管切離断端を連続縫合閉鎖する。

肝十二指腸間膜のリンパ節郭清は，"観音開き"の要領で行う。最初に，固有肝動脈，左肝動脈に沿って臓側腹膜を前面左側寄りで縦切開する。これらの動脈にテープをかけ，#12a リンパ節を郭清する。右肝動脈起始部を同定・露出してテープをかけ，肝側にむかって同様にして郭清・剥離を進めていく。次に，肝十二指腸間膜内の脂肪組織を門脈前面左側寄りで縦切開して門脈を露出する。門脈にテープをかけて #12p リンパ節を郭清する。温存すべき肝動脈，門脈を全周性に外膜に沿って露出して間膜外に引き出し，リンパ節・リ

表1　cT2胆嚢癌65例に対する根治術式

術式	症例数
胆嚢摘出＋胆嚢床切除＋肝外胆管切除＋リンパ節郭清	29
胆嚢摘出＋胆嚢床切除＋リンパ節郭清	21
胆嚢全層切除＋リンパ節郭清	8
胆嚢摘出＋胆嚢床切除＋膵頭十二指腸切除＋リンパ節郭清	4
胆嚢全層切除＋肝外胆管切除＋リンパ節郭清	3

ンパ管網を含む残りの組織をすべて肝外胆管とともに en bloc に摘出する。

膵頭部を脱転すると同時に門脈にかけたテープを引き上げ，#12p リンパ節に続けて #8p リンパ節を膵鉤状突起の頭側面を露出させつつ郭清する。これらのリンパ節と大動脈周囲リンパ節との間に介在するリンパ管などの組織を数回に分けて結紮切離する。ここまでの操作を終えると，en bloc に郭清されたリンパ節を含む組織すべてが，脈管や膵頭部から完全に遊離される。

癌浸潤先進部から2 cm 離して胆嚢床切除を行う。肝切離を進めると肝前区域のグリソン鞘本幹に到達する。胆嚢板をグリソン鞘への移行部で切離する。Calot 三角部の組織（No. 12c リンパ節を含む）を郭清し，右肝動脈を露出・剥離しつつ胆嚢動脈を起始部で結紮切離する。最後に，左右肝管合流部直下で総肝管を切離し，担癌胆嚢，胆嚢床，肝外胆管，領域リンパ節を en bloc に摘出する。胆道再建は，Roux-en-Y 法で空腸脚を retrocolic で挙上して行う。総肝管空腸の端側吻合を行う。総肝管空腸吻合部から約 40 cm 肛門側で端側の空腸空腸吻合を行う。

3．cT2胆嚢癌に対する当科の手術成績

1）対象と方法

当科でリンパ節郭清を伴う根治手術が実施された cT2胆嚢癌65例を対象とした。潜在性胆嚢癌は本検討から除外した。男女比は 25：40，手術時年齢の中央値は 69歳（範囲：43～90歳）であった。

当科で cT2胆嚢癌に対して実施した術式の内訳を表1に示した。胆嚢床切除が 54例（83％），肝外胆管切除が 36例（55％），PD が 4例（6％）で実施された。65例から全体で 1,097個（中央値14個，範囲2～48個），領域リンパ節に限ると 778個（中央値10個，範囲2～31個）のリンパ節を摘出して転移の有無を評価した。#16リンパ節の郭清またはサンプリングを 34例（中央値 4.5個，範囲1～18個）で実施した。経過観察期間の中央値は 117か月（範囲：4～402か月）であった。

2）病理組織学的検査結果

腫瘍の局所進展度に関しては，最終的に pT1a，

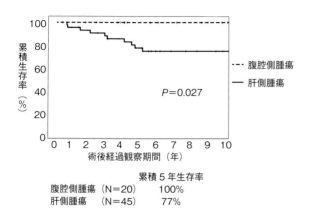

図1 cT2胆囊癌の術後成績：腫瘍の局在別

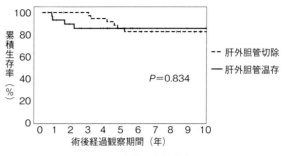

図2 cT2胆囊癌の術後成績：肝外胆管切除実施の有無別

pT1b，pT2，pT3aがおのおの10例（15％），3例（5％），47例（72％），5例（8％）であった。pT3aの診断根拠はいずれも肝内進展のみであった。領域リンパ節転移に関しては，pN0，pN1がおのおの45例（69％；#16単独陽性1例含む），20例（31％）であった。pM1の2例（3％）は，いずれも#16リンパ節転移陽性症例であった。全例でR0手術が実施されていた。組織型は腺癌61例，腺扁平上皮癌2例，未分化癌1例，癌肉腫1例であった。ly，v，neの陽性症例はおのおの25例，21例，11例であった。

3）術後成績

術後合併症は16例（25％）で認められ，そのうちClavien-Dindo分類Ⅲa以上の合併症は13例（20％）であった。在院死亡症例は認められなかった。全65例の5年，10年生存率はおのおの84％，82％であった。pT1，pT2，pT3a症例の5年生存率はおのおの100％，83％，38％であった（$P=0.010$）。

cT2症例（N=65）の胆囊における腫瘍局在は，肝側が45例（69％），腹腔側が20例（31％）であった。腫瘍局在が肝側の症例は，腹腔側の症例と比較して，肝切除（93％ vs. 60％，$P=0.002$）および肝外胆管切除（64％ vs. 35％，$P=0.034$）が実施されている頻度が高く，郭清リンパ節の検索個数（全リンパ節検索個数中央値：17個 vs. 10.5個，$P=0.006$；領域リンパ節検索個数13個 vs. 7.5個，$P=0.009$）が多かった。また，肝側の症例は腹腔側の症例よりもpN1（40％ vs. 10％，$P=0.020$），ly陽性（53％ vs. 5％，$P<0.001$）の頻度が高く，腫瘍径（中央値66 mm vs. 39.5 mm，$P=0.004$）が大きかった。

腫瘍局在が肝側の症例の術後成績（5年生存率77％）は腹腔側の症例の術後成績（5年生存率100％）より不良であった（$P=0.027$）（図1）。肝側の腫瘍45例のうち42例（93％）で胆囊床切除が実施されており，残りの3例は高齢などの理由により胆囊全層切除が実施されていた。45例のうち10例で再発が認められ，初発再発部位は肝5例，遠隔リンパ節3例，腹膜2例，骨1例，経皮経肝胆道ドレナージ瘻孔1例であり，局所再発は認められなかった。一方，腹腔側の腫瘍20例のうち胆囊床切除が実施されたのは12例（60％）であった。20例のうち2例で再発が認められたが，いずれも肝転移再発であり，局所再発は認められなかった。1例は化学療法で完全奏効となり生存中，もう1例は再発生存中である。

肝外胆管切除36例の術後成績（85％）と温存29例の術後成績（85％）に明らかな差を認めなかった（$P=0.834$）（図2）。ただし，肝外胆管切除症例は温存症例と比較して，年齢（中央値66歳 vs. 74歳）が若く，肝側の腫瘍（81％ vs. 55％，$P=0.034$），v陽性（44％ vs. 17％，$P=0.032$）の頻度が高かった。また，前者の郭清リンパ節の検索個数（全リンパ節検索個数中央値：20.5個 vs. 9個，$P<0.001$；領域リンパ節検索個数14個 vs. 8個，$P<0.001$）は後者より多かった。

腫瘍の局在別のリンパ節転移の頻度を表2に示した。肝側の腫瘍では，#12c，#12bリンパ節に転移頻度が高く，その他の領域リンパ節にも比較的均等に転移が認められた。一方，腹腔側腫瘍では，#12cおよび#8aリンパ節に転移を認めるのみであった。pN0，pN1の5年生存率はおのおの90％，71％であった（$P=0.020$）。また，リンパ節転移個数に関して，0個（N=44），1～3個（N=18），4個以上（N=3）の症例の5年生存率はおのおの90％，77％，33％であった（$P=0.001$）。リンパ節転移陽性の21例中10例が5年以上生存した。膵頭周囲リンパ節転移が疑われた4例では胆囊床切除に膵頭十二指腸切除が併施され，3例が5年以上生存した。

表2 cT2胆嚢癌65例における腫瘍の局在別の領域リンパ節転移頻度

領域リンパ節の解剖学的部位（リンパ節番号）*	肝側腫瘍（N=45）転移陽性症例数（％）	腹腔側腫瘍（N=20）転移陽性症例数（％）
胆嚢管リンパ節（12c）	12（27）	2（10）
胆管リンパ節（12b）	8（18）	0（0）
門脈リンパ節（12p）	4（9）	0（0）
上膵頭後部リンパ節（13a）	3（7）	0（0）
肝動脈リンパ節（12a）	2（4）	0（0）
総肝動脈幹前・上部リンパ節（8a）	0（0）	1（5）
総肝動脈幹後部リンパ節（8p）	1（2）	0（0）
肝門部リンパ節（12h）	0（0）	0（0）

＊：胆道癌取扱い規約第6版に基づいて記載。

II. 考 察

1. 肝切除範囲

cT2胆嚢癌に対する肝切除範囲に関しては一定の見解が定まっていない。近年，本邦からpT2胆嚢癌において胆嚢床切除と肝S4aS5切除とを比較した多施設の後ろ向き研究が報告された[13]。前者は肝切離マージン確保（約2cm）を，後者は血行性肝転移再発を予防するために胆嚢静脈還流域を切除することを目的とした術式である。これらの研究では，胆嚢床切除と肝S4aS5切除との両術式間で術後長期成績，再発形式に明らかな差を認めなかった。

腹腔側に局在するpT2胆嚢癌では，肝切除の有無で予後に明らかな差を認めなかったことから，必ずしも肝切除は必要ではないとする報告が認められる[7,8]。今回の自験例のcT2胆嚢癌の検討でも，腹腔側の腫瘍は40％の症例で肝切除が省略されていたが，局所再発は認められず，良好な術後成績を示していた。実際に，単純胆嚢摘出術のみでも約40％のpT2胆嚢癌症例が5年生存することが報告されている[5]。pT2胆嚢癌には肝切除が不要な症例が存在するのは事実である。

一方，肝側に局在するpT2胆嚢癌では，肝切除実施症例の術後成績は未実施症例の術後成績より良好であることが報告されている[7,8]。また，自験例の検討で示した通り，術前の画像診断の限界からcT2胆嚢癌のなかには肝内進展を伴うpT3胆嚢癌が含まれる可能性がある。

cT2胆嚢癌に対する肝切除範囲は胆嚢床切除で十分である可能性が高い。局在が肝側の腫瘍では肝切除は原則，必要である。腹腔側の腫瘍では肝切除が省略できる可能性はあるが，現時点では根拠となるデータが十分ではなく，肝切除実施の有無は症例ごとに慎重に判断するべきである。

2. 肝外胆管切除

肝十二指腸間膜への浸潤を認めないcT2胆嚢癌に対して肝外胆管切除を併施する際の目的としては，①肝十二指腸間膜内のリンパ行性進展に対するリンパ節郭清の徹底化，②胆管沿いの癌進展の除去，③郭清による虚血性胆管狭窄の防止が考えられる[11]。当科ではcT2胆嚢癌に対しては肝外胆管切除を原則としているが，高齢または併存症を有する症例では，術中判定でリンパ節転移陰性であれば肝外胆管温存手術を実施してきた。今回の自験例の結果が示す通り，肝外胆管温存症例の術後成績は切除症例の術後成績と明らかな差を認めなかった（図2）。少なくとも術中にリンパ節転移陰性と判定されたcT2胆嚢癌では肝外胆管を温存できることが示唆される。一方で，術中にリンパ節転移陽性と判定した場合は，自験例の肝外胆管温存症例は切除症例よりも郭清リンパ節の評価個数が少なかった結果を考慮し，肝十二指腸間膜内のリンパ行性進展に対してリンパ節郭清を徹底して実施するために，肝外胆管切除を併施するほうが望ましいとわれわれは考えている。

3. リンパ節郭清範囲

胆嚢癌においてリンパ節転移は肝内進展に先行して起こることが多く，pT2の段階ですでに40〜50％の症例でリンパ節転移は陽性となる[3,14]。pT2やpT3胆嚢癌では，胆嚢管・胆管リンパ節をはじめとする胆道癌取扱い規約第6版の定める領域リンパ節に比較的高頻度に転移が認められる[14,15]。また，本邦の外科医はpT2やpT3胆嚢癌に対してこれらの領域リンパ節の郭清を行い，リンパ節転移陽性胆嚢癌の長期生存症例を多数報告している[9,16,17]。自験例のcT2胆嚢癌の検討でも，pT2やpT3胆嚢癌に対して領域リンパ節を en bloc に郭清することで比較的良好な成績を得ることができた。また，局在が腹腔側の腫瘍のリンパ節転移頻度は，肝側の腫瘍よりも低いものの15〜26％と報告されており[6〜8]，決して無視できる値ではない。cT2胆

囊癌に対するリンパ節郭清範囲は，腫瘍の局在に依らず領域リンパ節が妥当であり，この範囲を en bloc に郭清することが重要である。

膵頭周囲リンパ節転移が高度な胆囊癌に対してはPDが併施されることがある[10,18]。Shirai ら[10]とSasaki ら[18]は，膵頭周囲リンパ節転移を有する胆囊癌に対してPDと小範囲肝切除（胆囊床切除または肝S4aS5切除）とを併施し，良好な長期成績が得られたことを報告した。今回の自験例のcT2胆囊癌の検討でも，本術式を適応した4例中3例で5年以上の長期生存が得られた。また，Pitt[19]は，胆囊床切除＋膵頭十二指腸切除は在院死亡率が低く比較的良好な術後成績が得られることから，進行胆囊癌に対する適正な術式選択であると述べている。PDは膵頭周囲リンパ節転移陽性のcT2胆囊癌の予後を改善する可能性がある。

おわりに

cT2胆囊癌の治療方針について，自験例の手術成績を呈示するとともに文献的考察を加えて考察した。cT2胆囊癌は，われわれ外科医が適切な根治手術を行うことで治癒が期待できることを強調したい。本稿がcT2胆囊癌の治療成績の向上に少しでも貢献できれば幸いである。

参考文献

1) Shirai Y, Yoshida K, Tsukada K, et al.: Radical surgery for gallbladder carcinoma. Long-term results. Ann Surg 216: 565-568, 1992.
2) Dixon E, Vollmer CM Jr, Sahajpal A, et al.: An aggressive surgical approach leads to improved survival in patients with gallbladder cancer: a 12-year study at a North American Center. Ann Surg 241: 385-394, 2005.
3) Wakai T, Shirai Y, Yokoyama N, et al.: Depth of subserosal invasion predicts long-term survival after resection in patients with T2 gallbladder carcinoma. Ann Surg Oncol 10: 447-454, 2003.
4) 日本肝胆膵外科学会編：臨床・病理 胆道癌取扱い規約，第6版，金原出版，2013.
5) Wakai T, Shirai Y, Hatakeyama K: Radical second resection provides survival benefit for patients with T2 gallbladder carcinoma first discovered after laparoscopic cholecystectomy. World J Surg 26: 867-871, 2002.
6) Shindoh J, de Aretxabala X, Aloia TA, et al.: Tumor location is a strong predictor of tumor progression and survival in T2 gallbladder cancer: an international multicenter study. Ann Surg 261: 733-739, 2015.
7) Lee H, Choi DW, Park JY, et al.: Surgical strategy for T2 gallbladder cancer according to tumor location. Ann Surg Oncol 22: 2779-2786, 2015.
8) Lee W, Jeong CY, Jang JY, et al.: Do hepatic-sided tumors require more extensive resection than peritoneal-sided tumors in patients with T2 gallbladder cancer? Results of a retrospective multicenter study. Surgery 162: 515-524, 2017.
9) Sakata J, Shirai Y, Wakai T, et al.: Number of positive lymph nodes independently determines the prognosis after resection in patients with gallbladder carcinoma. Ann Surg Oncol 17: 1831-1840, 2010.
10) Shirai Y, Ohtani T, Tsukada K, et al.: Combined pancreaticoduodenectomy and hepatectomy for patients with locally advanced gallbladder carcinoma: long term results. Cancer 80: 1904-1909, 1997.
11) Shirai Y, Wakai T, Sakata J, et al.: Regional lymphadenectomy for gallbladder cancer: rational extent, technical details, and patient outcomes. World J Gastroenterol 18: 2775-2783, 2012.
12) Shirai Y, Sakata J, Wakai T, et al.: Full-thickness cholecystectomy with limited lymphadenectomy for gallbladder cancer. Hepatogastroenterology 59: 1338-1340, 2012.
13) Horiguchi A, Miyakawa S, Ishihara S, et al.: Gallbladder bed resection or hepatectomy of segments 4a and 5 for pT2 gallbladder carcinoma: analysis of Japanese registration cases by the study group for biliary surgery of the Japanese Society of Hepato-Biliary-Pancreatic Surgery. J Hepatobiliary Pancreat Sci 20: 518-524, 2013.
14) Shirai Y, Wakai T, Hatakeyama K: Radical lymph node dissection for gallbladder cancer: indications and limitations. Surg Oncol Clin N Am 16: 221-232, 2007.
15) Sakata J, Kobayashi T, Ohashi T, et al.: Prognostic heterogeneity of the seventh edition of UICC Stage Ⅲ gallbladder carcinoma: Which patients benefit from surgical resection? Eur J Surg Oncol 43: 780-787, 2017.
16) Kishi Y, Shimada K, Hata S, et al.: Definition of T3/4 and regional lymph nodes in gallbladder cancer: which is more valid, the UICC or the Japanese staging system? Ann Surg Oncol 19: 3567-3573, 2012.
17) Higuchi R, Ota T, Araida T, et al.: Surgical approaches to advanced gallbladder cancer: a 40-year single-institution study of prognostic factors and resectability. Ann Surg Oncol 21: 4308-4316, 2014.
18) Sasaki R, Itabashi H, Fujita T, et al.: Significance of extensive surgery including resection of the pancreas head for the treatment of gallbladder cancer--from the perspective of mode of lymph node involvement and surgical outcome. World J Surg 30: 36-42, 2006.
19) Pitt HA: Gallbladder cancer: what is an aggressive approach? Ann Surg 241: 395-396, 2005.

なるほど統計学とおどろきExcel®統計処理

改訂第7版

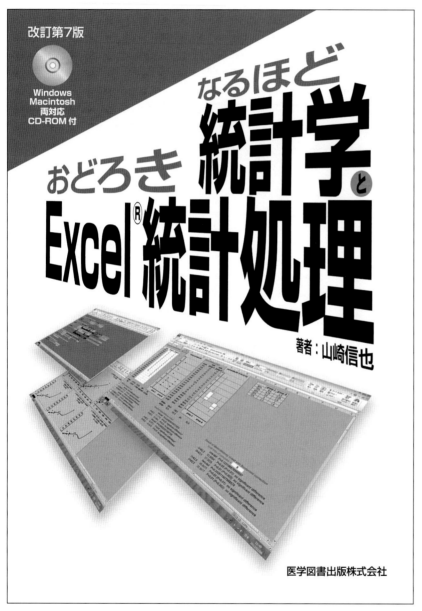

著者：山崎信也

Excel®統計処理用CD-ROM（ystat2013）付属
以下25種の統計処理法プログラム済み

1. 対応がある t 検定（Paired t-test）
2. ウイルコクソン順位和検定（Wilcoxon t-test）
3. 対応がない t 検定（Unpaired t-test）
4. マンホイットニー順位和検定（Mann-Whitney U-test）
5. 対応がある分散分析（Repeated measures ANOVA）
6. フリードマン順位検定（Friedman's $\chi 2$r-test）
7. 対応がない分散分析（Non-repeated measures ANOVA）
8. クリスカルウオーリス順位検定（Kruskal Wallis H-test）
9. ボンフェローニ検定（Bonferroni Correction）
10. ダネット検定（Dunnett's test）
11. SNK 検定（SNK：Student-Newman-Keuls test）
12. ボンフェローニ補正ウイルコクソン検定（Wilcoxon t-test with Bonferroni correction）
13. ボンフェローニ補正マンホイットニー検定（Mann-Whitney U-test with Bonferroni correction）
14. カイ二乗検定（Chi-square test）
15. 2×2 カイ二乗検定（2×2 Chi-square test）
16. イエーツ補正 2×2 カイ二乗検定（Yates 2×2 Chi-square test）
17. フィッシャー直接確率試験（Fisher exact probability）
18. m×n カイ二乗検定（m×n Chi-square test）
19. イエーツ補正 m×n カイ二乗検定（Yates m×n Chi-square test）
20. F 検定（F-test）
21. ヒストグラム（Histogram）
22. 直線回帰（Linear regression）
23. 非直線回帰（Non-linear regression）
24. 相関（Correlation）
25. スペアマン順位相関（Spearman's correlation）

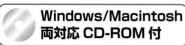　**Windows 8 対応**

定価　（本体 4,500 円＋税）

医学図書出版株式会社

〒113-0033　東京都文京区本郷 2-29-8（大田ビル
TEL：03-3811-8210　FAX：03-3811-8236
URL：http://www.igakutosho.co.jp
E-mail：info@igakutosho.co.jp
郵便振替口座　00130-6-132204

2013.03

特集

胆囊癌―術前診断に応じた治療を再考する―

胆囊癌の術前診断に応じた治療方針
―T3 胆囊癌―

千田　嘉毅[1]・清水　泰博[1]・夏目　誠治[1]

要約：T3 胆囊癌は壁外への浸潤部位によって術式のバリエーションが多い。①遊離腹腔側の漿膜外浸潤のみであれば肝切除の省略も可能である。②肝床浸潤のみの場合は浸潤部から一定の距離を確保した肝床切除または肝 S4a-5 切除が適応となる。頸部側では浸潤部が右 Glisson に近くなるため肝拡大右葉切除術が必要となる。③肝外胆管への浸潤を認める場合には多くは右肝動脈浸潤を伴うため肝拡大右葉切除＋肝外胆管切除が基本となる。④肝床浸潤が右肝管または肝門部胆管へかかる場合には拡大右葉・尾状葉・肝外胆管切除，胆道再建術が必要となる。⑤また，上記それぞれの形式に周囲臓器浸潤を伴う場合があり，膵頭十二指腸切除を含め，該当臓器の合併切除も適応となる。T3 胆囊癌の予後は良好とはいいがたいが T4 と比較して R0 切除の意義が十分残されたカテゴリーともいえる。耐術能を慎重に見極めたうえでの積極的な根治切除が長期生存を得るために必要である。

Key words：胆囊癌，手術，T3

はじめに

胆囊癌はいったん壁外へ進展すると占拠部位によって浸潤する周囲臓器は多様（肝，肝外胆管，胃，十二指腸，膵臓，大網）である。選択枝となる術式は肝床切除から尾状葉切除を伴う拡大肝右葉切除，胆道再建まで大小さまざまで，血管合併切除や膵頭十二指腸切除術（PD）の付加などバリエーションが多い。したがって胆囊癌の術式を考えるうえでは局所進展因子（T 分類）別に治療戦略を立てるのが合理的である。

しかし，進行胆囊癌となると根治切除を得るための術式は侵襲が大きく，その一方で術後の長期成績は悪くなる。手術侵襲に見合うだけの予後が見込めるかどうかの判断は極めて重要であり，術後の長期予後を規定するのは局所進展因子にリンパ節転移や遠隔転移を加味した病期分類である。最終的な術式は症例ごとに術前診断された病期分類をもとに，手術侵襲と予後のバランスを考えて決定しなければならない。

T3 胆囊癌は予後において比較的良好な T2 と，一般に予後不良な T4 との間に位置するため，そのふり幅が大きい。また，選択肢となる術式もバリエーションに富むために，手術侵襲もやはり小さなものから大きなものまで幅広い。このため T3 胆囊癌全体に適応可能な治療戦略は存在しない。

本稿では T3 胆囊癌を局所進展因子と占拠部位別にいくつかのパターンに分け，それぞれの病期を考慮にいれた治療戦略について概説していく。

I．病期別検討の問題点

胆囊癌に対する外科治療方針に関する前向き比較試験は，切除可能例の希少さゆえに実現困難である。過去の外科治療成績の報告はすべて各施設の治療方針に則った後ろ向き研究でその規模は小さく，われわれの施設も同様に正確な予後予測に必要十分な症例数を持ち合わせていない。また，「胆囊摘出術後の胆囊癌」，

Surgical Strategy for T3 Gallbladder Cancer
Yoshiki Senda et al
1) 愛知県がんセンター中央病院消化器外科（〒464-8681 名古屋市千種区鹿子殿 1-1）

「SS（T2）胆囊癌」，「進行胆囊癌」などのカテゴリーで研究対象となることが多く，「T3胆囊癌」に限った報告はみあたらない．T3，T4をまとめた進行例の報告のなかでもT分類ごとの詳細なデータが示されたものはない．

このような状況において，Miyakawaら[1]が報告した日本胆道学会によって行われた胆道癌登録の集計結果の解析は胆道癌全体で5,584例，胆囊癌では2,067例（T分類のdataは1,047例）と世界的にみても規模の大きなデータである．本邦データであるため，海外のデータと比較して診断・治療方針・手術手技などに大きなばらつきがないと思われ，胆囊癌の予後予測に有用と思われる．本稿での病期別予後データは主にこのMiyakawaら[1]の報告を参考にした．

本稿で扱う「T3」の定義は現行の胆道癌取扱い規約第6版[2]を用いるが，Miyakawaら[1]の報告は第5版による分類で検討されている．これ以降，匹敵する大規模データが存在しないため，本稿では適宜第5版の分類を併記し，これと照らし合わせて検討する．

II．T3胆囊癌の定義

UICCでは7版から8版で基本的に変更はなかったが，胆道癌取扱い規約では2013年の改定でUICCとほぼ同様の内容に統一された．結果，第6版でのT3胆囊癌は二つに分類され，「T3a：漿膜浸潤，肝実質浸潤および/または一ヵ所の周囲臓器浸潤（胃，十二指腸，大腸，膵臓，大網），T3b：肝外胆管浸潤」となった．第5版でのT3胆囊癌は「漿膜浸潤，5mmまでの肝浸潤，胆管右縁浸潤」と定義され，「5mm以上の肝浸潤，胆管左縁浸潤」はT4に分類されていたため，第6版のT3胆囊癌は第5版のT4の一部を含むことになる．

III．T3胆囊癌の頻度

Miyakawaら[1]の報告によると，胆囊癌全切除例（1,094例）のうち，pT分類ごとの症例数（データのある1,047例）はT2が最多で全体の39.6%，以下pT4が32.6%，pT1が14.1%で，pT3は11.8%ともっとも少なかった．ただし第5版と第6版でT3胆囊癌の症例数が若干変わってくる点に注意が必要である（第6版では肝床浸潤はT3だが，第5版では5mm以上の肝床浸潤はT4に分類される．このため第6版のT3のなかには第5版のT4が一部混じることになる．また，肝外胆管浸潤は第5版では胆管浸潤の程度で一部T4となるが，第6版ではその他の周囲臓器浸潤があればT4となる）．

IV．T3胆囊癌の予後

Miyakawaら[1]の報告ではT，N，Stage別の生存率が示されている．T3胆囊癌の予後は1年生存：60.2%，3年生存：27.6%，5年生存：19.2%であった．pT分類ごとの5年生存率はpT1：85.9%，pT2：56.1%，pT3：19.2%，pT4：14.1%で，4群に有意差を認めた．pT1，T2に比較してpT3，T4の予後の悪さが目立つ．pN分類ごとの5年生存率はpN0：60.3%，pN1：30%，pN2：16.8%，pN3：5.9%．病期別の5年生存はf StageⅠ：87.5%，f StageⅡ：68.7%，f StageⅢ：41.8%，f StageⅣa：23.3%，f StageⅣb：6.3%であった．

V．T3胆囊癌のリンパ節転移陽性率

T3症例に限ってのリンパ節転移の頻度が示された報告は少ないが，Birnbaumら[3]の報告では局所進展因子別のリンパ節転移陽性率はT1：0%，T2：29.0%，T3：60.6%，T4：81.3%であった．甲斐ら[4]のT1：(23例) 0%，T2：(50例) 39%，T3+T4：(51例) 71%という報告をはじめ，その他T3～4あわせたものが多く，60～80%と比較的高頻度と報告されている[1,5,6]．ただし，Kokudoら[7]の検討では術前CT，MRIでのLN転移の正診率はわずか24%であり，治療戦略を立てるにあたっては術前にリンパ節転移を正確に診断するのが困難であることを念頭に置く必要がある．

VI．リンパ節郭清範囲

リンパ節転移陽性は予後不良因子であり，転移個数，転移度（＝転移個数/郭清個数），郭清個数などが有望な術後予後予測因子として報告されてきた[8,9]．Itoら[10]は適切なstagingのためには最低6個のリンパ節採取が必要と報告している．また2014年のAHPBA（American Hepato-Pancreato-Biliary Association）で行われたconsensus meeting of expert panelistsでは，すべての領域リンパ節の評価と大動脈周囲のサンプリングを推奨している[11]．Birnbaumら[3]は112例の胆囊癌切除例（うちT3は54.5%）でD1郭清群（hepatic pedicle：25例）とD2郭清群（hepatic pedicle, celiac and retro-pancreatic area：87例）を比較し，D2郭清によって術後短期成績を悪化することなく郭清リンパ節個数を増やすことができたと報告した．また，D2郭清症例のうち，5例でskip metastasesを認めたことか

ら，全例にD2郭清を行うことを推奨している。

T3胆囊癌では高頻度にリンパ節転移が認められるため，占拠部位にかかわらずリンパ節郭清範囲は必須である。T3胆囊癌に限定した至適郭清範囲の研究はないが，前述のように本邦で通常行われているD2郭清と，stagingのための16番サンプリングが妥当と思われる。

Ⅶ．予防的胆管切除の意義

T2胆囊癌においては胆管切除の意義に関して過去に多くの検討が多くなされている。その目的は肝十二指腸間膜内リンパ節の徹底郭清による予後の向上であるが[4,12,13]，胆管切除の有無が予後に影響しないとする報告も多い[14〜19]。T3胆囊癌においても肝外胆管浸潤のない症例ではT2と同様に予防的胆管切除の意義が問われるが，T3胆囊癌単独での同様の研究はない。前述のように現在ではLN郭清目的の予防的胆管切除はT2では否定的な意見が多く，より予後の悪いT3胆囊癌においてはその意義はさらに低いと推察される。

Ⅷ．T3胆囊癌の術式

T3胆囊癌は壁外進展を有するので，占拠部位によって浸潤する周囲の構造物がそれぞれ異なる。浸潤部位によって選択すべき術式が変わるため共通の治療戦略は存在しない。ここでは占拠部位別に術式立案の観点からいくつかのパターンにわけて解説する。以下の予後はすべてMiyakawaら[1]の報告した胆道癌登録データによるものを用いた。

1．遊離腹腔側漿膜浸潤のT3a（表1①）

T2（SS）胆囊癌の肝切除範囲に関する研究は多くあるが，遊離腹腔側のT3（SE）胆囊癌の肝切除の要否に関する研究はない。しかしこの場合の肝切除の意義はT2胆囊癌と同等と考えてよいと思われる。肝実質への直接浸潤がないのでsurgical margin確保の意味での肝切除は不要である。

肝実質浸潤のないT2胆囊癌に対する肝切除の目的は，①胆囊の静脈が主にS4aとS5領域に還流するため，その領域に潜在する肝転移[20〜22]と，②胆囊壁からのリンパ流による肝床付近のGlisson鞘内リンパ管浸潤[23,24]の二つを除去することにある。これらを根拠に，肝S4a+5切除が肝床切除に対してSS胆囊癌の予後を改善することが期待された[25,26]。しかし一方で，Leeら[27]は腹腔側のT2胆囊癌において肝切除を付加しなくても良好な術後成績を示し，肝切除は必須ではない

と報告した。また，Araidaら[28]は本邦胆道癌登録の集計をもとにした報告で，T2と肝外胆管浸潤のないT3（5mmまでの肝床浸潤）に関して，生存でも肝再発においても肝床切除と肝S4a+5切除の間に差を認めず，さらに腫瘍占拠部位別（腹腔側vs肝側）での検討でも差がなかったと報告している。Horiguchiら[29]はpT2N0症例において肝切除範囲は予後因子とならなかったと報告している。Endoら[30]はpT2胆囊癌の胆囊床部分を全割して検索したところ20例中5例（25％）に顕微鏡的な肝転移を認め，微小肝転移が存在した症例は肝切除範囲にかかわらず全例残肝再発したと報告している。後者の立場をとれば遊離腹腔側のT3胆囊癌においても肝実質切除は不要ということになる。

この条件での病期は，漿膜浸潤のみであれば第5版もT3なのでN0-1まではStage Ⅲ，N2であればStage ⅣAとなる。胆道癌登録の集計[1]では5年生存はStage Ⅲで41.8％，Stage ⅣAで22.3％である。選択枝となる術式は最大でS4a+5切除なので許容する施設が多いと思われる。

2．肝実質浸潤のみのT3a

1）底部側の場合（表1②，上図）

肝床浸潤があるため肝切除は必須だが，①の場合と同様に肝切除範囲は「解剖学的肝S4a+5切除」と，「R0を得るための肝床浸潤部から一定のsurgical marginを保った部分切除」の二つの選択肢となる。この場合の肝切除のmarginに関して，Shiraiら[23]は肝浸潤陽性の胆囊癌切除例の検討で，Glisson鞘浸潤巣は肝浸潤辺縁から2cm未満の肝実質内に分布していたことから，肝浸潤を認める胆囊癌に対する胆囊床切除に際して，2cm以上の肝切離marginを確保すべきと報告している。

2）頸部側の場合（表1②，下図）

肝床は胆囊頸部で肝門に近づくほど右Glissonとの距離が近くなり，その間の肝実質は薄くなる。そのため，肝床切除では胆囊底部側でmarginを大きくとっても頸部では切除marginはほとんどなくなってしまう[31]。これは解剖学的肝S4a+5切除を行っても同じであり，Oguraら[32]は各種肝切除術式における主病巣からの肝離断marginは，拡大胆囊摘出術で1.6cm，肝S4a+5切除で2.5cm，肝（拡大）右葉切除で4.4cmで，2cm以上の肝浸潤巣の場合には前者二つの肝切除術式を適応すると癌露出の危険が高いと警告している。このため病変が胆囊頸部に存在する場合には拡大肝右葉切除を選択するべきである。右葉切除に関してもS4aでのmargin確保に関する考え方は底体部のT3a症例と同じであり，2cm程度のmarginをとった

表 1 T3胆嚢癌の占拠部位別の病期と術式

T 分類（第6版）		病期（第6版）		病期（第5版）		術式
T3a	①Se のみ	T3aN0 T3aN1	Stage ⅢA Stage ⅢB	T3N0 T3N1 T3N2	Stage Ⅲ Stage Ⅲ Stage ⅣA	胆嚢全層切除 肝床切除 or 肝 S4a＋5 切除
	②Hinf のみ（底部側）	T3aN0 T3aN1	Stage ⅢA Stage ⅢB	T3N0 T3N1 T3N2 T4N0 T4N1 T4N2	Stage Ⅲ Stage Ⅲ Stage ⅣA Stage ⅣA Stage ⅣA Stage ⅣB	肝床切除 or 肝 S4a＋5 切除
	②Hinf のみ（頸部側）					拡大肝右葉切除
T3b	③肝外胆管浸潤	T3bN0 T3bN1	Stage ⅢA Stage ⅢB	T3N0 T3N1 T3N2 T4N0 T4N1 T4N2	Stage Ⅲ Stage Ⅲ Stage ⅣA Stage ⅣA Stage ⅣA Stage ⅣB	肝外胆管切除，拡大肝右葉切除 肝外胆管切除（右肝動脈切除）＋ 胆嚢全層切除 or 小範囲肝切除
	④肝門浸潤	T3bN0 T3bN1	Stage ⅢA Stage ⅢB	T3N0 T3N1 T3N2 T4N0 T4N1 T4N2	Stage Ⅲ Stage Ⅲ Stage ⅣA Stage ⅣA Stage ⅣA Stage ⅣB	拡大肝右葉・尾状葉・肝外胆管 切除，胆道再建術

上記それぞれに周辺臓器合併切除（膵頭十二指腸切除術を含む）の付加がありうる

S4aの部分切除と，前述の胆嚢静脈肝流域の肝転移の切除を目的とした系統的肝S4a合併切除の二つの選択肢がある。

この条件での病期は，①の場合と違って肝床浸潤が5mmを超えると第5版のT4となる。T4N0-1はStage ⅣA（第5版）で5年生存23.3％だが，T4N2ではStage ⅣB（第5版）で5年生存6.3％と極めて不良である。5年生存6.3％であれば拡大右葉切除の適応を慎重に考慮する必要がある。しかし胆道癌登録データ[1]ではT4とN2の5年生存はそれぞれ14.1％，16.8％とStage ⅣAとStage ⅣBの中間である。Stage ⅣBの大部分はN3（5年生存5.9％）であり，実際T4N2の5年生存は14〜16％程度であるとも考えられる。

3）肝外胆管浸潤を伴うT3b（表1③）

Birnbaumら[33]は78例のT3〜4胆嚢癌切除例の検討で肝外胆管浸潤は高率にLN転移を有するので予後が悪いと述べている。また，肝外胆管切除を要する症例では40％でR1となる[33,34]など，進行胆嚢癌における外科治療成績には悲観的な論調のものも多い。しかし，門脈あるいは総肝動脈・固有肝動脈へ浸潤する肝外胆管浸潤はT4であり，T3の定義内での肝外胆管浸潤を起こす胆嚢癌は，図のように「胆嚢頸部から胆嚢管に位置する比較的小さな病変が3管合流部で胆管に浸潤し，門脈浸潤がない」というまれな条件ということになり，腫瘍が小さいので長期生存の可能性もある。前述の悲観的な報告にはT4も多く含まれているはずで，T3であれば切除の意義はあると考えられる。

この位置ではまず右肝動脈浸潤があるはずなので，肝右葉切除が基本となる。しかし肝予備能不良や高齢などの理由で肝右葉切除の耐術が困難であれば，右肝動脈合併切除・非再建という方法もあり，その場合には肝切除範囲は縮小，または省略できる。胆管浸潤が胆管の左縁まで達すれば第5版のT4となるが，この場合まず門脈浸潤を伴うので第6版でもT4となり，本稿の管轄外となるため，他稿を参照されたい。

4）肝門浸潤を伴うT3b（表1④）

肝門部胆管癌同様に右葉・尾状葉・肝外胆管切除，胆道再建術が必要となる。この位置で門脈浸潤がないという条件はかなりまれであるが，第5版Stage ⅣA（5年生存23.3％）までであれば適応とする施設も多いと思われる。しかし多くの場合は門脈本幹への浸潤を伴うため，第6版ではT4となり，やはり本稿の管轄外となる。

5）周囲臓器（胃，十二指腸，大腸，膵臓，大網）合併切除

前記①〜④の各術式にそれぞれこのパターンがありうる。

・周囲臓器への直接浸潤による当該臓器の合併切除は長期予後には寄与しないとの報告もあるが[34]本邦では胃，十二指腸，大腸，大網の合併切除はもとより，膵への直接浸潤での膵頭十二指腸切除術の付加も積極的に行われる傾向にある[35〜37]。前記周囲臓器への直接浸潤はT3の範囲内であり，病期に影響しないため，肝側の侵襲と合わせて耐術可能と判断され，R0切除を得られるのであれば許容されると思われる。

・13aリンパ節の膵浸潤でのPDの付加

膵頭部周辺リンパ節転移のうち13aは第6版ではN1（領域リンパ節）だが，第5版ではN2（2群リンパ節）となるため，第5版の病期はT3N2でStage ⅣA，T4（5mm以上の肝床浸潤）N2でStage ⅣBとなり，5年生存はそれぞれ23.3％と6.3％である（ちなみに13b，17a，17bは第5版ではN3で16番と同じ扱い。第6版でも領域リンパ節外でM1の扱い）。5年生存6.3％の疾患群にPDの付加は躊躇するが，わずかの肝床浸潤の差でこれほど予後に差がでるのも疑問が残る。膵頭部リンパ節転移に対し，肝床切除または肝S4a+5切除にPDを付加して長期生存を認めたという報告もあり[36,37]，肝切除の範囲が小範囲であればPDの付加は許容されると思われる。右葉切除以上の肝切除へのPDの付加は慎重であるべきだが，T3であれば主要な脈管への浸潤はないので適応としてよいかと考える。

結　語

T3胆嚢癌の外科治療戦略について，占拠部位と局所進展因子をもとに分類して概説した。T1，T2のR0切除例の予後は良好で手術の役割が大きい。これに対しT4のそれは不良で，外科手術単独には明らかな限界がある。T3はその中間に位置するため，いまだR0切除の意義が十分残されているカテゴリーであるともいえる。進行胆嚢癌においては切除範囲よりむしろtumor biology, stageが予後に重要[33,38]であるとされるが，R0切除なくして長期生存はありえない。耐術能を慎重に見極めたうえでの積極的な根治切除が重要である。また，長期生存の条件を明らかにするためのさらなる症例集積と共通の病期分類によるサブグループ解析が必要である。

参考文献

1) Miyakawa S, Ishihara S, Horiguchi A, et al.：Biliary tract cancer treatment：5,584 results from the bili-

1) ary tract cancer statistics registry from 1998 to 2004 in Japan. J Hepatobiliary Pancreat Surg 16：1-7, 2009.
2) 日本肝胆膵外科学会編：臨床・病理 胆道癌取り扱い規約, 第6版, 東京, 2013.
3) Birnbaum DJ, Viganò L, Russolillo N, et al.：Lymph node metastases in patients undergoing surgery for a gallbladder cancer. Extension of the lymph node dissection and prognostic value of the lymph node ratio. Ann Surg Oncol 22：811-818, 2015.
4) 甲斐真弘, 千々岩一男：進展度に応じた胆嚢癌の外科的治療戦略. 胆道 26：559-569, 2012.
5) Fong Y, Wagman L, Gonen M, et al.：Evidence-based gallbladder cancer staging：changing cancer staging by analysis of data from the National Cancer Database. Ann Surg 243：767-771, 2006.
6) Shirai Y, Wakai T, Hatakeyama K：Radical lymph node dissection for gallbladder cancer：indications and limitations. Surg Oncol Clin N Am 16：221-232, 2007.
7) Kokudo N, Makuuchi M, Natori T, et al.：Strategies for surgical treatment of gallbladder carcinoma based on information available before resection. Arch Surg 138：741-750, 2003.
8) Shirai Y, Sakata J, Wakai T, et al.：Assessment of lymph node status in gallbladder cancer：location, number, or ratio of positive nodes. World J Surg Oncol 17：87, 2012.
9) Negi SS, Singh A：Chaudhary A. Lymph nodal involvement as prognostic factor in gallbladder cancer：location, count or ratio? J Gastrointest Surg 15：1017-1025, 2011.
10) Ito H, Ito K, D'Angelica M, Gonen M, et al.：Accurate staging for gallbladder cancer：implications for surgical therapy and pathological assessment. Ann Surg 254：320-325, 2011.
11) Aloia TA, Járufe N, Javle M, et al.：Gallbladder cancer：expert consensus statement. HPB (Oxford) 17：681-690, 2015.
12) 信岡隆幸, 木村康利, 大野敬祐, ほか：漿膜下層浸潤胆嚢癌に対する至適術式の検討. 胆道 21：630-636, 2007.
13) Higuchi R, Ota T, Araida T, et al.：Surgical approaches to advanced gallbladder cancer：a 40-year single-institution study of prognostic factors and resectability. Ann Surg Oncol 21：4308-4316, 2014.
14) Kosuge T, Sano K, Shimada K, et al.：Should the bile duct be preserved or removed in radical surgery for gallbladder cancer? Hepatogastroenterology 46：2133-2137, 1999.
15) Kayahara M, Nagakawa T, Nagakawa H, et al.：Prognostic Factors for gallbladder cancer in Japan. Ann Surg 248：807-814, 2008.
16) Choi SB, Han HJ, Kim WB, et al.：Surgical strategy for T2 and T3 gallbladder cancer：is extrahepatic bile duct resection always necessary? Langenbecks Arch Surg 398：1137-1144, 2013.
17) Andren-Sandberg A, Deng Y：Aspcts on gallbladder cancer in 2014. Curr Opin Gastroenterol 30：326-331, 2014.
18) Shukla PJ, Barreto SG：Systematic review：should routine resection of extra-hepatic bile duct be performed in gallbladder cancer? Saudi Gastroenterol 16：161-167, 2010.
19) Horiguchi A, Miyakawa S, Ishihara S, et al.：Gallbladder bed resection or hepatectomy of segments 4a and 5 for pT2 gallbladder carcinoma：analysis of Japanese registration cases by the study group for biliary surgery of the Japanese Society of Hepato-Biliary-Pancreatic urgery. J Hepatobiliary Pancreat Sci 20：518-524, 2013.
20) Yoshimitsu K, Honda H, Kaneko K, et al.：Anatomy and clinical importance of cholecystic venous drainage：helical CT observation during injection of contrast medium into the cholecystic artery. AJR Am J Roentgenol 169：505-510, 1997.
21) Sugita M, Ryu M, Satake M, et al.：Intrahepatic flow areas of the drainage vein of the gallbladder：analysis by angio-CT. Surgery 128：417-421, 2000.
22) Suzuki M, Yamamoto K, Unno M, et al.：Detection of perfusion areas of the cystic vein on computedtomography during arterial portography (CTAP)-the background for dual S4a, S5 hepatic subsegmentectomy in advanced gallbladder carcinoma. Hepatogastroenterology 47：631-635, 2000.
23) Shirai Y, Wakai T, Hatakeyama K：Radical lymph node dissection for gallbladder cancer：Indications and limitations. Surg oncol Clin N Am 16：221-232, 2007.
24) Wakai T, Shirai Y, Sakata J, et al.：Mode of hepatic spread from gallbladder carcinoma：an immnohistochemical analysis of 42 hepatectomized specimens. Am J Surg Pathol 34：65-74, 2010.
25) Chijiiwa K, Nakano K, Ueda J, et al.：Surgical treatment of patients with T2 gallbladder carcinoma invading the subserosal layer. J Am Coll Surg 192：600-607, 2001.
26) Kohya N, Miyazaki K：Hepatectomy of segment 4a and 5 combined with extra-hepatic bile duct resection for T2 and T3 gallbladder carcinoma. J Surg Oncol 97：498-502, 2008.
27) LeeH, Choi DW, Park JY, et al.：Surgical strategy for T2 gallbladder cancer according to tumor location. Ann Surg Onco 122：2779-2786, 2015.
28) Araida T, Higuchi R, Hamano M, et al.：Hepatic resection in 485 RO pT2 and pT3 cases of advanced carcinoma of the gallbladder：results of a Japanese Soci-

ety of Biliary Surgery survey-a multicenter study. J Hepatobiliary Pancreat Surg **16**: 204-215, 2009.
29) Horiguchi A, Miyakawa S, Ishihara S, et al.: Gallbladder bed resection or hepatectomy of segments 4a and 5 for pT2 gallbladder carcinoma: analysis of Japanese registration cases by the study group for biliary surgery of the Japanese Society of Hepato-Biliary-Pancreatic Surgery. J Hepatobiliary Pancreat Sci **20**: 518-524, 2013.
30) Endo I, Shimada H, Takimoto A, et al.: Microscopic liver metastasis: prognostic factor for patients with pT2 gallbladder carcinoma. World J Surg **28**: 692-696, 2004.
31) 江畑智希, 水野隆史, 横山幸浩, ほか：進行胆囊癌に対する肝葉切除の適応と限界. 胆と膵 **36**：61-65, 2015.
32) Ogura Y, Tabata M, Kawarada Y, et al.: Effect of hepatic invasion the choice of hepatic resection for advanced carcinoma of the gallbladder: histologic analysis of 32 surgical cases. World J Surg **22**: 262-267, 1998.
33) Birnbaum DJ, Vigano L, Ferrero A, et al.: Locally advanced gallbladder cancer: which patients benefit from resection? Eur J Surg Oncol **40**: 1008-1015, 2014.
34) D'Angelica M, Dalal KM, DeMatteo RP, et al.: Analysis of the extent of resection for adenocarcinoma of the gallbladder. Ann Surg Oncol **16**: 806-816, 2009.
35) Kishi Y, Shimada K, Hata S, et al.: Definition of T3/4 and regional lymph nodes in gallbladder cancer; which is more valid, the UICC or the Japanese staging system? Ann Surg Oncol **19**: 3567-3573, 2012.
36) Sasaki R, Itabashi H, Fujita T, et al.: Significance of extensive surgery including resection of the pancreas head for the treatment of gallbladder cancer: from the perspective of mode of lymph node involvement and surgical outcome. World J Surg **30**: 36-42, 2006.
37) Shirai Y, Ohtani T, Tsukada K, et al.: Combined pancreaticoduodenectomy and hepatectomy for patients with locally advanced gallbladder carcinoma; long term results. Cancer **80**: 1904-1909, 1997.
38) Agarwal AK, Kalayarasan R, Javed A, et al.: Mass-forming xanthogranulomatous cholecystitis masquerading as gallbladder cancer. J Gastrointest Surg **17**: 1257-1264, 2013.

* * *

膵・胆管合流異常の新たな展開
―概念、疫学、診断、治療の総点検―

好評発売中

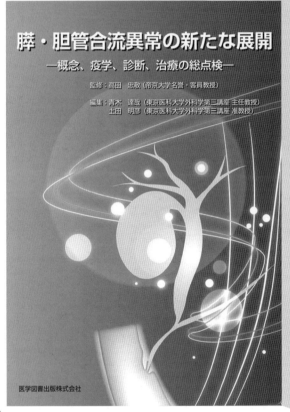

監修：高田　忠敬
編集：青木　達哉　土田　明彦

定価：6,300円＋税

本書は膵・胆管合流異常の発生論、合流形式、胆管拡張の定義や病態から診断・治療に至るまでを網羅し、これまでの知見に加えてバーチャル内視鏡など出生前診断をも含めた最新の画像診断情報が掲載されている。さらには診断基準と診療ガイドラインについても提起。また、全国集計をもとにした発がん頻度、発がんモデル、分子生物学的異常などにも触れ、各病態に対する外科治療について最も専門的に対応している施設からの論述が掲載されている。膵・胆管合流異常に関する概念、疫学、診断、治療の総点検という形で初めて世に出てきたもので、肝胆膵疾患の診療や研究に携わる消化器内科医、消化器外科医、小児科医、小児外科医のバイブルである。

詳しくは ▶ URL：http://www.igakutosho.co.jp　または、医学図書出版 で 検索

医学図書出版株式会社

〒113-0033　東京都文京区本郷2-29-8（大田ビル）
TEL：03-3811-8210　FAX：03-3811-8236
URL：http://www.igakutosho.co.jp
E-mail：info@igakutosho.co.jp

2015.04

胆囊癌の術前診断に応じた治療方針
—T4胆囊癌—

土川　貴裕[1]・中西　喜嗣[1]・浅野　賢道[1]・野路　武寛[1]
中村　　透[1]・岡村　圭祐[1]・平野　　聡[1]

要約：胆囊の近傍には肝臓，胆管，門脈，肝動脈などの臓器が存在し，診断時にはこれら臓器への浸潤を認めることが多い。このうち，肝臓以外の2ヵ所以上の周囲臓器浸潤（肝外胆管，胃・十二指腸，大腸，膵臓，大網）を伴う状態がT4a，門脈本幹あるいは総肝動脈・固有肝動脈浸潤を伴う状態がT4bと規約上定義される。術前画像より，原発巣と肝内グリソンの関係，動門脈浸潤の部位，膵・結腸などの臓器浸潤部位を，術式決定の観点から客観的に把握する必要がある。本稿では，進行胆囊癌，とくにT4胆囊癌の術前診断に応じた手術適応と治療方針について述べた。

Key words：T4胆囊癌，手術適応，血管合併切除再建，HPD（hepatopancreatoduodenectomy）

はじめに

　胆囊癌は解剖学的な特徴から早期発見が困難であり進行癌として診断されるケースが多く，予後不良な難治性癌の一つである[1,2]。胆囊の近傍には肝臓，胆管，門脈，肝動脈などの臓器が存在し，診断時にはこれら臓器への浸潤を認めることが多いためであるが，画像診断により動門脈合併切除や他臓器浸潤部位切除など進展範囲に応じた手術を企図することで根治切除を得ることが可能である。当科では胆囊癌に対する治療指針を定め，進行胆囊癌に対しても積極的に拡大手術を行ってきた。進行胆囊癌に対する手術術式としては拡大肝右葉切除術，膵頭十二指腸切除術，肝膵同時切除術，動門脈合併切除術などの広範囲切除術式導入により切除率が向上し，根治切除症例のなかには5年生存例も存在している[3]。現時点で，胆囊癌に根治を期待できる治療は手術療法のみであり，その切除断端や剝離面の癌陰性化は治療成績に直接影響する重要な因子である一方で，腫瘍学的な悪性度により，時には術後早期の再発形式を示すことも経験する。本稿では，進行胆囊癌，とくにT4胆囊癌の術前診断に応じた手術適応と治療方針について述べる。

I．T4の定義と画像診断の特徴

　胆道癌取扱い規約におけるT分類は最新の第6版[4]において細分化された。とくにT4においてはそれまでの第5版[5]におけるT4の定義である「肝内直接浸潤が肝実質に達して5mm以上（Hinf$_2$以上），壁外性の肝十二指腸間膜内癌浸潤が胆管左縁に達しているが，肝十二指腸間膜全域に及ばないもの（Binf$_2$以上），肝十二指腸間膜内の肝動脈，門脈などの血管直接浸潤（PV$_{1\sim3}$，A$_{1\sim3}$）」が，第6版においては，T4a（肝臓以外の2ヵ所以上の周囲臓器浸潤（肝外胆管，胃・十二指腸，大腸，膵臓，大網））とT4b（門脈本幹あるいは総肝動脈・固有肝動脈浸潤）に整理され，細分類された。胆囊癌の進展度診断には，CT（computed tomography），経腹壁エコー，EUS（endoscopic ultrasonography），ERCP（endoscopic retrograde cholan-

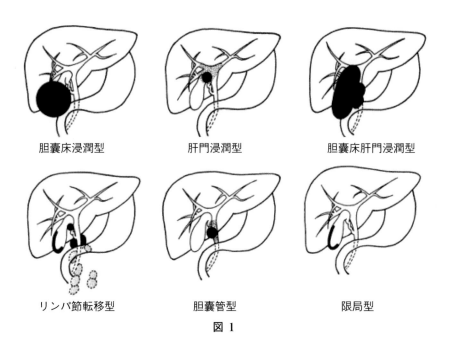

胆囊床浸潤型　　肝門浸潤型　　胆嚢床肝門浸潤型

リンパ節転移型　　胆嚢管型　　限局型

図 1

giopancreatography），MRCP（magnetic resonance cholangiopancreatography）などがあり総合的な診断が必須であるが，原発巣と肝内グリソンの関係，動門脈浸潤の部位，膵・結腸などの臓器浸潤部位を，術式決定の観点から，より客観的に把握するにはCTがゴールドスタンダードである．当科では，胆嚢癌の浸潤形式別に6タイプに分類し適切な手術術式により根治術が可能であることを示してきた（図1）[6]．この分類に当てはめると，T4aの多くは肝門浸潤型であり，さらに病変が浸潤すると動門脈浸潤を伴うT4bに進行することになる．いずれの場合においても適用されうる根治切除術式を念頭に置きながら画像所見を的確に把握する必要がある．

II．T4胆嚢癌に対する進展部位に応じた根治切除術式

胆嚢癌に対する当科の治療方針を図2に示す[7]．腹膜播種や肝転移，大動脈周囲リンパ節転移を認めない症例に対しては積極的に血管合併切除を伴う根治手術を行っている．しかしこれらは術前画像では正確な診断が困難であるため，とくに大動脈周囲リンパ節に対しては，開腹直後に#16b1リンパ節の廓清を行い，術中迅速病理診断で転移がないことを確認している．T4aでは肝内直接浸潤，病変対側動門脈，膵・十二指腸に浸潤するものが含まれ，いずれも積極的な切除により根治術が得られれば長期予後が期待できる．この際，肝門部浸潤と同時に膵浸潤，膵背側リンパ節の浸潤例，膵直接浸潤を伴った例では，根治性を高めるた

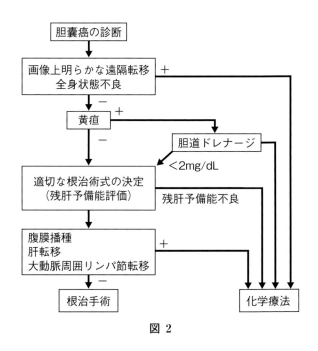

図 2

めに侵襲の大きな膵頭十二指腸切除術が適用となる症例も存在するが，浸潤範囲が十二指腸や膵の楔状切除で対応可能な症例では，HPD（hepatopancreatoduodenectomy）で切除した場合と根治性で有意差がなく，HPDを回避可能と考えている[8]．また，患者状態や腫瘍の術前進展像から術中判断でHPDに術式変更となる可能性をあらかじめ考慮し，その場合も耐術可能な症例かどうかをあらかじめ決定してから手術に臨む必要がある．グリソン浸潤により右葉切除以上の大量肝切除が必要な症例では術前肝予備能を評価し，PTPE（percutaneous transhepatic portal embolization）後の残肝ICGK値（ICGK値にCT volumetryから算出し

た切除率を乗じた値）が 0.05 以上を切除と判断している[9]。T4b は他臓器浸潤を含む高度進行状態であり，病期は stage IV であるが，従来より HLPD（hepato-ligamento-pancreatoduodenectomy），APS（arterio-portal shunt），肝動脈再建を含む種々の拡大切除術式での長期生存例が報告されてきた。しかしながらさまざまな報告から手術侵襲と悪性度のバランスを考慮した場合に，確かに根治例のみに長期生存例はあるものの，手術侵襲に見合う予後の確実性がないとする報告が多数あり，症例を限定して適応を判断するべきである。最近，高度の局所進行症例に対して術前補助療法でダウンステージを試みてから，根治術を行うコンバージョン手術の報告が散見され，良好な予後が得られたとする報告もある。また，高度に進行した例では化学療法も適応となる[10]。

III. 血管合併切除再建の適応

術前画像診断上，明らかな門脈閉塞・狭窄所見を認める場合はもちろん，そうでない場合でも腫瘍が門脈に近接している症例に対しては，剝離中の癌の露出を防ぐために腫瘍近傍や左右分岐部の剝離操作を全く行わず，肝切除前に門脈本幹と左門脈あるいは右門脈を吻合する preemptive portal vein resection を行ってきた。しかし，これによる術後長期予後延長効果は明らかでなく，手技の煩雑さや門脈再建に伴う合併症の危険を考慮すると，剝離困難であることを確認した場合にのみ十分な margin を確保して門脈合併切除・再建を行う方針に変更を行った[11]。

肝動脈への浸潤が疑われる場合には，その切除により根治手術が期待できる場合に限り，積極的に合併切除再建を行う方針としている[12]。肝門浸潤や胆囊管方向への浸潤をきたした例では右肝動脈やその周囲神経叢に浸潤をきたしている症例が多く，肝右葉切除が第一選択となる。左肝動脈にまで浸潤を認める場合には肝十二指腸間膜全体への高度浸潤例であることが多く，HLPD が適応となる症例も存在する。

IV. 胆囊癌に対する HPD の適応について

胆囊癌に対する HPD の治療成績に関する報告に目をむけると，胆管癌の 5 年生存率が 12〜64％であるのに対し，胆囊癌では 0〜25％と低率にとどまり，すべての報告で胆囊癌の 5 年生存率が胆管癌のそれを下回っている[13]。この差に関して，HPD の適応となる胆囊癌は高度のリンパ節転移を伴うなど高度進行例が多く[14]，一方で HPD の適応となる胆管癌が胆管水平方向に広範囲に進展するものの浸潤傾向に乏しい症例が多いことがその要因と考えられる。いずれにしても，その手術成績をみる限り，胆囊癌に対する HPD の適応評価は厳格にすべきと考えられる。また，Sakamoto ら[14]の報告では，胆囊癌に対する HPD 施行後の再発例の多くは遠隔転移を生じていた。すなわち，胆囊癌では HPD により良好な予後を得られるとのエビデンスがなく，とくに T4 のなかでも浸潤が高度の症例や，耐術能の不十分な症例では化学療法の適応を考慮すべきであると考える。

現時点では HPD を適応すべき胆囊癌は極めて限られるが，本術式の恩恵を受けうる症例は確実に存在するのも事実である。本術式を真に適応すべき病態や患者の絞り込み，合併症の軽減法など，解決すべき課題は多いものの，疾患や術式の特殊性から単一施設での検討は困難である。今後，NCD（National Cancer Database）のデータを活用した解析など，多施設による効率的な症例集積と詳細な検討が必須であると考える。

参 考 文 献

1) Kondo S, Nimura Y, Hayakawa N, et al.：Extensive surgery for carcinoma of the gallbladder. Br J Surg 89：179-184, 2002.
2) Todoroki T, Kawamoto T, Takahashi H, et al.：Treatment of gallbladder cancer by radical resection. Br J Surg 86：622-627, 1999.
3) Kondo S, Nimura Y, Kamiya J, et al.：Five-year survivors after aggressive surgery for stage IV gallbladder cancer. J Hepatobiliary Pancreat Surg 8：511-517, 2001.
4) 日本肝胆膵外科学会編：胆道癌取扱い規約，第 6 版，金原出版，2013.
5) 日本胆道外科研究会編：胆道癌取扱い規約，第 5 版，金原出版，2003.
6) Kondo S, Nimura Y, Kamiya J, et al.：Mode of tumor spread and surgical strategy in gallbladder carcinoma. Langenbecks Arch Surg 387：222-228, 2002.
7) 那須裕也，平野　聡，田中栄一，ほか：胆囊癌血管浸潤例の外科切除意義はあるか？　肝胆膵 64：575-580, 2012.
8) Hirano S, Tanaka E, Shichinohe T, et al.：Feasibility of en-bloc wedge resection of the pancreas and/or the duodenum as an alternative to pancreatoduodenectomy for advanced gallbladder cancer. J Hepatobiliary Pancreat Surg 14：149-154, 2007.
9) Tsuchikawa T, Hirano S, Okamura K, et al.：Advances in the surgical treatment of hilar cholangiocarcinoma. Expert Rev Gastroenterol Hepatol 9：369-374, 2015.

10) 野路武寛, 平野 聡：当初非切除とされた胆嚢癌に対する conversion surgery. 胆と膵 **38**：449-452, 2017.
11) Hirano S, Kondo S, Tanaka E, et al.：No-touch resection of hilar malignancies with right hepatectomy and routine portal reconstruction. J Hepatobiliary Pancreat Surg **16**：502-507, 2009.
12) Nakanishi Y, Tsuchikawa T, Okamura K, et al.：Clinicopathological features and prognosis of advanced biliary carcinoma centered in the cystic duct. HPB (Oxford) **20**：28-33, 2018.
13) 岡村圭祐, 平野 聡：胆道癌に対する肝（葉切除以上）膵同時切除の実際と手術成績. 胆道 **30**：79-83, 2016.
14) Sakamoto Y, Nara S, Kishi Y, et al.：Is extended hemihepatectomy plus pancreaticoduodenectomy justified for advanced bile duct cancer and gallbladder cancer? Surgery **153**：794-800, 2013.

* * *

特集

胆嚢癌─術前診断に応じた治療を再考する─

治療開始前にリンパ節転移陽性と診断した胆嚢癌に対する治療戦略

小林　省吾[1,2]・江口　英利[1]・後藤　邦仁[1,2]・和田　浩志[2]・友國　　晃[2]・高橋　秀典[2]
秋田　裕史[2]・岩上　佳史[1]・山田　大作[1]・浅岡　忠史[1]・野田　剛広[1]・大植　雅之[2]
矢野　雅彦[2]・左近　賢人[2]・土岐祐一郎[1]・森　　正樹[1]

要約：リンパ節転移を伴う胆嚢癌は極めて予後不良であり，外科切除のみの治療成績には限りがあるため，補助療法が期待されている。しかしながら，術後補助療法は開発中であり，一部のプロトコールでは認容性がよくない。一方，術前治療の報告はほとんどないうえ，治療開始前の病理学的診断，術前治療対象，適切な奏効率と安全性をもつ術前治療プロトコールの開発の問題がある。そのなかで，病理学的リンパ節転移や FDG-PET 陽性リンパ節を伴う胆嚢癌は，切除後の治療成績が不良であることから，術前治療を行うのに適切な症例群であると考えられ，実際に複数の臨床研究が実施されている。「術前診断に応じた治療を再考する」場合，現状の術後補助療法の開発に平行して，FDG-PET 陽性リンパ節のように画像診断で予後不良群を選出する方法を開発するほか，十分な奏効率と胆道癌手術における安全性を担保できる術前治療を開発する必要がある。

Key words：胆嚢癌，FDG-PET，転移診断，術前治療

はじめに

リンパ節転移を伴う胆嚢癌は，極めて予後不良である。本稿においては，リンパ節転移を伴う胆嚢癌症例に対する治療戦略を，本特集の骨子である「術前診断に応じた治療の再考」を視野に入れて述べる。その際に，胆嚢癌における治療前診断の特殊性と，治療前診断における予後予測因子について触れておく必要がある。さらに，手術を軸とした集学的治療を述べる場合，胆嚢癌に対する化学療法の現状にも触れておく必要があるため，これらの点においても簡単に記載した。な

お，以上についての詳細は，本特集の別稿で扱われているため，是非参照していただきたい。また，本稿においては，病理学的診断が得られた胆嚢腫瘍を胆嚢癌として，胆嚢に腫瘍が認められるものの，病理学的診断を得ることができない腫瘍を胆嚢腫瘍として論じた。

I．胆嚢癌における治療前診断の特殊性

胆嚢癌のほとんどは，画像検査で偶発的に発見されるか，血液検査異常（胆道系酵素または腫瘍マーカーの上昇）か，進行胆道癌として閉塞性黄疸を発症して発見される。胆嚢腫瘍が画像検査で描出されても，他の消化器癌と異なり，胆嚢主腫瘍自体から細胞または病理組織を得ることは非常に困難である。そのため，腫瘍が胆嚢に限局している場合，治療開始前の病理学的診断は得られないものとして考える必要がある。その一方で，リンパ節腫大，胆管浸潤，肝腫瘍を伴う場合においては，EUS-FNA，ERCP，肝腫瘍生検といった方法で，病理学診断を得ることができる場合がある。

Strategy for Gallbladder Cancer with Definitive or Susceptive Lymph Node Metastasis
Shogo Kobayashi et al
1) 大阪大学大学院医学系研究科外科学講座消化器外科（〒565-0871 吹田市山田丘 2-2　E2）
2) 大阪国際がんセンター消化器外科

したがって，胆囊腫瘍においては，他臓器転移を伴う症例以外において，以下の2群，①治療開始前に病理診断を行うことができない，胆囊に限局した症例群と，②リンパ節転移または肝門部胆管浸潤または管腔臓器浸潤（十二指腸または結腸）を伴い，病理学的診断を得ることができる進行症例群に大別できる。

II．治療前に診断可能な予後因子と治療前に診断可能なリンパ節転移

胆囊癌における治療前診断の特性から考えた場合，「治療開始前に病理診断を行うことができない切除可能な症例群」においては，診断的治療として，切除先行で主腫瘍診断ならびにステージ診断を行うことが望ましいと考えている。その理由としては，切除後に良性胆囊腫瘍や胆囊炎と診断される症例をしばしば経験するためである。

「リンパ節転移，肝門部胆管浸潤，管腔臓器浸潤（十二指腸または結腸）を伴い，病理学的診断を得ることができる進行症例群」においては，病理学的リンパ節転移，肝門浸潤，臓器浸潤のそれぞれが，胆囊癌における切除後の予後規定因子であり[1]，治療開始前に診断しうる予後規定因子となりうる。

くわえて，われわれは胆道癌において以下の術前画像診断で診断しうる予後規定因子があることを報告した。一つは，MDCT診断における①動脈浸潤と②臓器浸潤であり[2]，もう一つはFDG-PETにおけるFDG集積を伴うリンパ節の存在である[3,4]。このうち，FDG集積を伴うリンパ節が存在する場合，病理学的リンパ節転移を診断する陽性的中率すなわちPPV（positive predictive value）は72〜100％であり[3,4]，切除後のハザード比（HR）は3.597（$P=0.0230$）となる[3]。

したがって，治療開始前に「リンパ節転移陽性と診断しうる胆囊癌」とは，①治療開始前診断においてEUS-FNAなどで病理学的リンパ節転移が認められた症例と，②他の病理学的診断で胆囊癌が診断され，FDG集積を伴うリンパ節が存在する症例が該当する。

EUS-FNAですべてのリンパ節の生検が可能であるわけではないので，たとえばFDG-PETでFDG集積を伴うリンパ節腫大を認めた場合に，EUS-FNAを行って治療開始前の病理学的リンパ節転移を診断しておくことは，術前治療を考えた場合に非常に有用である。

III．予後予測因子から判断しうる治療方針

まず，病理学的診断の得られていない切除可能な胆囊腫瘍に対しては，診断的治療としての切除が必要である。

切除可能胆囊癌は，切除のみで5年生存率がおよそ9割といった長期予後が得られる症例群[5]と，術後5年生存は3〜4割である症例群に2分される[5,6]。そして，予後規定因子は癌進展度と病理学的リンパ節転移の有無であるため，通常は，切除後の病理診断に基づいて補助療法を検討してきた。

しかしながら，術後補助療法は開発の途上であること，手術侵襲により術後補助療法の開始が困難な症例があること，一部の抗がん剤においては大量肝切除と非大量肝切除において認容性が異なることから，術前治療の開発がはじまっている。

術前治療のポイントとしては，①術前治療の必要な症例群を治療開始前に選出する必要があることと，②十分な奏効率をもつ治療法の開発が必要であることがあげられる。

そこでポイント①を選出する方法として，EUS-FNAやFDG-PETによる治療開始前リンパ節転移診断を述べさせていただいた。

そして，これまでの検討から，図1のように治療開始前診断から想定される治療方針を分類できると考えている。すなわち，病理学的診断が得られていない症例はまず診断的治療としての切除が必要である。その後，進展度診断に応じて術後補助療法を考慮すべきである。なんらかの方法で病理学的に胆囊癌としての診断が得られている症例は，FDG-PETによるFDG集積を伴うリンパ節を伴う場合か，EUS-FNAによる病理学的リンパ節転移診断が得られた場合，動脈浸潤または臓器浸潤がMDCTで疑われる場合において，術前治療の可能性が出てくることになる。

IV．胆囊癌に使用可能な化学療法・化学放射線療法

胆囊癌に現在保険収載されている化学療法のうち，有効であると考えられている治療法はゲムシタビン（GEM），GEM＋シスプラチン（GC），S-1（S）の3種類であり，切除不能例において生存期間の延長を示したのはGC療法がGEM単剤に対してのみである。執筆時点で，GC versus GSの非劣勢試験，GC versus GCSの優越性試験が行われており，その結果が期待されている。それぞれの治療法の奏効率はGEM：13〜36％，GC：28〜38％，S1：21％[7]，GS：16％[8]，GCS：24％[9]であり，非常に限定される。

一方で局所進行胆道癌に対する化学放射線療法の検

		治療開始前の胆嚢主腫瘍における病理学的診断		
		なし	あり	
			画像上 動脈浸潤・臓器浸潤なし	画像上 動脈浸潤・臓器浸潤あり[2]
治療開始前における リンパ節転移診断	なし	切除→術後補助療法	切除→術後補助療法	（術前治療→） 切除→術後補助療法
	画像上のリンパ節 腫大[3]	切除→術後補助療法	切除→術後補助療法	（術前治療→） 切除→術後補助療法
	FDG集積を伴う リンパ節あり[3]	切除→術後補助療法	（術前治療→） 切除→術後補助療法	（術前治療→） 切除→術後補助療法
	病理診断あり[33]	（術前治療→） 切除→術後補助療法	（術前治療→） 切除→術後補助療法	（術前治療→） 切除→術後補助療法

図1 悪性診断とリンパ節転移診断から考えうる治療方針

討は少なく，検討された症例数も非常に少ない．奏効率はそれぞれG-RT：70〜100%[10〜12]，S-RT：15%[13]，GC-RT：28%[14]であり，現時点では局所制御を考えるのであれば，放射線併用に分がある．

V．リンパ節転移陽性と考えうる胆嚢癌に対する治療戦略：術前治療と術後治療

以上から，リンパ節転移陽性である胆嚢癌は切除のみでは治療成績は不良であるため，補助療法が必要であるといえる．治療開始前に病理学的診断が得られ，かつリンパ節転移陽性（FDG陽性含む）の診断がつけば術前治療の導入に，診断がつかなければ切除後進展度診断を行った後の術後補助療法に，期待することになる．

まずは術後補助療法から述べる．現時点で胆道癌において試みられている術後補助療法はGEM，S，GC，GS，Gemox（GEM＋オキサリプラチン），Cap（カペシタビン）の6種類が主軸である．われわれを含む多施設共同研究グループにおいて，大量肝切除症例におけるGEM補助療法は認容性が低いことを示した[15,16]．また，Sは大量肝切除においても認容性に優れ[16]，非大量肝切除症例ではGC療法も認容性があることを示した[17]．なお，非大量肝切除症例におけるGS療法の第I/II相試験（KHBO1202試験），大量肝切除症例におけるGEM versus Sの第II相試験については現在施行中であり，その結果が待たれる（KHBO1208試験）．第III相試験においては，手術単独を比較対照として術後補助療法としてGEM，S，GC，Gemox，Cap療法を行う臨床試験が行われており，このうち，GEM（BCAT），Cap（BILCAP[18]），Gemox（PRODIGE 12-ACCORD 18[19]）は試験が終了している．一部は学術集会などで結果が公表されており，Capがper protocol analysisで生存期間を延長したことがASCO 2017で報告されたが（BILCAP[18]），intention-to-treatにおける優位性を示せたものはないこと，胆道癌全体に対する試験であるため，癌種，術式，進展度，リンパ節転移などに関する十分な検討が必要であることに留意しなくてはいけない．また，Gemoxは優越性を示せなかったことがESMO 2017で報告された（PRODIGE 12-ACCORD 18[19]）．なお，S1（ASCOT試験）とGC（ACTICCA-1）の第III相試験が進行中である．

術前治療については，術後補助療法以上に未開発である．胆道癌における術前治療として，現時点で報告されている研究を表1にまとめた．既報のほとんどが後方視的解析であり，わずかながら第I/II相試験が行われてきたものの，第III相試験はない．はじめは5-FUなどを用いた化学（放射線）療法が主な治療法であった[20〜22]ところ，東北大学のKatayoseら[23]がはじめてGEMを使用した術前治療を報告した．化学療法の種類・用量や放射線照射線量においては，一定したプロトコールはなかったが，2011年以降はGEMを軸に治療が行われていた．大阪国際がんセンター（旧大阪府立成人病センター）では，膵癌に対するfull dose GEM併用化学放射線療法を実施していたことから，膵浸潤を認めるような遠位胆管癌症例より術前化学放射線療法を開始しており，最終的に肝門部領域胆管癌にまで適応を拡大した．27例の成績では，R0切除96%，3年生存率85%であり，前述したように術前画像臨床病期で症例をマッチングさせて治療成績を検討したところ，術前治療なし群より良好な成績が得られた[12]．切除標本の病理学的検討では，とくにリンパ節転移が制御されており，症例によってはburnoutを呈していた[24]．肝門浸潤を伴う胆嚢癌において，非常に有用であった症例も経験した[25]．

臨床試験として現在行われている術前治療を

表 1 既報の術前治療

論文	雑誌名	掲載年	筆頭著者名	切除症例数	原疾患	治療開始前 切除可能（R）または不能（UR）	術前治療
12	Eur J Surg Oncol	2017	Kobayashi S	27	BTC	R	GEM＋RT
34	J Am Coll Surg	2017	Creasy JM	74	GBC	R＋UR	GEM or GC
35	Anticancer Res	2016	Kobayashi S	44	BTC	R＋UR	CRT
36	Ann Surg Oncol	2015	Kato A	10	BTC	UR	GC
24	Cancer Chemother Pharmacol	2015	Kobayashi S	25	BTC	R	GEM＋RT
37	Future Oncol	2015	Sirohi B	37	GBC	R＋UR	GC
38	Indian J Surg Oncol	2015	Selvakumar VP	21	GBC	UR	GEM
39	Ann Surg Oncol	2013	Kato A	8	BTC	UR	GEM
40	J Gastrointest Surg	2012	Glazer ES	28	BTC	R＋UR	GC or 5FU
23	Hepatogastroenterology	2011	Katayose Y	12	BTC	R	GEM＋RT
20	Cancer Invest	2006	Czito BG	13	BDC	R＋UR	5FU＋RT
21	Rev Med Chil	2004	de Aretxabala X	14	GBC	R	5FU＋RT
22	Am J Surg	1997	McMasters KM	9	BDC	R＋UR	CRT

BTC：胆嚢癌とその他の胆道癌，BDC：肝外胆管癌，GBC：胆嚢癌

表 2 登録されている術前治療の臨床研究

登録番号	方法	切除可能（R）または不能（UR）と原疾患	実施組織	進捗状況
UMIN000022562	GEM＋RT	UR 胆道癌	札幌医科大学	N/A
UMIN000021206	GC	R 胆道癌	慶應義塾大学医学部	募集中
UMIN000020964	GEM＋RT，GC＋RT	R 胆道癌	大阪国際がんセンター	募集中
UMIN000015330	GC	UR 胆道癌	胆道癌術後補助化学療法研究会	募集中
UMIN000009831	GCS	FDG-PET 陽性リンパ節を伴う R 胆道癌	関西肝胆道オンコロジーグループ	募集終了，試験継続中
UMIN000009028	SC＋RT	R 胆道癌	慶應義塾大学医学部	募集中
UMIN000007572	GS	局所進行，リンパ節転移陽性胆道癌	横浜市立大学 消化器・腫瘍外科学	募集終了，試験継続中
UMIN000007563	GCS	局所進行または転移性胆道癌	慶應義塾大学医学部	試験中止
UMIN000005559	GS	Stage Ⅲ胆嚢癌	東北大学肝胆膵外科	募集中
UMIN000001754	GEM＋RT	Stage Ⅲ，Ⅳ胆道癌	東北大学肝胆膵外科	募集終了，試験継続中
UMIN000001206	GEM＋RT	UR 胆道癌	大阪大学消化器外科	募集中
UMIN000000992	GEM＋RT	R 胆道癌	東北大学肝胆膵外科	試験終了
NCT01118897	IMRT	非切除胆嚢癌	Tata Memorial Centre, India	completed
NCT02867865	GC-RT versus GC	胆嚢癌	Tata Memorial Centre, India	開始前
NCT01549795	Cap＋RT＋移植	肝門部胆管癌＋PSC	Azienda Ospedaliera di Padova, Italy	不明
NCT02178280	CRT	肝門部胆管癌	Nanjing DrumTower Hospital, China	不明
NCT02256982	GC	肝内胆管癌 R＋UR	Massachusetts General Hospital, USA	terminated
NCT02232932	切除 versus Cap-RT＋移植	肝門部胆管癌	Paul Brousse Hospital, France	募集中
NCT00708877	neoadjuvant therapy＋移植	胆管癌	University of Utah, USA	terminated

R：切除可能，UR：切除不能

UMIN-CTR や ClinicalTrail.gov で検索して表2にまとめた。これまで述べてきた治療開始前の診断しうる予後因子，すなわち局所進行，リンパ節転移陽性，FDG-PET 陽性リンパ節などが存在する症例を対象とした臨床研究も行われている。ただし，症例数の関係からか，胆嚢癌のみを対象としている臨床研究は少なく，治療方法においてもさまざまなプロトコールが試みられている。リンパ節転移やFDG-PET 陽性リンパ節を標的とした術前治療においては，試験登録が終了し解析中である研究もあり，その結果が期待される。

これまでに述べてきた基準に準じて術前治療を行う場合，注意すべき点がいくつかある。①有効性は明ら

かでないこと，②前述したとおり十分な奏効率をもつ化学療法は未開発であり，化学療法後に進行して非切除となる可能性があること，③化学療法による薬剤性肝障害や脂肪肝が生じる可能性があり，そのため非切除となる場合があること，④胆嚢癌は腹膜播種を伴うことが多く，治療開始前診断が重要であること，が少なくともあげられる。こうしたことからも，術前治療は，前向き登録の臨床試験として実施することが望ましく，治療開始前ステージングをはじめとして，切除率やR0切除率，有害事象をきちんと検討し，報告する必要があると考えている。

VI. 今後の展開：分子生物学的研究の結果から

これまでの検討から，①胆道癌の術後には十分な補助療法が行えない可能性があり，②術前治療が期待されているものの，十分な奏効率をもつ化学療法は未開発であり，今後はこれらのメカニズム解析ならびに新規治療の開発が必要となると考えている。

①においては，われわれの研究（KHBO1003試験[16]，KHBO1101試験[26]）の結果から，大量肝切除後においては，GEMの認容性が悪いにもかかわらず，代謝産物の血中濃度は変わらないことから，いわゆるsmall for size状態におけるportal hyperperfusionなどの現象が生じていると推察している（論文投稿中）。

②においては，IL-6の自己分泌loopによって胆道癌は治療抵抗性が誘導（細胞増殖やアポトーシス抵抗性の誘導）されており[27,28]，さらに癌先進部では，TGF-betaがIL-6に対してcrosstalk様に作用することで，上皮間葉系転換（EMT）や化学療法抵抗性を誘導することがわかっている[29]。こうした化学療法抵抗性は，DNA修復遺伝子や癌幹細胞が関与しているため[30]，GEM耐性胆道癌細胞株においては，他剤に対する抵抗性も誘導される[30]。一方で，胆道癌におけるSPARCの発現[31]や，治療抵抗性がHDAC阻害剤の併用で解除されたこと[29,32]から，これまでのDNA合成阻害剤に加えて，PaclitaxelやHDAC阻害剤といった薬剤を追加することで，新たな術前治療が開発できる可能性がある。

おわりに

胆嚢癌においては，術前病理診断を得ることが難しい。病理学的リンパ節転移陽性例またはFDG陽性リンパ節を伴う胆道癌においては治療成績が不良であること，有効な術後補助療法は開発されておらず，一部の術後補助療法では認容性が低いことから，病理学的診断が得られれば，術前治療を考慮してもよい。ただし，奏効率の高い全身化学療法も開発途上であるため，放射線を併用し術前化学放射線療法とするなどの十分な検討のうえ，臨床研究として実施すべきである。

参考文献

1) 日本肝胆膵外科学会，胆道癌診療ガイドライン作成委員会編：エビデンスに基づいた胆道癌診療ガイドライン　改訂第2版. 医学図書出版, 2014.
2) Kobayashi S, Nagano H, Marubashi S, et al.：Multidetector computed tomography for preoperative prediction of postsurgical prognosis of patients with extrahepatic biliary cancer. J Surg Oncol 101：376-383, 2010.
3) Kobayashi S, Nagano H, Hoshino H, et al.：Diagnostic value of FDG-PET for lymph node metastasis and outcome of surgery for biliary cancer. J Surg Oncol 103：223-229, 2011.
4) 小林省吾，後藤邦仁，丸橋　繁，ほか：FDG-PETによる胆嚢癌進展度診断. 胆と膵 36：41-46, 2015.
5) Miyakawa S, Ishihara S, Horiguchi A, et al.：Biliary tract cancer treatment：5,584 results from the Biliary Tract Cancer Statistics Registry from 1998 to 2004 in Japan. J Hepatobiliary Pancreat Surg 16：1-7, 2009.
6) Miyazaki M, Yoshitomi H, Miyakawa S, et al.：Clinical practice guidelines for the management of biliary tract cancers 2015：the 2nd English edition. J Hepatobiliary Pancreat Sci 22：249-273, 2015.
7) Furuse J, Takada T, Miyazaki M, et al.：Guidelines for chemotherapy of biliary tract and ampullary carcinomas. J Hepatobiliary Pancreat Surg 15：55-62, 2008.
8) Arima S, Shimizu K, Okamoto T, et al.：A Multicenter Phase II Study of Gemcitabine plus S-1 Chemotherapy for Advanced Biliary Tract Cancer. Anticancer Res 37：909-914, 2017.
9) Kanai M, Hatano E, Kobayashi S, et al.：A multi-institution phase II study of gemcitabine/cisplatin/S-1（GCS）combination chemotherapy for patients with advanced biliary tract cancer（KHBO 1002）. Cancer Chemother Pharmacol 75：293-300, 2015.
10) Polistina FA, Guglielmi R, Baiocchi C, et al.：Chemoradiation treatment with gemcitabine plus stereotactic body radiotherapy for unresectable, non-metastatic, locally advanced hilar cholangiocarcinoma. Results of a five year experience. Radiother Oncol 99：120-123, 2011.
11) Engineer R, Wadasadawala T, Mehta S, et al.：Chemoradiation for unresectable gall bladder cancer：time to review historic nihilism？J Gastrointest Cancer 42：222-227, 2011.
12) Kobayashi S, Tomokuni A, Gotoh K, et al.：A retro-

spective analysis of the clinical effects of neoadjuvant combination therapy with full-dose gemcitabine and radiation therapy in patients with biliary tract cancer. Eur J Surg Oncol 43 : 763-771, 2017.

13) Kim HM, Lee KJ, Cha J, et al. : A pilot study of S-1-based concurrent chemoradiotherapy in patients with biliary tract cancer. Cancer Chemother Pharmacol 74 : 861-865, 2014.

14) Lee KJ, Yi SW, Cha J, et al. : A pilot study of concurrent chemoradiotherapy with gemcitabine and cisplatin in patients with locally advanced biliary tract cancer. Cancer Chemother Pharmacol 78 : 841-846, 2016.

15) Kobayashi S, Miyamoto A, Shimizu J, et al. : Comparison of 4-weekly vs 3-weekly gemcitabine as adjuvant chemotherapy following curative resection for biliary tract cancer : a prospective randomized controlled trial. J Cancer Ther 2 : 703-709, 2011.

16) Kobayashi S, Nagano H, Sakai D, et al. : Phase I study of adjuvant gemcitabine or S-1 in patients with biliary tract cancers undergoing major hepatectomy : KHBO1003 study. Cancer Chemother Pharmacol 74 : 699-709, 2014.

17) Toyoda M, Ajiki T, Fujiwara Y, et al. : Phase I study of adjuvant chemotherapy with gemcitabine plus cisplatin in patients with biliary tract cancer undergoing curative resection without major hepatectomy (KHBO1004). Cancer Chemother Pharmacol 73 : 1295-1301, 2014.

18) Primrose JN, Fox R, Palmer DH, et al. : Adjuvant capecitabine for biliary tract cancer : the BILCAP randomized study. J Clin Oncol, http://ascopubs.org/doi/abs/10.1200/JCO.2017.35.15_suppl.4006, 2017.

19) Edeline J, Bonnetain F, Phelip J, et al. : Adjuvant GEMOX for biliary tract cancer : updated relapse-free survival and first overall survival results of the randomized PRODIGE 12-ACCORD 18 (UNICANCER GI) phase III trial. Ann Oncol 28 (suppl_5) : v605-v649. 10.1093/annonc/mdx440, 2017.

20) Czito BG, Hong TJ, Cohen DP, et al. : A phase I study of eniluracil/5-FU in combination with radiation therapy for potentially resectable and/or unresectable cancer of the pancreas and distal biliary tract. Cancer Invest 24 : 9-17, 2006.

21) de Aretxabala X, Losada H, Mora J, et al. : Neoadjuvant chemoradiotherapy in gallbladder cancer. Rev Med Chil 132 : 51-57, 2004.

22) McMasters KM, Tuttle TM, Leach SD, et al. : Neoadjuvant chemoradiation for extrahepatic cholangiocarcinoma. Am J Surg 174 : 605-608, 1997.

23) Katayose Y, Rikiyama T, Motoi F, et al. : Phase I trial of neoadjuvant chemoradiation with gemcitabine and surgical resection for cholangiocarcinoma patients (NACRAC study). Hepatogastroenterology 58 : 1866-1872, 2011.

24) Kobayashi S, Tomokuni A, Gotoh K, et al. : Evaluation of the safety and pathological effects of neoadjuvant full-dose gemcitabine combination radiation therapy in patients with biliary tract cancer. Cancer Chemother Pharmacol 76 : 1191-1198, 2015.

25) Gotoh K, Marubashi S, Kobayashi S, et al. : Successful treatment of advanced gallbladder cancer involving the extrahepatic bile duct with neoadjuvant chemoradiation therapy—a case report. Gan To Kagaku Ryoho 41 : 1515-1517, 2014.

26) Fujiwara Y, Kobayashi S, Nagano H, et al. : Pharmacokinetic Study of Adjuvant Gemcitabine Therapy for Biliary Tract Cancer following Major Hepatectomy (KHBO1101). PLoS One 10 : e0143072, 2015.

27) Kobayashi S, Werneburg NW, Bronk SF, et al. : Interleukin-6 contributes to Mcl-1 up-regulation and TRAIL resistance via an Akt-signaling pathway in cholangiocarcinoma cells. Gastroenterology 128 : 2054-2065, 2005.

28) Isomoto H, Kobayashi S, Werneburg NW, et al. : Interleukin 6 upregulates myeloid cell leukemia-1 expression through a STAT3 pathway in cholangiocarcinoma cells. Hepatology 42 : 1329-1338, 2005.

29) Yamada D, Kobayashi S, Wada H, et al. : Role of crosstalk between interleukin-6 and transforming growth factor-beta 1 in epithelial-mesenchymal transition and chemoresistance in biliary tract cancer. Eur J Cancer 49 : 1725-1740, 2013.

30) Nakashima S, Kobayashi S, Nagano H, et al. : BRCA/Fanconi anemia pathway implicates chemoresistance to gemcitabine in biliary tract cancer. Cancer Sci 106 : 584-591, 2015.

31) Nakashima S, Kobayashi S, Sakai D, et al. : Prognostic impact of tumoral and/or peri-tumoral stromal SPARC expressions after surgery in patients with biliary tract cancer. J Surg Oncol 110 : 1016-1022, 2014.

32) Sakamoto T, Kobayashi S, Yamada D, et al. : A histone deacetylase inhibitor suppresses epithelial-mesenchymal transition and attenuates chemoresistance in biliary tract cancer. PLoS One 11 : e0145985, 2016.

33) Kobayashi S, Nagano H, Marubashi S, et al. : Clinicopathological features of long-term survivors for advanced biliary tract cancer and impact of the number of lymph nodes involved. Int J Surg 11 : 145-151, 2013.

34) Creasy JM, Goldman DA, Dudeja V, et al. : Systemic chemotherapy combined with resection for locally advanced gallbladder carcinoma : surgical and survival outcomes. J Am Coll Surg 224 : 906-916, 2017.

35) Kobayashi S, Gotoh K, Takahashi H, et al. : Clinicopathological features of surgically-resected biliary tract cancer following chemo-radiation therapy.

Anticancer Res **36**：335-342, 2016.
36) Kato A, Shimizu H, Ohtsuka M, et al.：Downsizing chemotherapy for initially unresectable locally advanced biliary tract cancer patients treated with gemcitabine plus cisplatin combination therapy followed by radical surgery. Ann Surg Oncol **22**：S1093-S1099, 2015.
37) Sirohi B, Mitra A, Jagannath P, et al.：Neoadjuvant chemotherapy in patients with locally advanced gallbladder cancer. Future Oncol **11**：1501-1509, 2015.
38) Selvakumar VP, Zaidi S, Pande P, et al.：Resection after neoadjuvant chemotherapy in advanced carcinoma of the gallbladder：a retrospective study. Indian J Surg Oncol **6**：16-19, 2015.
39) Kato A, Shimizu H, Ohtsuka M, et al.：Surgical resection after downsizing chemotherapy for initially unresectable locally advanced biliary tract cancer：a retrospective single-center study. Ann Surg Oncol **20**：318-324, 2013.
40) Glazer ES, Liu P, Abdalla EK, et al.：Neither neoadjuvant nor adjuvant therapy increases survival after biliary tract cancer resection with wide negative margins. J Gastrointest Surg **16**：1666-1671, 2012.

* * *

「見れば分かる」ように徹底して写真と図に語らしめている、初心者にもよく理解できると共に経験を積んだ先生方にとっても考える、考えさせられる味わい深い IPMN のアトラス!!

IPMNアトラス
―粘液産生膵癌から Intraductal Papillary Mucinous Neoplasm (IPMN) の概念の確立まで―

■編集
関 誠, 柳澤照夫, 加藤 洋, 髙木國夫

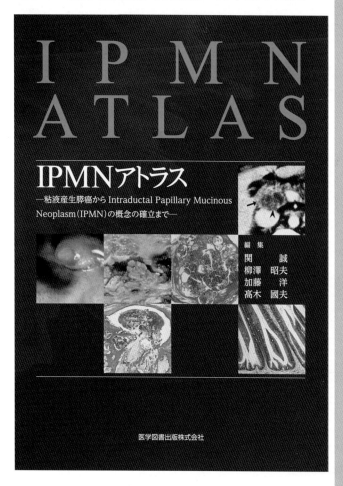

定価（本体 10,000 円＋税）

■目次
I. "粘液産生膵癌"の黎明期とその変遷― IPMN に至るまで
II. IPMN 切除例の臨床病理所見
膵頭部 IPMN（症例 1 ～ 14）
混合型
症例 1　主膵管内病変が切除標本の内視鏡ファイバースコープで
　　　　観察された典型的膵頭部高度異型 IPMA
症例 2　最大径 5 cm と大きく一部に壁在結節が見られる中等度異型 IPMA
症例 3　術前画像で軽度の膵管拡張がみられるが通常型膵癌と診断された膵頭部微小浸潤 IPMC
症例 4　主膵管・分枝膵管内を広範囲に進展した典型的な膵頭部 IPMN 由来浸潤癌
分枝型非浸潤癌
症例 5　3 ヵ所の上皮内癌（CIS）を合併した分枝型非浸潤 IPMC
症例 6　著明な囊胞状拡張を示す典型的な分枝型非浸潤 IPMC
症例 7　二房の囊胞状拡張とまれな肉眼形態を示した分枝型膵頭部非浸潤性 IPMC
症例 8　副膵管内腔壁から副膵管分枝にわたり主座があり
　　　　粘液の豊富な細胞からなる非浸潤性 IPMC
分枝型浸潤癌
症例 9　5 年経過中浸潤癌へ移行したことが推察された分枝型 IPMN 由来浸潤癌
症例 10　主膵管内腔壁進展が全くみられない典型的な分枝型 IPMN 由来浸潤癌
症例 11　典型的な分枝型 IPMN 由来浸潤癌
膵管内管状腫瘍
症例 12　IPMN との鑑別が問題となる ITN 症例
症例 13　通常型浸潤癌との鑑別を要した IPMN 由来浸潤癌と診断されていた ITN 由来浸潤癌
通常型膵癌と IPMN の併存
症例 14　IPMN 由来浸潤癌か通常型浸潤癌と IPMN の重複腫瘍かの鑑別が
　　　　問題となった膵頭部通常型浸潤癌
膵体尾部 IPMN（症例 15 ～ 21）
主膵管型
症例 15　典型的な形態を示す主膵管型 IPMA
症例 16　混合型との鑑別を要する比較的典型的な体部の主膵管型非浸潤 IPMC
症例 17　典型的な粘液癌像を示した膵尾部 IPMN 由来浸潤癌
症例 18　粘液性囊胞腫瘍（MCN）との鑑別を要する主膵管型 IPMN 由来浸潤癌
混合型
症例 19　2 次分枝膵管内を広範囲に進展した膵体部混合型非浸潤 IPMC
症例 20　肉眼的に認識可能な壁在結節がみられない膵体部混合型微小浸潤 IPMC
分枝型
症例 21　肉眼的に認識可能な壁在結節がみられない膵体部分枝型非浸潤 IPMC
全膵（症例 22、23）
症例 22　全膵に進展する非浸潤性 IPMC
症例 23　全膵の膵管内腔壁内に乳頭性増殖病変の進展が観察される IPMN 由来浸潤癌

詳しくは ▶ URL : http://www.igakutosho.co.jp　または、医学図書出版 で 検索

医学図書出版株式会社

〒 113-0033　東京都文京区本郷 2-29-8（大田ビル）
TEL : 03-3811-8210　FAX : 03-3811-8236
URL : http://www.igakutosho.co.jp
E-mail : info@igakutosho.co.jp

2013.6

特集

胆嚢癌—術前診断に応じた治療を再考する—

切除後に判明した偶発胆嚢癌

味木　徹夫[1,2]・上野　公彦[1]・秋田　真之[1]・津川　大介[1]・松本　拓[1]・福本　巧[1]

　要約：胆嚢摘出後に判明した偶発胆嚢癌に対する治療方針を立てるために，初回手術の胆嚢の評価が重要である。胆嚢全割検索による壁深達度と病変の広がりの評価を行い，術式（腹腔鏡か開腹か），術中胆嚢損傷の有無を把握することが必須であり，これらに基づいて二期手術としての根治切除を計画する。pT1症例では追加切除を要さないが，pT2以上の進行癌症例では追加根治切除を施行すべきである。二期手術が遂行されれば良好な予後が期待できる。しかし，初回手術時に術中胆嚢損傷に伴う胆汁漏出があった場合は，腹膜播種やポートサイト再発の危険が高い。ポートサイト再発は胆嚢癌に特有の再発形式であり，ポートサイト部再発巣の切除により予後延長が期待されるが，二期手術時の予防的ポートサイト部切除は予後延長には寄与しないとされている。

Key words：胆嚢癌，胆摘後判明胆嚢癌，腹腔鏡下胆嚢摘出術，胆汁漏出

はじめに

　胆嚢癌の確定診断は，近年の画像診断技術の進歩をもってしても依然他癌に比べ困難である。術後の病理組織検査ではじめて胆嚢癌と診断される症例や，胆嚢壁肥厚や胆嚢ポリープとして手術され術中術後に病理検査で癌と診断される症例を時に経験する。このような症例に対する治療方針はある程度指針が示されているが，症例の状況により頭を悩ませる場合もある。

　本稿では切除後に判明した偶発胆嚢癌に関する諸問題について，自験例も提示しながら概説する。

I．切除後に判明した偶発胆嚢癌自験例の概要

1．自験例の概要

　2000年から2015年の間に神戸大学肝胆膵外科で経験した切除後に判明した偶発胆嚢癌は19例であった。平均年齢は70歳（56～84歳），男女比は9：10であった。10例が他院で手術され術後に胆嚢癌と判明し当院に紹介された。術前診断は胆嚢結石症7例，慢性胆嚢炎2例，急性胆嚢炎8例，胆嚢ポリープ2例であった。手術術式は腹腔鏡下胆嚢摘出術が10例，開腹胆嚢摘出術が9例（1例は腹腔鏡から移行）であった。癌の局所進展度はpT1が6例，pT2が12例，pT3が1例でpT4はなかった。

　pT1の6例はm癌4例，mp癌2例で，これらの術前診断は胆嚢結石症3例，急性胆嚢炎2例，胆嚢ポリープ1例で，術式は腹腔鏡下胆嚢摘出術3例，開腹胆嚢摘出術3例であった。追加切除施行は1例のみで，mp癌にS4下S5切除，リンパ節郭清を行った。pT1の6例のうち再発は1例で，術前に急性胆嚢炎に対しPTGBAが施行された症例に穿刺ルート沿いの肝再発がみられた。

　pT2以上の13例の術前診断は，胆嚢結石症4例，

Incidental Gallbladder Cancer Detected After Surgery
Tetsuo Ajiki et al
1) 神戸大学大学院外科学講座肝胆膵外科（〒650-0017 神戸市中央区楠町7-5-2）
2) 神戸大学医学部附属国際がん医療研究センター外科

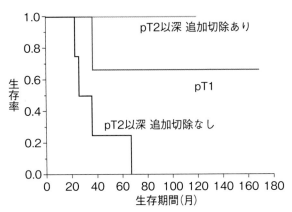

図1 胆摘後に判明した偶発胆嚢癌の予後曲線

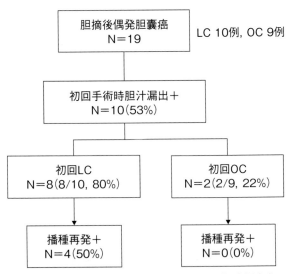

図2 偶発胆嚢癌における初回手術時の胆汁漏出と播種の関係
LC：laparoscopic cholecystectomy, OC：open cholecystectomy

急性胆嚢炎6例，慢性胆嚢炎2例，胆嚢ポリープ1例であった。初回術式は腹腔鏡下胆嚢摘出術7例，開腹胆嚢摘出術6例で，腹腔鏡下胆摘の7例中4例に術中胆嚢損傷，胆汁漏出を認め，そのうち3例に腹膜再発（うちポートサイト再発1例）を認めた。追加切除はss癌の7例に行われ，術式は胆嚢床切除4例（＋胆管切除2例），S4下S5切除2例（＋膵頭十二指腸切除1例，＋胆管切除1例），肝右葉切除＋胆管切除1例であった。このうち5例で切除標本中に癌遺残（リンパ節2，局所2，限局性播種1）がみられた。これら追加切除を行った症例には再発を認めていない。一方，追加切除を行わなかったのは6例で，その理由は，高齢，肝機能不良，患者拒否，進行食道癌合併，初回病理が良性と診断，早期他病死であった。追加切除なしの6例中4例が胆嚢癌の再発で死亡した。これらの生存曲線を図1に示した。

2．初回手術における術中胆汁漏出と腹膜播種再発の関連

初回手術で19例中10例（53％）が術中に胆嚢を損傷し，胆汁が漏出していた。腹腔鏡下手術10例は8例の胆汁漏出があり，この8例中4例に播種再発を認めた。一方で，開腹手術8例は2例に胆汁漏出があり，この2例には播種再発を認めなかった（図2）。

3．ポートサイト部再発例

ポートサイト部再発例を示す（図3）。

83歳，男性。胆嚢結石に対し腹腔鏡下胆嚢摘出術を施行。結石が巨大で回収袋（エンドキャッチ）に収まりきらず，臍部創からの摘出の際に袋外への胆汁漏出となった。術後の病理診断では慢性胆嚢炎であったが，術後1年半で臍部硬結を自覚，CA19-9の上昇（380 U/mL）もあり，臍部の生検を施行，adenocarcinomaと判明した。胆嚢の病理が再検され，胆嚢癌と診断，初回手術から2年5ヵ月後に臍部創を中心とした腹壁切除を行った。

その後腹壁再再発，小腸浸潤のため，初回手術から4年2ヵ月後に腹壁再切除，小腸合併切除を行った。退院後は外来フォローを行い，初回手術から5年5ヵ月後に癌死となった。

II．偶発胆嚢癌に対する追加切除について

胆嚢摘出術後の病理組織診断ではじめて胆嚢癌と診断される偶発胆嚢癌（incidental gallbladder cancer）の頻度は0.3～2.2％と報告されている[1]。これらの症例の術中診断が困難な理由として，平坦浸潤型が1/4程度含まれ肉眼診断が困難なこと[2]，急性胆嚢炎の合併例が多く，画像診断が不十分となること[3]，術中迅速病理診断の正診率が85～90％程度であること[4,5]などが指摘されている。自験例においても，急性胆嚢炎の影響や平坦病変のため，初回手術時の肉眼所見では癌が指摘されなかった症例が多かった。

偶発胆嚢癌に対し追加切除を行うかどうかの判断は，病理診断における壁深達度の情報がもっとも重要である。m, mp癌では追加切除を必要としないが，ss以上の進行癌症例では追加切除を施行すべきで，追加切除による予後延長が多く報告されている[6,7,8]。自験例でもpT2以上の進行癌症例の解析で，追加切除を行った例は行わなかった例に比し予後良好であった。

偶発胆嚢癌がみつかったケースでは，胆嚢癌の深達度診断は必ず標本全割での検索が必要である[9]。胆石症などの良性疾患では，胆嚢の病理検索は，通常，底

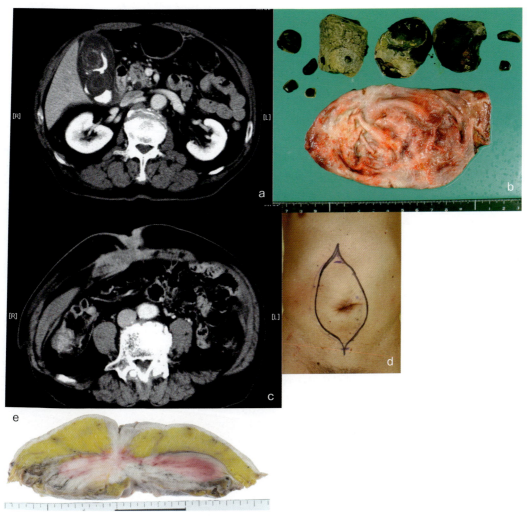

図3 ポートサイト部再発自験例
a：腹腔鏡下胆囊摘出術術前のCT
b：腹腔鏡下胆囊摘出術時の胆囊と結石
c：再発時のCT，臍部に病変を認める
d：再発部手術時の切除マーキング
e：再発部手術時の切除標本

部体部頸部をそれぞれ1，2ヵ所程度しか標本にしない。胆囊癌は粘膜置換の形で広範に進展したり，多発病変があることも多い。したがって，胆石症などの良性疾患の診断で摘出した胆囊に癌が検出された場合は，病理医にすみやかに全割検索を依頼し，病変の広がりや壁深達度を正確に診断することは，根治切除を計画するうえで極めて重要である。

追加切除の方法に関しては，進行胆囊癌に対する術式と同様に議論のあるところである。胆囊床切除＋所属リンパ節郭清を推奨する報告が多いが，肝外胆管切除をルーチンに併施し，良好な成績を報告しているものもある[10]。

追加切除の時期に関しては，可及的すみやかに行うことが望ましいと考えられるが，Ouchiら[7]の全国集計に基づく検討では，30日以内の根治手術も30日以後の根治手術も術後の生存率に有意差は認めなかったとしている。このようなデータをもとに，胆道癌診療ガイドラインでも追加根治切除の推奨をしているが，その時期に関しては記載がない。

III．腹腔鏡下胆囊摘出術後に判明した偶発胆囊癌の問題点

現在，胆囊結石症や胆囊炎に対する標準術式は腹腔鏡下手術であり，よほど癌の疑いを術前に考えていなければ，開腹手術は選択されないであろう。しかしながら，胆囊癌が腹腔鏡下胆囊摘出術後に判明した症例においては，腹膜再発やポートサイト再発が問題となってくる。

自験例でも示したが，胆囊癌に対する腹腔鏡下胆囊

摘出術では，胆囊損傷に伴う胆汁漏出の結果としての腹膜再発は重要な問題である．Wakaiら[6]はLC時に25％に胆囊損傷があり，その43％に再発をみたとの報告をしており，Ouchiら[7]の調査では腹腔鏡下胆囊摘出術例は20％に胆囊穿孔があり，穿孔例は穿孔がなかった症例に比べ有意に再発率が高かったとしている．教室でも過去に胆囊結石に対する腹腔鏡下胆囊摘出術例で，m癌であったにもかかわらず，初回手術時の胆囊穿孔，胆汁漏出に伴い二期手術時には腹膜播種を認め，初回手術から16ヵ月で再発死亡した例を経験している[11]．また，前述したように，自験胆摘後判明胆囊癌においても腹腔鏡下手術時の胆囊損傷，胆汁漏出に伴う腹膜播種再発は高率であった．これらのことから，胆囊癌疑い例に対する腹腔鏡下手術は教室では原則行わない方針としている．

腹腔鏡下胆囊摘出例のポートサイト再発も問題となっている．ポートサイト再発は頻繁に経験するケースではないが，偶発胆囊癌例では17.1％と極めて高率のポートサイト再発の報告もある[12]．同論文の回収バッグの使用が11.5％と低いことが原因と考えられるが，同論文の大腸癌検討例のポートサイト再発率3.9％に比較しその率は明らかに高率であり，いまだ解明されていない胆囊癌の生物学的特性の関連も考えられる．

自験例のように，ポートサイト部再発巣の切除は予後延長の可能性があるが，大規模データはない．一方，偶発胆囊癌の二期手術の際にポートサイト部を切除することも本邦では多く試みられているが，最近二期手術時の予防的なポートサイト部切除は予後に関連しないという報告が米国から出された[13]．

おわりに

内視鏡診断や放射線画像診断の進歩で胆囊癌の術前診断率は向上したと考えられるが，いまだに胆囊摘出術後に判明する偶発胆囊癌は多く存在する．このような症例では，胆囊全割により正確な壁深達度と広がり診断を行い，適切な根治切除を提案することが外科医に求められていることである．

参考文献

1) 徳村弘実，松村直樹，鹿郷昌之，ほか：腹腔鏡下胆囊摘出術は術前非疑診胆囊癌の予後を悪くするか．胆と膵 27：649-654, 2006.
2) 石原 慎，宮川秀一，堀口明彦，ほか：開腹胆囊摘出術および胆囊癌症例におけるIncidental Gallbladder Cancerの頻度．胆と膵 32：379-383, 2011.
3) 大橋浩一郎，岡田敏弘，麻野泰包，ほか：腹腔鏡下胆囊摘出術後に診断された偶発胆囊癌症例の検討．日消外会誌 49：827-833, 2016.
4) Kwon AH, Imamura A, Kitade H, et al.: Unsuspected gallbladder cancer diagnosed during or after laparoscopic cholecystectomy. J Surg Oncol 97：241-245, 2008.
5) 松山隆生，森隆太郎，武田和永，ほか：術中診断されたIncidental Gallbladder cancerの治療方針．肝胆膵 64：537-544, 2012.
6) Wakai T, Shirai Y, Hatakeyama K: Radical second resection provides survival benefit for patients with T2 gallbladder carcinoma first discovered after laparoscopic cholecystectomy. World J Surg 26：867-871, 2002.
7) Ouchi K, Mikuni J, Kakugawa Y; Organizing Committee, The 30th Annual Congress of the Japanese Society of Biliary Surgery: Laparoscopic cholecystectomy for gallbladder carcinoma: results of a Japanese survey of 498 patients. J Hepatobiliary Pancreat Surg 9：256-260, 2002.
8) Goetze TO, Paolucci V: Adequate extent in radical re-resection of incidental gallbladder carcinoma: analysis of the German Registry. Surg Endosc 24：2156-2164, 2010.
9) 渡辺英伸：早期癌の概念 病理学的観点．肝・胆・膵フロンティア2 胆囊癌．107-110, 診断と治療社, 1998.
10) 大塚将之，木村文夫，清水宏明，ほか：Incidental Gallbladder Cancerの追加切除の範囲とその成績．胆と膵 32：411-414, 2011.
11) Sano T, Ajiki T, Hirata K, et al.: A recurrent case of an early gallbladder carcinoma after laparoscopic cholecystectomy. Hepatogastroenterology 51：672-674, 2004.
12) Paolucci V, Schaeff B, Schneider M, et al.: Tumor seeding following laparoscopy: international survey. World J Surg 23：989-995, 1999.
13) Ethun CG, Postlewait LM, Le N, et al.: Routine port-site excision in incidentally discovered gallbladder cancer is not associated with improved survival: A multi-institution analysis from the US Extrahepatic Biliary Malignancy Consortium. J Surg Oncol 115：805-811, 2017.

*　　*　　*

特集

胆嚢癌―術前診断に応じた治療を再考する―

胆嚢癌の術前診断に応じた治療方針
―コンバージョン切除―

久保木　知[1]・吉富　秀幸[1]・古川　勝規[1]・高屋敷　吏[1]・高野　重紹[1]・鈴木　大亮[1]
酒井　望[1]・賀川　真吾[1]・野島　広之[1]・三島　敬[1]・大塚　将之[1]

要約：胆嚢癌は脈管浸潤・周囲臓器浸潤・リンパ節転移を伴う進行例で発見されることが多く，しばしば根治手術が困難である。また，たとえR0切除が施行されても術後再発率が極めて高く，予後不良であり，術前化学療法を含めた集学的治療の確立が急務である。近年，切除不能胆道癌に対してgemcitabine+cisplatin併用療法の有用性が報告されたが，進行胆嚢癌に対する術前化学療法の意義は不明である。われわれは切除不能局所進行胆嚢癌に対して積極的にgemcitabine+cisplatin併用療法を主体としたneoadjuvant downsizing chemotherapyを施行しており，そのうちの37.5%の症例でconversion surgeryが可能となり，その予後は有意に延長した。進行胆嚢癌に対するconversion surgeryをめざしたneoadjuvant downsizing chemotherapyは有用な可能性が示唆されるが，その適応基準はいまだ確立されておらず，今後，さらなる臨床試験の実施が望まれる。

Key words：neoadjuvant downsizing chemotherapy, conversion surgery, locally advanced gallbladder cancer

はじめに

　胆嚢癌は胆道癌のなかでもっとも頻度が高く，世界中において主な死因の一つとなっている[1,2]。根治手術が胆嚢癌において治癒を期待できる唯一の治療法であるが，その生物学的悪性度の高さおよび重要な脈管や臓器に近接するといった解剖学的特長のため，発見時にはすでに脈管浸潤・周囲臓器浸潤・リンパ節転移を伴う進行胆嚢癌であることが多く，しばしば根治手術が困難である。また，リンパ節転移や高度脈管浸潤を伴う進行胆嚢癌症例では，たとえR0切除が施行されても術後再発率が極めて高く，予後不良である。とくに，リンパ節転移（N1）や周囲臓器浸潤（T4）はR0切除後の強力な独立した予後不良因子として知られており，これらの局所進行胆嚢癌に対する術前化学療法を含めた集学的治療の確立が期待される[3]。

　近年，胆嚢癌を含む進行胆道癌に対する化学療法の有用性を示す報告が散見されるが，進行胆嚢癌に対する術前化学療法の有用性を報告した論文は少ない。われわれは以前より，診断時に切除不能と判断された遠隔転移を伴わない局所進行胆嚢癌に対してgemcitabine (GEM), S-1, cisplatinなどを用いたconversion surgeryをめざしたneoadjuvant downsizing chemotherapyを積極的に施行しており，良好な成績を収めている。

　よって本稿では，進行胆嚢癌に対する化学療法の現況をレビューするとともに，当教室における切除不能局所進行胆嚢癌に対するconversion surgeryを目標としたneoadjuvant downsizing chemotherapyの成績を報告する。

Conversion Surgery After Neoadjuvant Downsizing Chemotherapy for Locally Advanced Gallbladder Cancer
Satoshi Kuboki et al
1) 千葉大学大学院医学研究院臓器制御外科学
　（〒260-8677 千葉市中央区亥鼻1-8-1）

I．切除不能胆嚢癌に対する化学療法

胆嚢癌は抗癌剤に対する治療抵抗性が高く，ごく最近までエビデンスレベルの高い有用な化学療法に関する報告は存在しなかった。胆嚢癌のみをターゲットとした化学療法に関する大規模な臨床試験は存在しないが，胆嚢癌を含む切除不能進行胆道癌に対する化学療法の有用性は2000年代から報告されるようになってきた。

日本から報告された，胆嚢癌を含む切除不能進行胆道癌に対するS-1を用いた化学療法に関する複数の臨床試験では，S-1の腫瘍縮小効果が認められた[4,5]。また，切除不能進行胆道癌に対する第Ⅱ相試験ではGEM単独療法の有用性が報告された[6]。これらの結果を踏まえてGEM＋S-1併用療法が施行されるようになり，これらの第Ⅱ相試験においても腫瘍縮小効果が報告されている[7,8]。しかしGEMやS-1を用いた臨床研究において，進行胆道癌対する予後延長効果を示した第Ⅲ相試験は存在しなかった。

その後，英国で施行された胆嚢癌を含む切除不能進行胆道癌に対する大規模な第Ⅱ相試験（ABC-01試験）において，GEM＋cisplatin併用療法の腫瘍縮小効果が示された[9]。さらには同グループによる第Ⅲ相試験（ABC-02試験）では，GEM単独療法の生存期間中央値が8.1ヵ月であったのに対して，GEM＋cisplatin併用療法の生存期間中央値は11.7ヵ月であったと報告され，はじめて進行胆道癌に対する予後延長効果が示された[10]。その後，多くの報告で進行胆道癌に対するGEM＋cisplatin併用療法の有用性が確認されており，現在はGEM＋cisplatin併用療法が切除不能進行胆道癌に対する標準治療となっている。

Ⅱ．局所進行切除不能胆嚢癌に対するconversion surgeryをめざしたneoadjuvant downsizing chemotherapy

診断時に切除不能と判断された局所進行癌に対して有効なneoadjuvant chemotherapyを施行することにより腫瘍のdownsizeを狙うことにより，根治手術へのconversionをめざすという治療が，化学療法が有効な癌種である乳癌・胃癌・大腸癌・食道癌などにおいて以前より積極的に施行されている。しかし，進行胆道癌に対する有効な化学療法が最近まで存在しなかったこともあり，切除不能局所進行胆道癌に対するconversion surgeryをめざしたneoadjuvant downsizing chemotherapyの報告はほとんどなく，その有用性はいまだ不明である。

われわれは以前，診断時に切除不能と判断された遠隔転移を伴わない局所進行胆道癌に対してconversion surgeryを目標としたGEM単剤もしくはGEM＋S-1によるneoadjuvant downsizing chemotherapyに関する臨床試験を報告した[11]。具体的には，2004年から2010年における胆嚢癌を含む切除不能局所進行胆道癌22例にconversion surgeryをめざしたdownsizing chemotherapyを導入し，22例中3例（13.6%）にPR症例を認め，22例中11例（50.0%）にSD症例を認めた。22例中8例（36.4%）でconversion surgeryが施行され，R2切除例は認めなかった。切除不能にて化学療法のみが施行された症例の2年生存率は19.0%であったのに対してconversion surgeryが可能であった8例の2年生存率は45.0%と有意に予後延長効果を認め，診断時に切除可能と判断されて化学療法を施行せずに手術を先行した進行胆道癌症例の予後と遜色がなかった。

その後，2010年に切除不能進行胆道癌に対するGEM＋cisplatin併用療法を用いた第Ⅲ相試験にて極めて良好な成績が報告されたことを受けて，GEM＋cisplatin併用療法によるconversion surgeryをめざした局所進行切除不能胆道癌に対するneoadjuvant downsizing chemotherapyに関する前向き試験を報告した[12]。具体的には，2011年から2014年における胆嚢癌を含む切除不能局所進行胆道癌39例に対してGEM＋cisplatin併用療法によるconversion surgeryをめざしたdownsizing chemotherapyを導入し，39例中18例（46.2%）で腫瘍縮小効果を認め，39例中10例（25.6%）でconversion surgeryへ移行することができた。R0切除は10例中7例（70%）において可能であり，治療導入後の平均生存期間は非切除化学療法症例において12.4ヵ月であるのに対してconversion surgeryが可能であった症例では17.9ヵ月と有意に生存期間の延長効果を認めた。さらには，Evans分類におけるgradeⅢ以上の病理学的な化学療法奏効率は，以前に報告したGEM単独群と比較して本報告におけるGEM＋cisplatin併用群において有意に高率であり，局所進行胆道癌患者に対するconversion surgeryをめざしたdownsizing chemotherapyにおけるGEM＋cisplatin併用療法の有用性が示された。

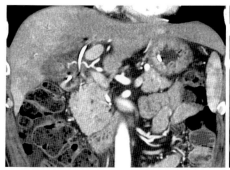
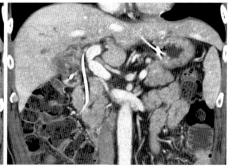

図1 MDCT（化学療法前）

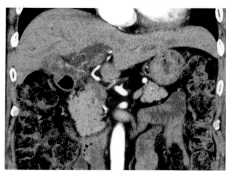
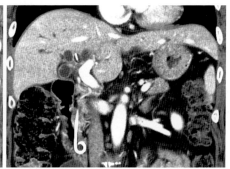

図2 MDCT（化学療法後）

III. 当教室における切除不能局所進行胆嚢癌に対するconversion surgeryをめざしたneoadjuvant downsizing chemotherapyの成績

当教室でR0/R1手術を施行した胆嚢癌症例の予後を評価したところ，T4N1症例・所属外リンパ節転移陽性症例・血管合併切除再建症例の予後が極めて不良であった。よってわれわれは最近，それらの症例に対して積極的にconversion surgeryをめざしたneoadjuvant downsizing chemotherapyを施行している。本項ではその症例を提示するとともに当科におけるneoadjuvant downsizing chemotherapyの成績を報告する。

1．症例提示

症例は54歳男性。閉塞性黄疸で近医受診。EBSによる胆道ドレナージ施行後に当科紹介となった。諸検査で胆嚢頸部から体部にかけて腫瘍性病変を認め，胆嚢癌の肝門浸潤に伴う閉塞性黄疸の診断となった。MDCTで主腫瘍は肝浸潤および肝門浸潤を認め，右肝切除・S4a切除・肝外胆管切除が必要と判断するも，門脈本幹から左枝にかけて腫瘍浸潤による狭窄を認め，固有肝動脈から左肝動脈も腫瘍に近接して浸潤を否定できない所見であった（図1）。また，転移を強く疑うリンパ節腫大を複数認め，EUSでも門脈および肝動脈浸潤を疑う所見であったため，initially unresectableの判断にてconversion surgeryをめざして

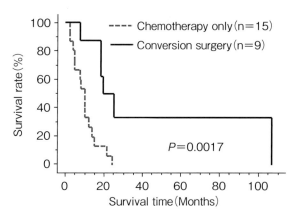

図3 Conversion surgeryの予後延長効果

GEM + cisplatin併用療法によるdownsizing chemotherapyを施行した。

10コース施行後に撮影したMDCTでは，主腫瘍は著明に縮小し，門脈本幹から左枝は腫瘍に接するも狭窄は認めなくなった。また，肝動脈は腫瘍と離れ，腫大していたリンパ節も明らかに縮小した（図2）。以上より右肝切除・S4a切除・肝外胆管切除・門脈合併切除再建による根治手術を施行した。病理学的にはpT4a, pN1, pPV0, pA0と門脈浸潤および動脈浸潤は認められず，R0切除となった。現在まで術後2年，無再発生存中である。

2．当教室の成績

当教室では2004年以降，24例の切除不能局所進行胆嚢癌に対してGEM（+S1）もしくはGEM + cisplatin

療法による conversion surgery をめざした downsizing chemotherapy を導入し，24 例中 13 例（54.1％）で腫瘍縮小効果を認め，24 例中 9 例（37.5％）で conversion surgery へ移行することができた。R0 切除は 9 例中 8 例（88.9％）において可能であり，治療導入後の予後は非切除化学療法症例と比較して conversion surgery が可能であった症例で有意に良好であった（図 3）。

IV．切除不能局所進行胆嚢癌に対する conversion surgery を目標とした neoadjuvant downsizing chemotherapy の課題

　近年の手術手技の進歩に伴い，高度な血管浸潤・広範囲な周囲臓器浸潤・複数のリンパ節転移を伴う胆嚢癌に対しても拡大手術を積極的に施行することにより R0 切除が可能となってきている。しかし，どのような症例において積極的な拡大手術が予後延長に寄与するかはいまだ不明確である。また，術前に腫瘍進展範囲やリンパ節転移の程度を的確に判断することは非常に困難なため，高度な局所進行胆嚢癌の手術適応基準は現在のところ確立されていない。今後，conversion surgery をめざした neoadjuvant downsizing chemotherapy のエビデンスを集積することにより，術前化学療法が有用と判断される症例を適切に分類することが可能となれば，現時点で手術先行では予後が期待しにくい局所進行胆嚢癌の予後延長が期待できる。

おわりに

　胆嚢癌に対する術前化学療法はエビデンスに乏しくいまだ確立されていないが，切除不能と判断された局所進行胆嚢癌であっても neoadjuvant downsizing chemotherapy により R0 切除が可能となる症例が少なからず存在する。現時点では T4N1 症例・所属外リンパ節転移陽性症例・血管合併切除再建症例に対する GEM＋cisplatin 併用療法が conversion surgery を目標とした neoadjuvant downsizing chemotherapy として有用である可能性が示唆される。今後は，進行胆嚢癌に対するさらに強力な術前化学療法の確立が望まれる。

参考文献

1) Ishihara S, Horiguchi A, Miyakawa S, et al.: Biliary tract cancer registry in Japan from 2008 to 2013. J Hepatobiliary Pancreat Sci 23：149-157, 2016.
2) Higuchi R, Ota T, Araida T, et al.: Surgical approaches to advanced gallbladder cancer：a 40-year single-institution study of prognostic factors and resectability. Ann Surg Oncol 21：4308-4316, 2014.
3) Dutta U：Gallbladder cancer：can newer insights improve the outcome? J Gastroenterol Hepatol 27：642-653, 2012.
4) Ueno H, Okusaka T, Ikeda M, et al.: Phase II study of S-1 in patients with advanced biliary tract cancer. Br J Cancer 91：1769-1774, 2004.
5) Furuse J, Okusaka T, Boku N, et al.: S-1 monotherapy as first-line treatment in patients with advanced biliary tract cancer：a multicenter phase II study. Cancer Chemother Pharmacol 62：849-855, 2008.
6) Okusaka T, Ishii H, Funakoshi A, et al.: Phase II study of single-agent gemcitabine in patients with advanced biliary tract cancer. Cancer Chemother Pharmacol 57：647-653, 2006.
7) Sasaki T, Isayama H, Nakai Y, et al.: Multicenter, phase II study of gemcitabine and S-1 combination chemotherapy in patients with advanced biliary tract cancer. Cancer Chemother Pharmacol 65：1101-1107, 2010.
8) Ueno M, Okusaka T, Mizusawa J, et al.: Japan Clinical Oncology Group (JCOG). Randomized phase II trial of gemcitabine plus S-1 combination therapy versus S-1 in advanced biliary tract cancer：Results of the Japan Clinical Oncology Group study (JCOG0805). J Clin Oncol 30：4031, 2012.
9) Valle JW, Wasan H, Johnson P, et al.: Gemcitabine alone or in combination with cisplatin in patients with advanced or metastatic cholangiocarcinomas or other biliary tract tumours：a multicentre randomised phase II study--the UK ABC-01 Study. Br J Cancer 101：621-627, 2009.
10) Valle J, Wasan H, Palmer DH, et al.: ABC-02 Trial Investigators. Cisplatin plus gemcitabine versus gemcitabine for biliary tract cancer. N Engl J Med 362：1273-1281, 2010.
11) Kato A, Shimizu H, Ohtsuka M, et al.: Surgical resection after downsizing chemotherapy for initially unresectable locally advanced biliary tract cancer：a retrospective single-center study. Ann Surg Oncol 20：318-324, 2013.
12) Kato A, Shimizu H, Ohtsuka M, et al.: Downsizing chemotherapy for initially unresectable locally advanced biliary tract cancer patients treated with gemcitabine plus cisplatin combination therapy followed by radical surgery. Ann Surg Oncol 22：S1093-S1099, 2015.

特集

胆嚢癌―術前診断に応じた治療を再考する―

切除不能胆嚢癌に対する全身化学療法

小林　智[1]・大川　伸一[1]

要約：胆嚢癌は本邦を含めアジア地域には比較的多い癌腫であるが，欧米ではまれであるため，切除不能例に対する治療開発がこれまで遅れていた。2010年に切除不能胆道癌を対象とした第Ⅲ相試験において，ゲムシタビン（GEM）単剤に対してGEM＋シスプラチン併用療法（GC療法）が生存期間の延長を示したことが報告され，GC療法が切除不能胆嚢癌における現在の標準治療である。切除不能胆道癌に対するその後の治療開発は，GEM，白金系薬剤，5-FU系薬剤，タキサン系薬剤などの殺細胞薬を組み合わせた多剤併用療法や，GC療法にEGFRやVEGFなどを標的とする分子標的薬の上乗せなどの臨床試験が数多く行われている。さらに近年では，免疫チェックポイント阻害剤の有効性も報告されている。遺伝子解析技術の進歩も加わり，切除不能胆嚢癌の個別化医療および予後改善が期待される。

Key words：胆嚢癌，化学療法，分子標的薬，免疫チェックポイント，個別化医療

はじめに

切除不能胆嚢癌の化学療法は，胆嚢癌のほかに，胆管癌，乳頭部癌も対象にした臨床試験により開発されてきた。これは，切除不能胆嚢癌だけを対象として臨床試験を実施するのが症例集積の観点から困難であること，および病理学的・発生学的に胆嚢癌とその他の胆道癌は類似していることが理由であるが，胆嚢癌は他に比べて予後不良であるとする報告があり[1,2]，胆嚢癌とそれ以外を層別化因子にして臨床試験が行われることが多い。

このため本稿では，胆嚢癌に限らず，切除不能胆道癌に対しての，現在までに行われた臨床試験と新規治療の開発状況を述べる。

Ⅰ．殺細胞薬の治療開発

1．これまでに行われた臨床試験

胆嚢癌を含む胆道癌は，欧米では患者数が少なく，切除不能胆道癌に対する治療開発への世界的な関心が必ずしも高くなかったこともあり，近年までに行われた切除不能胆道癌に対する臨床試験の多くは，単群の試験や小規模な比較試験のみである。これらの臨床試験では，その多くが5-FU系薬剤またはゲムシタビン（GEM）を用いたレジメンの検討であり，その他，タキサン系薬剤も試されている。

1）単剤療法

GEMは，胆道癌と生物学的に類似した膵癌に対して，1999年以降標準治療と考えられるようになったため，胆道癌に対してもその有効性が期待された。本邦では，Okusakaら[3]の第Ⅱ相試験の結果をもって，胆道癌へ適応拡大され，広く用いられるに至っている。また，5-FU系薬剤は，胃癌や大腸癌を含めて，消化器癌に対するキードラッグと考えられており，切除不能胆道癌に対しても古くからその有効性が期待されてきた。本邦では，経口の5-FU系製剤であるS-1が期待され，Furuseら[4]の第Ⅱ相試験の結果をもって，胆道癌へ適応拡大されている。その他，シスプラチン，

Systemic Chemotherapy for Advanced Gallbladder Cancer
Satoshi Kobayashi et al

1) 地方独立行政法人神奈川県立病院機構神奈川県立がんセンター消化器内科・肝胆膵（〒241-0815 横浜市旭区中尾2-3-2）

表1 切除不能胆道癌を対象とした単剤化学療法

著者	報告年	レジメン	患者数	生存期間中央値(月)	奏効割合
Takada	1992	5-FU	18	N.A.	0
Patt	1996	Capecitabine	26	9.9	19
Ueno	2004	S-1	19	8.3	21
Ikeda	2005	UFT	19	8.2	5
Furuse	2008	S-1	40	9.4	35
Raderer	1999	Gemcitabine	19	6.5	16
Gallardo	2001	Gemcitabine	25	7.0	36
Penz	2001	Gemcitabine	32	11.5	22
Lin	2003	Gemcitabine	24	7.2	13
Tsavaris	2004	Gemcitabine	30	14.0	30
Eng	2004	Gemcitabine	15	4.6	0
Park	2005	Gemcitabine	23	13.1	26
Okusaka	2006	Gemcitabine	40	7.5	18
Jones	1996	Paclitaxel	15	N.A.	0
Pazdur	1999	Docetaxel	16	N.A.	0
Papakostas	2001	Docetaxel	25	8.0	20
Okada	1994	Cisplatin	13	5.5	8
Androulakis	2006	Oxaliplatin	29	7.0	21
Alberts	2002	Irinotecan	36	6.1	8

N.A.：not available

タキサン系薬剤，イリノテカンも単剤療法として試されているものの，いずれもGEM単剤を凌駕する成績は得られていない（表1）。

2）多剤併用療法

単剤療法での治療成績から，多剤併用療法は主にGEMないしは5-FU系薬剤を用いたレジメンが開発されてきた。単群の試験では，奏効割合35%・生存期間中央値1年を超える良好な治療成績を示したレジメンも散見されるが（表2），患者背景によって生存期間・奏効割合はともに大きく異なる可能性があるため，ランダム化比較試験が必要と考えられた。単群の試験と同様に，ランダム化比較試験においても主にGEMないし5-FU系薬剤を用いたレジメンが試されているが（表3），このうち，有意差をもって生存期間の延長を示したのは，次に述べるGEM＋シスプラチン併用療法のみである。メタ解析においても，GEM＋シスプラチン併用療法の有効性が示されており[2]，現在の標準治療と考えられている。

2．現在の標準治療

GEM単独療法（GEM 1,000 mg/m^2 day 1, 8, 15q28d）とGEM＋シスプラチン併用療法（GC療法：GEM 1,000 mg/m^2＋シスプラチン 25 mg/m^2 day 1, 8q21d）を比較するランダム化第Ⅱ相試験が英国で行われ，6ヵ月無増悪生存割合がGEM単独群47.7%に対し，GC療法群57.1%と良好な成績を示したため，引き続き，ランダム化第Ⅲ相試験へと移行した（ABC-02試験）[5]。410名の切除不能・再発胆道癌患者が登録され，GEM単独群およびGC療法群に1：1で割り付けられた。主要評価項目である全生存期間はGC療法群で有意に延長していた（生存期間中央値はGEM単独群8.1ヵ月，GC療法群11.7ヵ月，ハザード比0.64［95%信頼区間：0.52-0.80, $P<0.001$］）。また，無増悪生存期間もGEM単独群5.0ヵ月に対し，GC療法群8.0ヵ月（いずれも中央値），ハザード比0.63（95%信頼区間：0.51-0.77, $P<0.001$）とGC群で良好であった。有害事象についても，GC療法群でGrade 3～4の好中球減少/白血球減少の発現頻度がやや高いものの，発熱性好中球減少症やシスプラチンを使用する場合に懸念される腎機能障害の発現頻度は低く，GC療法は忍容性の高いレジメンであると考えられた。本邦でも84例の切除不能胆道癌患者を対象として，ABC-02試験と同じレジメンを用いたランダム化第Ⅱ相試験が実施された。生存期間中央値は，GEM単独群7.7ヵ月，GC療法群11.2ヵ月，ハザード比0.69（95%信頼区間：0.42-1.13）とABC-02とほぼ同様の結果が報告されている[6]。以上の結果より，本邦を含めた世界中で，GC療法が切除不能胆道癌に対する標準治療であると認識されるに至っている。

シスプラチンは蓄積性の毒性として，腎障害を有することが知られているため，ABC-02試験ではGC療法は24週までで終了とする規定であった。また，低用量のシスプラチンを用いたレジメンではあるが，補液が必要であるために1回の投与に3～4時間を要する。これらの問題を解決するために，シスプラチンをオキ

表 2 切除不能胆道癌を対象とした多剤併用化学療法

著者	報告年	レジメン	患者数	生存期間中央値(月)	奏効割合
Murad	2003	GEM+5-FU	9	N.A.	33
Yamashita	2006	GEM+5-FU+CDDP	8	23.5	38
Sohn	2013	GEM+5-FU+CDDP	28	11.2	32
Hsu	2004	GEM+5-FU+LV	30	4.7	21
Alberts	2005	GEM+5-FU+LV	42	9.7	12
Knox	2005	GEM+Cap	45	14	31
Cho	2005	GEM+Cap	24 (胆囊癌)	16	33
			44 (胆管癌)	14	32
Iyer	2007	GEM+Cap	12	14	17
Riechelmann	2007	GEM+Cap	75	12.7	29
Koeberle	2008	GEM+Cap	44	13.2	25
Iqbal	2011	GEM+Cap	75	7.0	25
Kanai	2011	GEM+S-1	25	12.7	30
Sasaki	2010	GEM+S-1	35	11.6	34
Kim	2015	GEM+S-1	38	9.0	21
Julka	2006	GEM+CBDCA	20	N.A.	37
Doval	2004	GEM+CDDP	30	4.6	37
Thongprasert	2005	GEM+CDDP	43	8.3	28
Park	2006	GEM+CDDP	27	10.0	33
Lee	2006	GEM+CDDP	24	9.3	21
Kim	2006	GEM+CDDP	29	11.0	35
Giuliani	2006	GEM+CDDP	38	N.A.	32
Meyerhardt	2008	GEM+CDDP	30	9.7	21
Lee	2008	GEM+CDDP	39	8.6	17
Kanai	2015	GEM+CDDP+S-1	50	16.2	24
Bhargava	2003	GEM+CPT-11	14	N.A.	14
Kuhn	2002	GEM+Doc	43	11.0	9
André	2004	GEM+L-OHP	33	15.4	36
Harder	2006	GEM+L-OHP	31	11.0	26
Verderme	2006	GEM+L-OHP	24	12.0	50
Manzione	2007	GEM+L-OHP	35	10.0	41
André	2008	GEM+L-OHP	70	8.8	15
Alberts	2007	GEM+Pemetrexed	58	6.6	10
Patt	2001	5-FU+ADR+CDDP+IFN	41	14.0	21
Morizane	2003	5-FU+CDDP+EPI	37	5.8	19
Taieb	2002	5-FU+LV+CDDP	29	9.5	34
Patt	1996	5-FU+IFN	35	12.0	34
Kobayashi	2006	5-FU+low dose CDDP	42	7.4	43
Sanz-Altamira	1998	5-FU+LV+CBDCA	14	5.0	21
Kanjanti	1994	5-FU+LV+EPI+MTX	22	9.0	0
Polyzos	1996	5-FU+LV+MMC	13	5.1	23
Nehls	2002	5-FU+LV+L-OHP	16	9.5	19
Lim	2008	5-FU+LV+L-OHP	28	10.0	22
Kim	2003	Cap+CDDP	42	9.1	21
Hong	2007	Cap+CDDP	32	12.4	41
Park	2006	Cap+CDDP+EPI	43	8.0	40
Mambrini	2007	Cap+CDDP+EPI (動注)	20	18.0	32
Nehls	2008	Cap+L-OHP	47	12.8	27
Kim	2008	S-1+CDDP	51	8.7	30
Oh	2008	S-1+L-OHP	15	3.1	7
Furuse	2006	UFT+ADR	24	7.6	13
Mani	1999	UFT+LV	13	6.4	0
Chen	2003	UFT+LV	16	5.1	0
Park	2005	UFT+LV+CDDP+EPI	40	3.7	23

表3 切除不能胆道癌を対象としたランダム化比較試験

報告者	報告年	レジメン	phase	患者数	生存期間中央値(月)	奏効割合	P
Falkson	1984	5-FU	RCT	30	NA	10%	NA
		5-FU + STZ		26	NA	13%	
		5-FU + MeCCNU		31	NA	10%	
Takada	1994	5-FU	RCT	18	NA	0%	n.s.
		5-FU + ADR + MMC		18	NA	0%	
Glimelius	1996	BSC	RCT	19	2.5	NA	0.1
		5-FU + LV + Etoposide		18	6.5	NA	
Ducreux	2005	5-FU	rⅡ	29	5	7%	NA
		5-FU + LV + CDDP		29	8	19%	
Valle	2006	GEM	rⅡ	44	—	15%	NA
		GEM + CDDP		42	—	24%	
Raderer	1999	5-FU + LV + MMC	rⅡ	20	9.5	25%	NA
		GEM		19	6.5	16%	
Rao	2005	5-FU + LV + Etoposide	Ⅲ	27	12	15%	0.2
		Epirubicin + 5-FU + CDDP		27	9	19%	
Kornek	2004	GEM + Mitomycin C	rⅡ	25	6.7	20%	NA
		Capecitabine + MMC		26	9.3	31%	
Morizane	2013	S-1	rⅡ	50	9.0	17%	0.5
		GEM + S-1		51	12.5	36%	

サリプラチンに置き換えたGEMOX療法も期待されている。GEMOX療法の有効性については，複数の単群の第Ⅱ相試験が行われており，いずれもABC-02試験のGC療法と遜色ない有効性が認められていること（表2），99例の切除不能胆囊癌を対象としたGEMOX療法と対症療法と5-FU + LV療法のランダム化比較試験において，主要評価項目である全生存期間9.5ヵ月，4.5ヵ月，4.6ヵ月（いずれも中央値）とGEMOX療法が優れていた[7]ことから，欧州を中心に，GEMOX療法も切除不能胆道癌に対する標準治療の一つとみなされているようである。すでに第Ⅲ相試験のコントロールアームとして採用している研究も存在する[8]。しかし，ランダム化第Ⅲ相試験においてその有効性が確認されていないことから，本邦では標準治療とは考えられておらず，オキサリプラチンは胆道癌に対して保険承認が得られていない。

3．開発中の殺細胞薬

先にも述べたように，胆道癌は膵癌と生物学的・発生学的に類似していることから，膵癌において有効性が示された薬剤が胆道癌においても期待される。切除不能膵癌を対象とし，FOLFIRINOX療法ならびにGEM＋ナブパクリタキセル併用療法がGEM単独療法と比較して，有意に生存期間の延長を示している[9,10]。このため，切除不能胆道癌を対象とした，FOLFIRINOX療法（ClinicalTrial. gov Identifier：NCT02591030）とGC療法を比較する第Ⅱ/Ⅲ相試験や，標準治療であるGC療法にナブパクリタキセルを上乗せする試験（ClinicalTrial. gov Identifier：NCT02392637およびNCT02632305）が現在進行中で有望視されている。

また，GEM + S-1併用療法（GS療法）は第Ⅱ相試験において，ABC-02試験におけるGC療法と同程度の全生存期間，奏効割合が得られており[11]，本邦ではS-1の有効性も期待されている。これを背景とし，GC療法とGS療法のランダム化第Ⅲ相比較試験が本邦で行われている（UMIN試験ID：UMIN000010667）。2018年1月のASCO-GIにおいて結果が公表される予定であり，注目される。さらに，GC療法にS-1を併用するGCS療法とGC療法を比較するランダム化第Ⅲ相試験も行われており（ClinicalTrial. gov Identifier：NCT02182778），こちらも症例集積は完了しており，GS療法とともに結果が待たれる。

Ⅱ．分子標的治療薬の開発

1．EGFRファミリーの分子標的薬

胆道癌の67〜100％に血管内皮増殖因子受容体（endothelial growth factor receptor：EGFR）の過剰発現が認められ，かつEGFR過剰発現は予後不良因子であることが報告されており，EGFRを介したシグナル伝達経路は胆道癌治療の標的として有望視された。

1）エルロチニブ

エルロチニブはEGFRのチロシンキナーゼ阻害薬であり，GEMOX療法を標準治療として，エルロチニブのGEMOX療法への上乗せ効果をみるランダム化第Ⅲ相試験が268例を対象として韓国で行われた。主要

評価項目である無増悪生存期間はエルロチニブ併用群5.8ヵ月およびGEMOX群4.2ヵ月（中央値），ハザード比：0.80（95％信頼区間：0.61-1.03, P=0.087）であり，全生存期間も9.5ヵ月および9.5ヵ月（中央値）と差を認めなかったため，GEMOX療法へのエルロチニブの上乗せ効果は示されなかった[8]。

2）セツキシマブ

セツキシマブはEGFRに対するモノクローナル抗体であり，122例を対象としたランダム化第Ⅱ相試験であるTCOG T1210試験[12]，150例を対象としたランダム化第Ⅱ相試験であるBINGO試験[13]において，セツキシマブのGEMOX療法への上乗せ効果が評価された。しかし，いずれの試験においても全生存期間の延長を示すことができず（セツキシマブ併用療法 vs. GEMOX療法：10.6ヵ月 vs. 9.8ヵ月，および11.0ヵ月 vs. 12.4ヵ月），切除不能胆道癌に対するセツキシマブの有用性が示されず，第Ⅲ相試験に進んでいない。

3）パニツムマブ

パニツムマブは，セツキシマブと同じく，EGFRに対するモノクローナル抗体であるが，セツキシマブがマウスとヒトとのキメラ抗体であるのに対し，パニツムマブは完全ヒト型である点が異なる。進行結腸・直腸癌においては，セツキシマブとパニツムマブの両者が有効性を示しているが，パニツムマブのほうが投与時のアレルギー反応が起こりにくいという利点がある以外は，両者の差は明らかにされていない。進行胆道癌に対して，GEMOX療法への上乗せ，GC療法への上乗せをみたランダム化第Ⅱ相試験が行われたが，セツキシマブと同様，全生存期間の延長を示すことができなかった[14,15]。

4）ラパチニブ

胆道癌におけるhuman epidermal growth factor receptor type 2（Her2）の過剰発現割合は，胆嚢癌では15.7％，肝内胆管癌では0％と，腫瘍部位による差が認められると報告されているが[16]，乳がんと同様に，Her2過剰発現を有する胆道癌に対してHer2阻害薬の効果が期待された。ラパチニブはEGFRとHer2に対するチロシンキナーゼ阻害薬であり，胆道癌を対象として臨床試験が行われた。しかし，いずれの試験においても効果不良であったため[17,18]，その後の開発はなされていない。その一方で，Her2を標的とした治療が有効であるとの報告は散見されており[19,20]，現在も胆道癌に対してHer2阻害剤の開発は行われている（ClinicalTrial. gov Identifier：NCT02451553, NCT03185988, NCT03093870）。

2．血管新生阻害剤

血管内皮細胞増殖因子（vascular endothelial growth factor：VEGF）およびその受容体（VEGF-R）は多くの癌腫で高発現していることが知られており，かつ，多くの癌腫でこれらを標的とした抗体薬の有効性が証明され，標準治療として使用されている。胆道癌においても，VEGFまたはVEGF-Rに対する分子標的薬の有効性が期待され，開発がなされてきた。

1）ベバシズマブ

ベバシズマブはVEGFに対するモノクローナル抗体である。胆道癌に対するベバシズマブの有効性は，GEMOX＋ベバシズマブ併用療法，エルロチニブ＋ベバシズマブ併用療法，GEM＋カペシタビン＋ベバシズマブ併用療法として評価されている。いずれも単群の第Ⅱ相試験であるが，奏効割合は12％から40％，全生存期間中央値は9.9ヵ月から12.7ヵ月と，GC療法およびGEMOX療法と大きな差を認めなかったため，その後の開発は行われていない。

2）ラムシルマブ

ラムシルマブはVEGFR-2に対するモノクローナル抗体である。ベバシズマブは主に殺細胞薬への上乗せにより有効性が示されているが，単剤での有効性は示されていないのに対し，ラムシルマブは二次治療において，単剤で有効性を示しており，胆道癌においても，標準治療不応後の二次治療としてラムシルマブ単剤での有効性をみる第Ⅱ相試験が行われている（ClinicalTrial. gov Identifier：NCT02520141）。また，ラムシルマブまたはc-Met阻害剤であるメレスチニブ＋GCの併用療法とGC療法を比較するランダム化第Ⅱ相試験も行われている（ClinicalTrial. gov Identifier：NCT02711553）。

3）セディラニブ

セディラニブはVEGFRに対するチロシンキナーゼ阻害剤である。GC＋セディラニブ併用療法とGC療法を比較するランダム化第Ⅱ相試験（ABC-03試験）が行われ，124人が登録された。主要評価項目である無増悪生存期間は，セディラニブ併用群8.0ヵ月・GC療法群7.4ヵ月（中央値），ハザード比0.93（95％信頼区間：0.65-1.35, P=0.72）であり，全生存期間についても有意差を認めなかった。また，5-FU＋ロイコボリン＋オキサリプラチン（FOLFOX6）にセディラニブを併用した単群の第Ⅱ相試験が米国で行われていたが，2017年3月で薬剤提供が中止されている。14例での解析結果は，主要評価項目である奏効割合は36％，全生存期間中央値は19.2ヵ月と比較的良好な結果であったが，本レジメンの今後の方向性は示されていない。

3．その他の分子標的治療薬

マルチキナーゼ阻害薬であるソラフェニブ，スニチニブ，レゴラフェニブ，レンバチニブ，パゾパニブ，mitogen-activated extracellular signal-regulated kinase（MEK）キナーゼ-1および-2阻害剤であるselumetinib，trametinib，binimetinib，refametinib，IDH-1/2阻害剤であるダサチニブなど多くの分子標的薬が切除不能胆道癌に対して，標準治療への上乗せ，もしくは標準治療不応後の二次治療として臨床試験が行われている。いずれも第Ⅲ相試験にまでは至っていないが，GC療法＋ビニメチニブの併用療法は50％と高い奏効割合を示すなど，今後の開発が期待されている。

その他にも次世代シークエンサーを用いた網羅的遺伝子解析が可能になった現在，PIK3CAやCDKN2A遺伝子変異や，FGFR遺伝子増幅などの遺伝子異常が報告されており，新たな治療標的が見出され，多くの臨床試験が行われている。

Ⅲ．免疫チェックポイント阻害剤の開発

悪性腫瘍細胞はさまざまな遺伝子異常をもつため，宿主の正常細胞とは異なる形質・タンパクをもち，それゆえ，本来であればさまざまな免疫機構により排除されるはずの存在である。このため，悪性腫瘍が宿主の免疫応答により排除されず，増殖していくのは，宿主の免疫抑制および腫瘍による免疫逃避が一定の役割を果たしていると考えられている。この免疫抑制/逃避にかかわる機構を総称して，免疫チェックポイントとよぶ。このうち，T細胞が活性化した際にこれを抑制する働きをもつcytotoxic T-lymphocyte antigen-4（CTLA-4）や，活性化したT細胞からの免疫逃避する機構であるprogrammed cell death-1（PD-1）およびそのリガンドであるPD-L1を標的とした免疫チェックポイント阻害剤が，悪性黒色腫をはじめとして，肺癌，腎細胞癌，胃癌，尿路上皮癌などの癌腫において有効性が示されている。免疫チェックポイント阻害剤は，有害事象発現割合が低いことと，効果を発現した患者においては長期にわたり病勢コントロールできる（durable response）とされる点で，殺細胞薬や従来の分子標的薬と大きく異なる。このため，正確には免疫チェックポイント阻害剤も分子標的治療薬の一つであるが，ここでは別項目として述べる。

1）ペンブロリズマブ

ペンブロリズマブはPD-1に対するモノクローナル抗体である。DNAミスマッチ修復欠損（deficient mismatch repair：dMMR）を有する固形がんを対象とした第Ⅱ相試験において，胆道癌患者も高い奏効割合を示したため，胆道癌での開発が期待されるに至っている[21]。一次治療として，標準治療であるGC＋ペンブロリズマブ併用療法の第Ⅱ相試験，二次治療としてペンブロリズマブ単剤の第Ⅰ～Ⅱ相試験，カペシタビン＋オキサリプラチン＋ペンブロリズマブ併用療法の第Ⅱ相試験，ペンブロリズマブ＋顆粒球単球コロニー刺激因子（granulocyte macrophage colony stimulating factor：GM-CSF）併用療法の第Ⅱ相試験などが行われている。

2）ニボルマブ

ニボルマブもペンブロリズマブと同じくPD-1に対するモノクローナル抗体である。PD-1への親和性がペンブロリズマブと異なり，臨床試験を行ううえでの対象設定も異なっている。このためか得られている結果も，癌種ごとで異なっている。胆道癌においては，一次治療としてGC＋ニボルマブ併用療法の第Ⅱ相試験，GC＋ニボルマブ＋イピリムマブ併用療法の第Ⅱ相試験，二次治療としてニボルマブ単剤の第Ⅱ相試験が行われている。本邦では2017年4月に，胆道癌に対するニボルマブが先駆け審査指定制度の対象品目に選定されており，実臨床に使用される日も近いかもしれない。

3）Durvalumab

DurvalumabはPD-L1に対するモノクローナル抗体である。胆道癌に対する一次治療として，GC療法＋durvalumab＋抗CTLA-4抗体であるtremelimumabの4剤併用療法の第Ⅱ相試験，二次治療としてdurvalumab＋tremelimumabの第Ⅰ相試験がそれぞれ行われている。

おわりに

ABC-02試験によりGC療法が標準治療として確立されたことに加えて，遺伝子解析の技術開発により，近年，切除不能胆道癌に対する化学療法の開発がようやく進みはじめた。奏効割合および縮小率の高い治療が出てきたことにより，切除不能胆嚢癌のなかでも，切除不能理由（局所進行または遠隔転移）によって，治療戦略が変わってくるかもしれない。すなわち，遠隔転移を有する症例においては依然として治療目標は生存期間の延長であるが，局所進行例においては，down stagingを治療目標とし，奏効が得られたら，外科的手術を行い，根治をめざすといった治療戦略が取られうる。実際に，化学療法が奏効したため，外科的

切除が可能になった症例も報告されるようになってきた。また，胆道癌のなかでも，胆嚢癌とその他の胆道癌とで遺伝子異常が多少異なることもわかってきており，解剖学的・発生学的な類似性よりも，遺伝子レベルでの類似性が重視されはじめている。遺伝子異常に基づいて薬剤開発を行い，対象として癌種は問わない臨床試験（Basket 型試験）は，胆嚢癌も対象になりうるため，冒頭に述べた，胆嚢癌に限っての治療開発が困難であることに対しての解決の一つである。このように，治療開発が進むことで，個別化医療が進み，全体として予後の改善が得られることを期待したい。

参考文献

1) Yonemoto N, Furuse J, Okusaka T, et al.：A multicenter retrospective analysis of survival benefits of chemotherapy for unresectable biliary tract cancer. Jpn J Clin Oncol **37**：843-851, 2007.
2) Eckel F, Schmid RM：Chemotherapy in advanced biliary tract carcinoma：a pooled analysis of clinical trials. Br J Cancer **96**：896-902, 2007.
3) Okusaka T, Ishii H, Funakoshi A, et al.：PhaseⅡ study of single-agent gemcitabine in patients with advanced biliary tract cancer. Cancer Chemother Pharmacol **57**：647-653, 2006.
4) Furuse J, Okusaka T, Boku N, et al.：S-1 monotherapy as first-line treatment in patients with advanced biliary tract cancer：a multicenter phaseⅡ study. Cancer Chemother Pharmacol **62**：849-855, 2008.
5) Valle J, Wasan H, Palmer DH, et al.：Cisplatin plus gemcitabine versus gemcitabine for biliary tract cancer. N Engl J Med **362**：1273-1281, 2010.
6) Okusaka T, Nakachi K, Fukutomi A, et al.：Gemcitabine alone or in combination with cisplatin in patients with biliary tract cancer：a comparative multicentre study in Japan. Br J Cancer **103**：469-474, 2010.
7) Sharma A, Dwary AD, Mohanti BK, et al.：Best supportive care compared with chemotherapy for unresectable gall bladder cancer：a randomized controlled study. J Clin Oncol **28**：4581-4586, 2010.
8) Lee J, Park SH, Chang HM, et al.：Gemcitabine and oxaliplatin with or without erlotinib in advanced biliary-tract cancer：a multicentre, open-label, randomised, phase 3 study. Lancet Oncol **13**：181-188, 2012.
9) Conroy T, Desseigne F, Ychou M, et al.：FOLFIRINOX versus gemcitabine for metastatic pancreatic cancer. N Engl J Med **364**：1817-1825, 2011.
10) Von Hoff DD, Ervin T, Arena FP, et al.：Increased survival in pancreatic cancer with nab-paclitaxel plus gemcitabine. N Engl J Med **369**：1691-1703, 2013.
11) Morizane C, Okusaka T, Mizusawa J, et al.：Randomized phaseⅡ study of gemcitabine plus S-1 versus S-1 in advanced biliary tract cancer：a Japan Clinical Oncology Group trial（JCOG 0805）. Cancer Sci **104**：1211-1216, 2013.
12) Chen JS, Hsu C, Chiang NJ, et al.：A KRAS mutation status-stratified randomized phaseⅡ trial of gemcitabine and oxaliplatin alone or in combination with cetuximab in advanced biliary tract cancer. Ann Oncol **26**：943-949, 2015.
13) Malka D, Cervera P, Foulon S, et al.：Gemcitabine and oxaliplatin with or without cetuximab in advanced biliary-tract cancer（BINGO）：a randomised, open-label, non-comparative phase 2 trial. Lancet Oncol **15**：819-828, 2014.
14) Leone F, Marino D, Cereda S, et al.：Panitumumab in combination with gemcitabine and oxaliplatin does not prolong survival in wild-type KRAS advanced biliary tract cancer：A randomized phase 2 trial（Vecti-BIL study）. Cancer **122**：574-581, 2016.
15) Vogel A, Kasper S, Weichert W, et al.：Panitumumab in combination with gemcitabine/cisplatin（GemCis）for patients with advanced kRAS WT biliary tract cancer：A randomized phaseⅡ trial of the Arbeitsgemeinschaft Internistische Onkologie（AIO）. J Clin Oncol **33**：4082, 2015.
16) Nakazawa K, Dobashi Y, Suzuki S, et al.：Amplification and overexpression of c-erbB-2, epidermal growth factor receptor, and c-met in biliary tract cancers. J Pathol **206**：356-365, 2005.
17) Peck J, Wei L, Zalupski M, et al.：HER2/neu may not be an interesting target in biliary cancers：results of an early phaseⅡ study with lapatinib. Oncology **82**：175-179, 2012.
18) Ramanathan RK, Belani CP, Singh DA, et al.：A phase Ⅱ study of lapatinib in patients with advanced biliary tree and hepatocellular cancer. Cancer Chemother Pharmacol **64**：777-783, 2009.
19) Nam AR, Kim JW, Cha Y, et al.：Therapeutic implication of HER2 in advanced biliary tract cancer. Oncotarget **7**：58007-58021, 2016.
20) Javle M, Churi C, Kang HC, et al.：HER2/neu-directed therapy for biliary tract cancer. J Hematol Oncol **8**：58, 2015.
21) Le DT, Uram JN, Wang H, et al.：PD-1 Blockade in Tumors with Mismatch-Repair Deficiency. N Engl J Med **372**：2509-2520, 2015.

* * *

編集後記

　今，ピョンチャンオリンピックを見ながら編集後記を書いています．男子フィギュアスケートで，羽生結弦選手が金メダル，宇野昌磨選手が銀メダルを獲得しました！　羽生選手は，3ヶ月前の右足首の靱帯損傷という大怪我を克服し，完璧な演技でオリンピック連覇という偉業を成し遂げました．羽生選手は仙台出身ということで，個人的にはだいぶ盛り上がっています(笑)．

　オリンピックになると，どうしても日本人選手が優勝して君が代が流れると感動し，心が震えます．この「日本人としてのプライド」を，右翼的，と批判する風潮や一部マスコミがまだ残っているかもしれませんが，この気持ちはとても大切なものと思います．自分の国を愛する気持ちを「愛国心」nationalism，と訳すると，軍国主義のようで違和感があるかもしれませんが，この気持ちは「郷土愛」patriotism，と訳するべきで，この気持ちは世界共通で尊いものと思います．日本人はnationalismと一緒に郷土愛patriotismまで無くしてしまったようで本当に残念に思います．

　医学の世界でもこの「郷土愛」patriotismは重要です．日本の尊厳を高めるために，国際学会での日本のプレゼンスの向上や，優秀な論文を作ることなど，医学の世界においても金メダルを取る必要があります．そのためにも若い皆さんには日本を出て様々な経験を踏んでもらいたく思います．羽生くんに負けないよう，金メダルを目指して頑張りましょう．

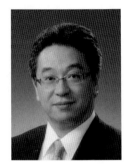

海野　倫明

●広告掲載主一覧（五十音順）

大鵬薬品工業㈱……………表2　　ゼオンメディカル㈱…………目次下　　日本メジフィジックス㈱………中付

編集委員長	田中　雅夫
編集委員	乾　和郎・宮崎　勝・福嶋　敬宜・村上　康二・伊佐山浩通・糸井　隆夫・古瀬　純司 山口　武人・高折　恭一・伊藤　鉄英・遠藤　格・神澤　輝実・杉山　政則・海野　倫明 山上　裕機・清水　京子
編集顧問	中村　耕三・細田　四郎・竹内　正・斎藤　洋一・鈴木　範美・中澤　三郎・藤田　力也 川原田嘉文・高崎　健・税所　宏光・大井　至・野田　愛司・渡辺伸一郎・有山　襄 跡見　裕・武田　和憲・安田　秀喜・高田　忠敬・竜　崇正・安藤　久實・白鳥　敬子 渡邊　五朗・天野　穂高

胆と膵　© 2018

平成30年3月　Vol.39／No.3
（毎月1回15日発行）
定価（本体2,900円＋税）
臨時増刊特大号　定価（本体5,000円＋税）
年間購読料（本体39,800円＋税）
（年間13冊分）
ISBN 978-4-86517-261-4 C3047

発　行　日　平成30年3月15日
編集責任者　田中雅夫
発　行　者　鈴木文治
発　行　所　〒113-0033 東京都文京区本郷2-29-8　大田ビル
医学図書出版株式会社
電話（03）3811-8210（代）　　FAX（03）3811-8236
E-mail：tantosui@igakutosho.co.jp
振替口座　00130-6-132204

・広告掲載のお申込みについては，出入りの代理店にお申付け下さい．
・Published by IGAKU TOSHO SHUPPAN Co. Ltd. 2-29-8 Ohta Bldg. Hongo Bunkyo-ku, Tokyo © 2018, Printed in Japan.
・本誌に掲載された著作物の複写・転載およびデータベースへの取り込みおよび送信に関する許諾権は医学図書出版株式会社が保有しています．
・JCOPY　〈(社)出版者著作権管理機構　委託出版物〉
・本誌の無断複写は著作権法上での例外を除き禁じられています．複写される場合は，その都度事前に（社）出版者著作権管理機構（電話03-3513-6969，e-mail：info@jcopy.or.jp）の許諾を得てください．

胆と膵 次号予告 Vol.39 No.4
（2018年4月15日発売予定）

特集 Precision medicineを目指した胆道・膵悪性腫瘍ゲノム医療の最前線
（企画：山口　武人）

固形癌におけるprecision medicineの現状と今後の展望	南　　博信
膵癌ゲノム・遺伝子異常最新の知見	谷内田真一
膵癌のSingle cell sequence	加藤　　護
胆道癌のゲノム・遺伝子異常	柴田　龍弘
次世代シークエンサーを用いたがん関連遺伝子解析	横井　左奈
膵癌・胆道癌における血中cell-free DNAを用いたがんゲノム解析	西尾　和人
血中マイクロRNA測定による胆道癌・膵癌の早期診断	落谷　孝広
EUS-FNA検体を用いた膵癌ゲノム解析の現状と課題	須藤研太郎
膵癌オルガノイド培養を用いた薬剤感受性試験の展望	谷口　英樹
クリニカルシーケンスカンファレンスにおける最近の話題 　—膵癌における免疫チェックポイント阻害剤—	武藤　　学
膵癌・胆道癌に対するクリニカルシーケンス—Scrum Japanの取り組み 　（germ line mutationとPARP阻害薬も含めて）	森実　千種
網羅的がん遺伝子検査（CL-HURC検査）を用いた胆道・ 　膵癌個別化医療の実践	林　　秀幸
膵癌・胆道癌の分子疫学と生活習慣におけるリスク因子	岩崎　　基

◆ 今後の特集予定 ◆

Vol.39 No.5　　胆道・膵疾患術後の晩期障害（企画：遠藤　　格）

Vol.39 No.6　　胆膵疾患と性差医学（企画：神澤　輝実）

Vol.39 No.2　2018年2月号

●連載
ちょっと気になる胆・膵画像—ティーチングファイルから—
第38回　膵神経内分泌腫瘍の診断
　—ソマトスタチン受容体シンチグラフィー，
　　他モダリティーを用いた画像診断—
　　　　　　　　　　　　　　　　　　小山奈緒美ほか

特集：オートファジー〜胆膵疾患とのかかわりについて〜
　　　　　　　　　　　　　　　　　　企画：清水　京子

オートファジーと疾患とのかかわり
　　　　　　　　　　　　　　　　　　高橋　俊作ほか
オートファジーの制御機構と活性測定法
　　　　　　　　　　　　　　　　　　千野　遥ほか
選択的オートファジーとKeap1-Nrf2系の関連
　　　　　　　　　　　　　　　　　　濵田　晋ほか
発がん機構におけるオートファジーのかかわり
　　　　　　　　　　　　　　　　　　清水　重臣
急性膵炎におけるオートファジーとエンドサイトーシス
　　　　　　　　　　　　　　　　　　眞嶋　浩聡ほか
膵炎とオートファジー-リソソーム系
　　　　　　　　　　　　　　　　　　大村谷昌樹ほか
膵癌進展と膵星細胞のオートファジー
　　　　　　　　　　　　　　　　　　仲田　興平ほか
膵癌治療におけるオートファジー制御の意義
　　　　　　　　　　　　　　　　　　橋本　大輔ほか
胆道疾患におけるオートファジーの関与
　　　　　　　　　　　　　　　　　　佐々木素子
オートファジーと糖尿病
　　　　　　　　　　　　　　　　　　福中　彩子ほか

●研究
電気伝導方式ESWL機材を併用した内視鏡的膵石治療
　　　　　　　　　　　　　　　　　　佐貫　毅ほか

Vol.39 No.1　2018年1月号

●新春特別企画
—平成30年—　胆・膵領域はこう展開する
　　　　　　　　　　　　　　　胆と膵編集委員会編

●連載
ちょっと気になる胆・膵画像—ティーチングファイルから—
第37回　膵管狭窄を合併したセロトニン陽性膵神経内分泌腫瘍
　の1例
　　　　　　　　　　　　　　　　　　松浦　智徳ほか

特集：これだけは知っておきたい膵外傷のマネージメント
　　　　　　　　　　　　　　　　　　企画：杉山　政則

膵外傷の機序と病態
　　　　　　　　　　　　　　　　　　加地　正人ほか
膵外傷の診療体系
　　　　　　　　　　　　　　　　　　船曳　知弘
膵損傷のCT診断
　　　　　　　　　　　　　　　　　　池田　慎平ほか
膵外傷のMRI/MRCP診断
　　　　　　　　　　　　　　　　　　小澤　瑞生ほか
膵外傷のERCP診断
　　　　　　　　　　　　　　　　　　栗栖　茂
膵外傷のEUS診断
　　　　　　　　　　　　　　　　　　杉山　政則ほか
膵外傷の治療体系
　　　　　　　　　　　　　　　　　　若狭　悠介ほか
膵外傷に対する膵縫合，ドレナージ術
　　　　　　　　　　　　　　　　　　安藤　恭久ほか
膵外傷に対する膵分節切除再建手術
　—Letton-Wilson法，Bracey法
　　　　　　　　　　　　　　　　　　村上　壮一ほか
膵外傷に対する膵切除術
　　　　　　　　　　　　　　　　　　小林慎二郎ほか
膵外傷に対する内視鏡治療
　　　　　　　　　　　　　　　　　　松波　幸寿ほか
膵損傷に対するIVR
　　　　　　　　　　　　　　　　　　三浦　剛史ほか
ダメージコントロールサージェリー
　　　　　　　　　　　　　　　　　　久志本成樹ほか

●話題
胆膵疾患の内視鏡治療—歴史編—
　　　　　　　　　　　　　　　　　　藤田　力也
胆膵疾患の内視鏡治療—現状と将来—
　　　　　　　　　　　　　　　　　　河本　博文

Vol.38 No.12　2017年12月号

特集：膵神経内分泌腫瘍診療の最前線
　　　　　　　　　　　　　　　　　　企画：伊藤　鉄英

膵神経内分泌腫瘍の新たな病理組織分類　WHO 2017
　　　　　　　　　　　　　　　　　　笹野　公伸ほか
膵神経内分泌腫瘍（PanNEN）における予後・治療効果予測
　—TNM分類を含めて—
　　　　　　　　　　　　　　　　　　長村　義之
コラム①：膵神経内分泌腫瘍の全ゲノム解析
　　　　　　　　　　　　　　　　　　河邉　顕
新規がん抑制遺伝子PHLDA3は膵神経内分泌腫瘍攻略における
　もっとも重要な分子の一つである
　　　　　　　　　　　　　　　　　　友杉　充宏ほか
膵神経内分泌腫瘍と遺伝性疾患
　　　　　　　　　　　　　　　　　　櫻井　晃洋
機能性膵神経内分泌腫瘍の存在診断・局在診断
　　　　　　　　　　　　　　　　　　植田圭二郎ほか
膵神経内分泌腫瘍に対する ^{111}In ペンテトレオチドを用いた
　ソマトスタチン受容体シンチグラフィー（SRS）の有用性と
　今後の展開
　　　　　　　　　　　　　　　　　　小林　規俊ほか
膵神経内分泌腫瘍に対する ^{68}Ga DOTATOCの有用性と
　今後の展開
　　　　　　　　　　　　　　　　　　中本　隆介ほか
膵神経内分泌腫瘍に対する外科治療
　　　　　　　　　　　　　　　　　　中島　陽平ほか
進行性膵神経内分泌腫瘍に対するランレオチドの有用性
　　　　　　　　　　　　　　　　　　伊藤　鉄英ほか
切除不能高分化型膵神経内分泌腫瘍（NET G1/G2/G3）
　に対する薬物療法—新しいWHO分類2017をふまえて—
　　　　　　　　　　　　　　　　　　森実　千種ほか
切除不能低分化型膵神経内分泌癌（panNEC-G3）の
　特徴と薬物療法
　　　　　　　　　　　　　　　　　　栗田　裕介ほか
膵神経内分泌腫瘍に対するPeptide Receptor Radionuclide
　Therapy（PRRT）
　　　　　　　　　　　　　　　　　　絹谷　清剛
コラム②：膵神経内分泌腫瘍と国際神経内分泌腫瘍連盟
　（International Neuroendocrine Cancer Alliance：INCA）
　　　　　　　　　　　　　　　　　　眞島　喜幸
コラム③：Global ReGISTry NETwork の構築と今後の展望
　　　　　　　　　　　　　　　　　　阪峯　基広

●連載
その「世界」の描き方＜第11回＞
　早期の癌に挑む—髙木　國夫先生—
　　　　　　　　　　　　　　　　　　福嶋　敬宜

●症例
残胃血流評価として術中ICG蛍光造影が有用であった
　幽門側胃切除術後膵体尾部切除の1例
　　　　　　　　　　　　　　　　　　市川　洋平ほか

Vol.38 No.11　2017年11月号

特集：局所進行膵癌の治療限界に挑む
　　　　　　　　　　　　　　　　　　企画：山上　裕機

序文
　　　　　　　　　　　　　　　　　　山上　裕機
膵癌取扱い規約第7版における切除可能性分類
　　　　　　　　　　　　　　　　　　加藤　弘幸ほか
局所進行切除不能膵癌のconversion surgeryへのタイミング
　　　　　　　　　　　　　　　　　　里井　壮平ほか
局所進行膵癌の術前治療後の画像診断
　　　　　　　　　　　　　　　　　　小川　浩ほか
局所進行膵癌に対する術前化学療法の組織学的効果判定
　　　　　　　　　　　　　　　　　　全　陽
局所進行膵癌に対する門脈合併切除
　　　　　　　　　　　　　　　　　　祐川　健太ほか
局所進行膵癌に対するmesenteric approach
　　　　　　　　　　　　　　　　　　廣野　誠子ほか
局所進行膵癌に対する肝動脈合併膵切除の治療成績
　　　　　　　　　　　　　　　　　　天野　良亮ほか
局所進行膵体部癌に対する腹腔動脈合併尾側膵切除の治療成績
　　　　　　　　　　　　　　　　　　中村　透ほか
腹腔動脈合併膵体尾部切除術の合併症対策
　　　　　　　　　　　　　　　　　　岡田　健一ほか
局所進行切除不能膵癌に対する化学療法
　　　　　　　　　　　　　　　　　　古瀬　純司
局所進行切除不能膵癌に対する化学放射線療法
　　　　　　　　　　　　　　　　　　井岡　達也ほか
局所進行切除不能膵癌に対する強度変調放射線療法（IMRT）を
　用いた化学放射線治療
　　　　　　　　　　　　　　　　　　後藤　容子ほか
局所進行切除不能膵癌に対する重粒子線治療
　　　　　　　　　　　　　　　　　　山田　滋ほか
局所進行切除不能膵癌に対するナノナイフ治療
　　　　　　　　　　　　　　　　　　森安　史典ほか

●症例
超音波内視鏡により乳頭括約筋機能障害が疑われた
　胆嚢摘出後症候群の1例
　　　　　　　　　　　　　　　　　　福岡　英志ほか

●症例
膵頭十二指腸切除後の難治性腹腔内出血に対する
　一期的膵吻合再建の経験
　　　　　　　　　　　　　　　　　　梁　英樹ほか

Vol.38 臨時増刊特大号　2017年10月号増刊

特集：胆膵EUSを極める
―私ならこうする（There is always a better way）―
　　　　　　　　　　　　　　　　　企画：糸井　隆夫

序文：胆膵EUSを極める―There is always a better way―
　　　　　　　　　　　　　　　　　　　　糸井　隆夫

診　断

ラジアル型EUS標準描出法
　　　　　　　　　　　　　　　　　萬代晃一朗ほか

コンベックス走査型EUSによる標準描出法
　　　　　　　　　　　　　　　　　佐藤　　愛ほか

超音波内視鏡の進歩　直視コンベックス型EUS標準描出法
　　　　　　　　　　　　　　　　　岩井　知久ほか

造影EUS
　　　　　　　　　　　　　　　　　今津　博雄ほか

EUSエラストグラフィ
　　　　　　　　　　　　　　　　　大野栄三郎ほか

胆膵疾患に対するEUS-FNA―われわれはこうしている―
　　　　　　　　　　　　　　　　　石田　祐介ほか

EUS-FNA 私はこうする
　　　　　　　　　　　　　　　　　花田　敬士ほか

EUS-FNA―私はこうする―
　　　　　　　　　　　　　　　　　蘆田　玲子ほか

EUS-FNA―私はこうする―
　　　　　　　　　　　　　　　　　良沢　昭銘

EUS-FNA―私はこうする―
　　　　　　　　　　　　　　　　　菅野　　敦ほか

EUS-FNA―パターン別　穿刺困難例を克服―
　　　　　　　　　　　　　　　　　佐藤　高光ほか

EUS-FNA 私ならこうする
　　―確実で臨床に即した組織細胞診をめざして―
　　　　　　　　　　　　　　　　　深見　悟生ほか

治　療

膵炎に伴う膵および膵周囲液体貯留に対するドレナージ術
　　（含　ネクロセクトミー）―私はこうする―
　　　　　　　　　　　　　　　　　入澤　篤志ほか

膵周囲液体貯留（PFC）ドレナージ（含むネクロセクトミー）
　　―私はこうする―
　　　　　　　　　　　　　　　　　金　　俊文ほか

膵周囲液体貯留（PFC）ドレナージ（含ネクロセクトミー）
　　―私ならこうする―
　　　　　　　　　　　　　　　　　向井俊太郎ほか

術後再建腸管症例に対する肝内胆管ドレナージ術（HGS, HJS）
　　―私はこうする―
　　　　　　　　　　　　　　　　　塩見　英之ほか

肝内胆管ドレナージ（HGS，HJS）―私はこうする―
　　　　　　　　　　　　　　　　　伊佐山浩通ほか

肝内胆管ドレナージ（HGS，HJS）―私はこうする―
　　　　　　　　　　　　　　　　　小倉　　健ほか

EUSガイド下肝外胆管ドレナージ（EUS-guided
　　choledochoduodenostomy：EUS?CDS）―私はこうする―
　　　　　　　　　　　　　　　　　原　　和生ほか

遠位胆管狭窄に対するEUS-CDS―われわれはこうする―
　　　　　　　　　　　　　　　　　伊藤　　啓ほか

EUSガイド下順行性ステンティング
　　　　　　　　　　　　　　　　　田中　麗奈ほか

胆管ランデブー
　　　　　　　　　　　　　　　　　岩下　拓司ほか

胆管結石除去術
　　　　　　　　　　　　　　　　　土屋　貴愛ほか

胆嚢ドレナージ―私はこうする―
　　　　　　　　　　　　　　　　　三長　孝輔ほか

胆嚢ドレナージ―私はこうする―
　　　　　　　　　　　　　　　　　辻　修二郎ほか

EUSガイド下膵管ドレナージ―私はこうする―
　　　　　　　　　　　　　　　　　原　　和生ほか

EUSガイド下膵管ドレナージ
　　　　　　　　　　　　　　　　　糸井　隆夫ほか

膵管ランデブー
　　　　　　　　　　　　　　　　　矢根　　圭ほか

EUSガイド下腹腔神経叢ブロック―私はこうする―
　　　　　　　　　　　　　　　　　安田　一朗ほか

癌性疼痛に対する腹腔神経叢ブロック―私はこうする―
　　　　　　　　　　　　　　　　　石渡　裕俊ほか

●座談会

EUSを極める―教育法と今後の動向―
　　　糸井　隆夫（司会），入澤　篤志，安田　一朗，
　　　良沢　昭銘，潟沼　朗生，土屋　貴愛

Vol.38 No.10　2017年10月号

●連載

ちょっと気になる胆・膵画像―ティーチングファイルから―
　第36回　主膵管内腫瘍栓を呈した腺房細胞癌の1例
　　　　　　　　　　　　　　　　　小川　　浩ほか

特集：急性胆嚢炎に対する最新のマネージメント
　　　　　　　　　　　　　　　　　企画：伊佐山浩通

序文：治療戦略と胆嚢ドレナージ法の概要

急性胆嚢炎の発症機序と鑑別診断のコツ
　　　　　　　　　　　　　　　　　竹中　　完ほか

ガイドラインからみた急性胆嚢炎のマネージメント
　　―内科の立場から―
　　　　　　　　　　　　　　　　　露口　利夫ほか

ガイドラインから見た急性胆嚢炎のマネージメント
　　―外科の立場から―
　　　　　　　　　　　　　　　　　三浦　文彦ほか

急性胆嚢炎に対する経乳頭的胆嚢ドレナージ術の適応とテクニック
　　　　　　　　　　　　　　　　　河上　　洋ほか

超音波内視鏡ガイド下胆嚢ドレナージ術の適応とテクニック
　　　　　　　　　　　　　　　　　松原　三郎ほか

急性胆嚢炎に対する経皮的アプローチの適応とテクニック
　　　　　　　　　　　　　　　　　伊藤　　啓ほか

ドレナージ後の胆嚢摘出術：蛍光ナビゲーションと
　　超音波内視鏡ガイド下ドレナージ
　　　　　　　　　　　　　　　　　河口　義邦ほか

蛍光イメージング下胆嚢摘出術の実際とコツ
　　　　　　　　　　　　　　　　　石沢　武彰ほか

穿孔を起こした急性胆嚢炎の外科的マネージメント
　　　　　　　　　　　　　　　　　澁谷　　誠ほか

穿孔を起こした急性胆嚢炎の内科的マネージメント
　　　　　　　　　　　　　　　　　斉藤　紘昭ほか

急性胆嚢炎切除不能例のマネージメント
　　　　　　　　　　　　　　　　　田村　　崇ほか

Mirizzi症候群の内視鏡的マネージメント
　　　　　　　　　　　　　　　　　松波　幸寿ほか

無石胆嚢炎のマネージメント
　　　　　　　　　　　　　　　　　塩見　英之ほか

急性胆嚢炎胆管結石合併例のマネージメント
　　　　　　　　　　　　　　　　　細野　邦広ほか

胆嚢癌合併例のマネージメント
　　　　　　　　　　　　　　　　　中西　喜嗣ほか

Vol.38 No.9　2017年9月号

膵臓・膵島移植 Up-to-Date
　　　　　　　　　　　　　　　　　企画：高折　恭一

膵臓・膵島移植の最前線
　　　　　　　　　　　　　　　　　穴澤　貴行ほか

膵臓移植の現況
　　　　　　　　　　　　　　　　　浅岡　忠史ほか

膵臓移植の手術手技 Up-to-Date
　　　　　　　　　　　　　　　　　伊藤　泰平ほか

生体膵臓移植 Up-to-Date
　　　　　　　　　　　　　　　　　剣持　　敬ほか

膵臓移植の免疫制御療法 Up-to-Date
　　　　　　　　　　　　　　　　　大段　秀樹

1型糖尿病に対するislet replacement therapy としての
　　膵臓移植の効果
　　　　　　　　　　　　　　　　　馬場園哲也ほか

膵島移植の現況
　　　　　　　　　　　　　　　　　穴澤　貴行ほか

膵島分離・移植におけるイノベーション
　　　　　　　　　　　　　　　　　後藤　昌史

膵島移植の免疫抑制法 Up-to-Date
　　　　　　　　　　　　　　　　　野口　洋文ほか

膵島移植における新たな移植方法
　　　　　　　　　　　　　　　　　角　昭一郎

自家膵島移植 Up-to-Date
　　　　　　　　　　　　　　　　　丸山　通広ほか

異種膵島移植の展望
　　　　　　　　　　　　　　　　　霜田　雅之

膵臓・膵島再生研究の現状と展望
　　　　　　　　　　　　　　　　　伊藤　　遼ほか

●症例

短期間で急速に増大した膵管内乳頭粘液性腫瘍を伴わない
　　膵粘液癌の1切除例
　　　　　　　　　　　　　　　　　中橋　剛一ほか

成人男性に発症し横行結腸間膜への浸潤を認めた
　　膵 solid-pseudopapillary neoplasm の1例
　　　　　　　　　　　　　　　　　佐久間　淳ほか

Vol.38 No.8　2017年8月号

●連載
ちょっと気になる胆・膵画像―ティーチングファイルから―
　第35回　破裂による腹膜炎を契機に発見された
　　膵粘液性嚢胞腫瘍の1例
　　　　　　　　　　　　　　　　　　　清永　麻紀ほか

特集：膵癌治療の最前線―諸問題の解決にむけた取り組み―
　　　　　　　　　　　　　　　　　　　企画：古瀬　純司

家族性膵癌の治療
　　　　　　　　　　　　　　　　　　　松林　宏行ほか
浸潤性膵管癌に対する合成セクレチンを用いた
　膵液細胞診の診断能
　　　　　　　　　　　　　　　　　　　武田　洋平ほか
Borderline resectable 膵癌に対する gemcitabine 併用術前
　化学放射線療法―Oncological な視点から見た Resectability
　の問題点について―
　　　　　　　　　　　　　　　　　　　髙橋　秀典ほか
T4膵癌に対する手術を前提とした化学放射線療法の治療成績
　　　　　　　　　　　　　　　　　　　岸和田昌之ほか
MRI 拡散強調画像による
　Borderline resectable 膵癌術前治療効果判定の取り組み
　　　　　　　　　　　　　　　　　　　岡田　健一ほか
切除不能膵癌に対する FOLFIRINOX 療法とゲムシタビン＋
　ナブパクリタキセル療法の現状―Conversion rate と治療成績―
　　　　　　　　　　　　　　　　　　　夏目　誠治ほか
局所進行膵癌における治療奏効例に対する治療戦略
　―Conversion surgery の適応についての考察―
　　　　　　　　　　　　　　　　　　　須藤研太郎ほか
切除不能膵癌に対する化学療法―FOLFIRINOX 療法と
　ゲムシタビン＋ナブパクリタキセル療法をどう使い分けるか？
　　　　　　　　　　　　　　　　　　　尾阪　将人
高齢者膵癌に対する手術適応についての多施設共同研究
　　　　　　　　　　　　　　　　　　　庄　　雅之ほか
高齢者膵癌に対する化学療法―包括的高齢者機能評価と治療選択―
　　　　　　　　　　　　　　　　　　　小林　　智
膵癌に対する免疫療法：治療開発の趨勢
　　　　　　　　　　　　　　　　　　　石井　　浩
膵癌の癌性疼痛に対する
　EUS ガイド下神経叢ブロック（融解）術の有用性
　　　　　　　　　　　　　　　　　　　宮田　　剛ほか

Vol.38 No.7　2017年7月号

特集：十二指腸乳頭部癌―現状の問題点と今後の展望―
　　　　　　　　　　　　　　　　　　　企画：宮崎　　勝

十二指腸乳頭部の腫瘍性病変の病理
　　　　　　　　　　　　　　　　　　　羽賀　敏博ほか
内視鏡時に肉眼的に癌を疑うべき病変はどのようなものか？
　　　　　　　　　　　　　　　　　　　本定　三季ほか
In situ の乳頭部癌はどの程度正確に診断可能か？
　　　　　　　　　　　　　　　　　　　松原　三郎ほか
十二指腸乳頭部癌の組織学的亜型と臨床的意義
　　　　　　　　　　　　　　　　　　　岡野　圭一ほか
十二指腸乳頭部腫瘍における生検病理診断と胆汁細胞診を
　どう判断するか―臨床側の立場から―
　　　　　　　　　　　　　　　　　　　山本　慶郎ほか
胆道癌取扱い規約第6版からみた乳頭部癌進展度分類の問題点
　　　　　　　　　　　　　　　　　　　大塚　将之ほか
十二指腸乳頭部腫瘍の十二指腸壁浸潤はどこまで診断可能か？
　　　　　　　　　　　　　　　　　　　伊藤　　啓ほか
乳頭部癌の膵実質浸潤診断はどこまで可能か？
　　　　　　　　　　　　　　　　　　　太和田勝之ほか
十二指腸乳頭部腫瘍の胆管内および膵管内進展は
　どこまで診断可能か？―EUS・IDUS を中心に―
　　　　　　　　　　　　　　　　　　　小松　直広ほか
乳頭部癌の術前リンパ節転移診断
　　　　　　　　　　　　　　　　　　　伊関　雅裕ほか
ガイドラインからみた乳頭部癌の治療方針の妥当性
　　　　　　　　　　　　　　　　　　　森　　泰寿ほか
内視鏡的乳頭切除術の手技とその適応は？
　　　　　　　　　　　　　　　　　　　川嶋　啓揮ほか
経十二指腸的乳頭部切除の手技とその適応は？
　　　　　　　　　　　　　　　　　　　今村　直哉ほか
膵頭十二指腸切除は乳頭部癌すべてに適応すべきか？
　　　　　　　　　　　　　　　　　　　北畑　裕司ほか
膵温存十二指腸切除は安全に施行可能なオプションか？
　　　　　　　　　　　　　　　　　　　後藤　晃紀ほか
乳頭部癌に対する腹腔鏡下膵頭十二指腸切除の適応
　　　　　　　　　　　　　　　　　　　永川　裕一ほか

●研究
肝外胆管癌切除例における胆管断端陽性例の予後
　　　　　　　　　　　　　　　　　　　志摩　泰生ほか
●症例
膵・胆管合流異常を伴わない広義の先天性胆道拡張症の2例
　　　　　　　　　　　　　　　　　　　三宅　　啓ほか

Vol.38 No.6　2017年6月号

特集：硬化性胆管炎の診療における最近の進歩
　　　　　　　　　　　　　　　　　　　企画：乾　和郎

硬化性胆管炎診療の歴史的変遷
　　　　　　　　　　　　　　　　　　　滝川　　一
本邦における原発性硬化性胆管炎と IgG4 関連硬化性胆管炎の現状
　―硬化性胆管炎の診療ガイドライン作成にむけて―
　　　　　　　　　　　　　　　　　　　田妻　　進
原発性硬化性胆管炎と IgG4 関連硬化性胆管炎の病理
　　　　　　　　　　　　　　　　　　　能登原憲司
好中球性上皮障害（GEL）を示す硬化性胆管炎の病理
　　　　　　　　　　　　　　　　　　　全　　　陽ほか
原発性硬化性胆管炎の診断基準の提唱
　　　　　　　　　　　　　　　　　　　中沢　貴宏ほか
硬化性胆管炎の鑑別診断における EUS の位置付け
　　　　　　　　　　　　　　　　　　　南　　智之ほか
原発性硬化性胆管炎に合併する胆管癌の診断
　　　　　　　　　　　　　　　　　　　熊谷純一郎ほか
続発性硬化性胆管炎の診断
　　　　　　　　　　　　　　　　　　　熊木　天児ほか
腸管病変を合併する原発性硬化性胆管炎に対する治療戦略
　　　　　　　　　　　　　　　　　　　中本　伸宏ほか
原発性硬化性胆管炎の予後予測因子としての経過中血清 ALP 値
　　　　　　　　　　　　　　　　　　　田中　　篤
原発性硬化性胆管炎の予後因子の解析
　　　　　　　　　　　　　　　　　　　渡邉　健雄ほか
原発性硬化性胆管炎の肝移植後再発と長期予後
　　　　　　　　　　　　　　　　　　　上田　佳秀

●症例
膵腺扁平上皮癌の2手術例
　　　　　　　　　　　　　　　　　　　唐澤　幸彦ほか
●症例
術前診断に難渋し10年の長期経過後に切除し得た
　胆管癌の1例
　　　　　　　　　　　　　　　　　　　松本　浩次ほか
●症例
短期間に胆管狭窄が進展した IgG4 関連硬化性胆管炎の1例
　　　　　　　　　　　　　　　　　　　蘆田　　良ほか

Vol.38 No.5　2017年5月号

特集：胆膵腫瘍に対する術前治療と切除前後の効果判定法
　　　　　　　　　　　　　　　　　　　企画：遠藤　　格

序文：胆膵疾患の術前治療と効果判定法の問題点
　　　　　　　　　　　　　　　　　　　遠藤　　格ほか
膵癌の術前治療の画像診断による効果判定
　　　　　　　　　　　　　　　　　　　米田　憲秀ほか
胆道癌に対する術前治療後の病理組織学的効果判定法
　　　　　　　　　　　　　　　　　　　内田　克典ほか
切除不能胆道癌の治療成績と conversion surgery
　　　　　　　　　　　　　　　　　　　古瀬　純司
肝内胆管癌に対する術前治療と効果判定法
　　　　　　　　　　　　　　　　　　　加藤　　厚ほか
当初非切除とされた胆嚢癌に対する conversion surgery
　　　　　　　　　　　　　　　　　　　野路　武寛ほか
肝外胆管癌に対する術前治療と効果判定法
　　　　　　　　　　　　　　　　　　　中川　　圭ほか
膵癌に対する術前治療後の病理組織学的効果判定法
　　　　　　　　　　　　　　　　　　　石田　和之ほか
切除不能膵癌の治療成績と外科へのコンサルトのタイミング
　　　　　　　　　　　　　　　　　　　上野　秀樹ほか
切除企図膵癌に対する術前治療と効果判定・有効性評価
　　　　　　　　　　　　　　　　　　　元井　冬彦ほか
切除可能境界膵癌に対する術前治療と効果判定法
　―画像診断と腫瘍マーカーを中心に―
　　　　　　　　　　　　　　　　　　　岡田　健一ほか
局所進行膵癌に対する化学放射線治療の効果判定
　―組織学的効果判定と膵腺間質内 Tenascin-C 発現について―
　　　　　　　　　　　　　　　　　　　早﨑　碧泉ほか
局所進行切除不能膵癌に対する術前治療と効果判定法
　　　　　　　　　　　　　　　　　　　森　隆太郎ほか
腹膜転移膵癌に対する新規治療法と conversion surgery の役割
　　　　　　　　　　　　　　　　　　　里井　壯平ほか
膵神経内分泌腫瘍に対する術前治療後の
　病理組織学的効果判定について
　　　　　　　　　　　　　　　　　　　大池　信之ほか
切除不能膵神経内分泌腫瘍の治療成績と切除のタイミング
　　　　　　　　　　　　　　　　　　　五十嵐久人ほか
膵神経内分泌腫瘍に対する術前治療と効果判定法
　　　　　　　　　　　　　　　　　　　工藤　　篤ほか

●話題
膵の語源について（13）
　　　　　　　　　　　　　　　　　　　土屋　凉一

Vol.38 No.4　2017年4月号

特集：先天性胆道拡張症の最前線
企画：神澤　輝実

- 序文：先天性胆道拡張症の概念の変遷　　神澤　輝実
- 先天性胆道拡張症の発生論　　細村　直弘ほか
- 先天性胆道拡張症の診断基準の制定をめぐって　　濱田　吉則
- 先天性胆道拡張症の診療ガイドライン（簡易版）　　石橋　広樹ほか
- 先天性胆道拡張症における用語と定義に関する問題　　金子健一朗ほか
- 先天性胆道拡張症の画像診断　　齋藤　武ほか
- 先天性胆道拡張症における胆道癌の発癌機序　　森　大樹ほか
- 先天性胆道拡張症に胆道癌を合併した20歳以下症例の検討：日本膵・胆管合流異常研究会登録委員会報告　　窪田　正幸ほか
- 先天性胆道拡張症に合併する膵・胆管の形成異常　　漆原　直人ほか
- 先天性胆道拡張症に対する腹腔鏡手術（小児例）　　村上　寛ほか
- 先天性胆道拡張症に対する腹腔鏡下手術（成人例）　　森　泰寿ほか
- 術後発癌からみた先天性胆道拡張症に対する外科治療の課題　　安藤　久實
- 先天性胆道拡張症における内視鏡的治療の役割　　山本健治郎ほか
- 先天性胆道拡張症に対する分流手術後の遺残胆管癌　　大橋　拓ほか
- 先天性胆道拡張症術後の肝内結石　　大塚　英郎ほか
- 小児期発症の希少難治性肝胆膵疾患における先天性胆道拡張症の位置付け　　佐々木英之ほか

●研究
- 市中病院における胆道感染症の現状：胆汁細菌検査の結果より　　門倉　信ほか

Vol.38 No.3　2017年3月号

特集：超高齢者（80歳以上）の胆膵疾患診療を考える
企画：海野　倫明

- 序文：超高齢時代の胆膵疾患診療を考える　　海野　倫明
- 高齢者総合機能評価を用いた高齢者肝胆膵外科治療方針の提案　　松島　英之ほか
- 消化器手術（胆膵）における術後せん妄の予測、対策、治療について　　堀内　哲也ほか
- 超高齢者に対するERCP関連手技の留意点　　枡　かおりほか
- 超高齢者の胆石性胆管炎（胆石性膵炎も含めて）の内視鏡治療　　宅間　健介ほか
- 超高齢者の急性胆嚢炎に対する内視鏡治療　　辻　修二郎ほか
- 超高齢者の総胆管結石における胆管ステント長期留置術　　鈴木　安曇ほか
- 超高齢者総胆管結石症における内視鏡的乳頭切開術　　本多　五奉ほか
- 超高齢者（80歳以上）に対する腹腔鏡下胆嚢摘出術　　村上　昌裕ほか
- 超高齢者に対する胆嚢・総胆管結石症の治療方針　総胆管結石治療後の胆嚢摘出術は必要か？　　安井　隆晴ほか
- 高齢者膵癌に対する外科治療戦略　　元井　冬彦ほか
- 超高齢者胆道癌の外科治療　　落合登志哉
- 超高齢者に対する胆道癌肝切除の留意点　　菅原　元ほか
- 超高齢者に対する膵頭十二指腸切除の留意点　　杉本　元一ほか
- 超高齢者胆・膵癌に対する抗癌剤治療　　庄　雅之ほか

●症例
- 特徴的な肝転移再発所見を呈した胆嚢粘液癌の1例　　寺田　卓郎ほか

Vol.38 No.2　2017年2月号

慢性膵炎内視鏡治療の現状と展望
企画：山口　武人

- 序文・慢性膵炎内視鏡治療の現況　　乾　和郎
- 膵石症に対する内視鏡的膵管口切開，バスケット結石除去　　伊藤　謙ほか
- 膵石に対する経口膵管鏡・レーザー砕石　　三方林太郎ほか
- 膵石に対するESWLとの併用治療　　山本　智支ほか
- 膵疾患に対する内視鏡的膵管バルーン拡張術（EPDBD）の有用性・安全性について―膵石症・仮性嚢胞・非癒合症治療例を中心に―　　辻　忠男ほか
- 膵管狭窄に対するステント治療―プラスチックステント―　　川口　義明ほか
- 膵管狭窄に対するステント治療―金属ステント―　　齋藤　倫寛ほか
- 膵管狭窄に対するEUS-PD rendezvous法を用いた膵管ステント留置術　　向井俊太郎ほか
- 慢性膵炎に伴う仮性嚢胞の治療―経乳頭，経消化管アプローチ―　　平山　敦ほか
- 胆管狭窄に対するステント治療―チューブステント―　　佐藤　達也ほか
- 胆管狭窄に対するステント治療―金属ステント―　　笹平　直樹ほか
- 自己免疫性膵炎に合併する胆管狭窄の内視鏡治療の位置づけ　　神澤　輝実ほか
- 外科医からみた内視鏡治療困難症例への対応―手術のタイミングと成績―　　佐田　尚宏ほか
- 難治性慢性膵炎疼痛に対するEUS下腹腔神経叢ブロック/破壊術（EUS-CPB/CPN）　　阿部　洋子ほか
- Pancreas Divisumに対する内視鏡治療　　濱野　徹也ほか

Vol.38 No.1　2017年1月号

●特別企画
―平成29年― 胆・膵領域はこう展開する
胆と膵編集委員会編

特集：Mesopancreasを攻める
企画：杉山　政則

- 序文：Mesopancreasとは何か？　　杉山　政則
- いわゆるmesopancreasの発生と臨床解剖　　永井　秀雄
- 膵癌取扱い規約における膵外神経叢の解剖学的定義―「膵頭神経叢」と「mesopancreas」について―　　村田　泰洋ほか
- 画像から見たmesopancreas　　小坂　一斗ほか
- 膵頭部血管の解剖　　堀口　明彦ほか
- 膵頭神経叢の解剖　　永川　裕一ほか
- 膵頭部のリンパ組織解剖　　牧野　勇ほか
- Artery firstアプローチにおけるTreitz靱帯の有用性　　伴　大輔ほか
- 総論：Mesopancreasの切除　　穴澤　貴行ほか
- 従来法によるmesopancreasの切除　　羽鳥　隆ほか
- 第一空腸静脈を指標とする膵間膜切除術　　大塚　隆生ほか
- 膵癌におけるmesenteric approachによるtotal mesopancreas excision　　山田　豪ほか
- No-touch isolation techniqueによるtotal mesopancreas excision（no-touch TMPE）　　廣田　昌彦ほか
- 腸回転解除法を用いた膵頭十二指腸切除術　　杉山　政則ほか
- イメージガイド型ナビゲーションシステムを用いたinferior pancreaticoduodenal arteryの確認　　岡本　友好ほか
- 内視鏡手術におけるmesopancreasの切除―腹腔鏡下に膵頭神経叢を適切に把握するための術野展開法について―　　中村　慶春ほか

●連載
その「世界」の描き方＜第10回＞
消化器外科の本道を極める―今泉　俊秀先生　　福嶋　敬宜

Vol.37 No.12　2016年12月号

特集：膵疾患の疼痛治療の up-to-date
—疼痛の発生メカニズムから疾患別治療まで—

企画：清水　京子

膵炎における疼痛の神経伝達路	池浦　司ほか
膵炎の疼痛発生メカニズムにおける生理活性物質の役割	徳山　尚吾
膵炎の疼痛における侵害受容体の関与と治療への展望	坪田　真帆ほか
生理活性物質が膵癌の痛みを制御する —作用メカニズムの最新トピックス—	上園　保仁
急性膵炎の疼痛に対する薬物療法	廣田　衛久ほか
慢性膵炎疼痛管理における栄養療法 —高力価消化酵素薬も含めて—	片岡　慶正ほか
慢性膵炎の疼痛治療：Small intestinal bacterial overgrowth の診断と治療	阪上　順一ほか
慢性膵炎の疼痛治療：内視鏡治療・ESWL	宮川　宏之ほか
慢性膵炎の疼痛治療：経皮的神経ブロック	水野　樹ほか
慢性膵炎の疼痛治療：外科的治療	佐田　尚宏ほか
慢性膵炎の疼痛治療：膵全摘+自家膵島移植	霜田　雅之
小児の慢性膵炎の診断および疼痛治療	齋藤　暢知ほか
膵癌の疼痛治療：薬物療法	中西　京子
膵臓癌・胆嚢癌におけるがん疼痛治療戦略	伊東　俊雅
膵癌の緩和的放射線治療	永倉　久泰
膵癌の疼痛治療：経皮的神経ブロック	服部　政治ほか
膵癌の疼痛治療：超音波内視鏡下腹腔神経叢ブロック術	関根　一智ほか
緩和ケア研修会のマネージメントの実際	高山　敬子
●症例　急性胆嚢炎で発症した胆嚢悪性リンパ腫の1例	後藤　崇ほか

Vol.37 No.11　2016年11月号

特集：IPMN の診断と治療はどう変わったか？

企画：山上　裕機

IPMN の病理診断の変遷と現在のコンセンサス	古川　徹
疫学：とくに IPMN 併存膵癌について	花田　敬士ほか
他臓器癌の合併について	多田　稔ほか
国際診療ガイドラインの概要と課題	田中　雅夫
AGA ガイドラインの解説とその問題点	高折　恭一
IPMN の型分類	真口　宏介ほか
診断：US，CT，MRI 診断の有用性と限界は？	石神　康生ほか
診断：IPMN 診療における EUS の位置付け 〜有用性とこれからの課題〜	竹中　完ほか
診断：ERCP，経口膵管鏡 (POPS) による診断	喜多絵美里ほか
非切除例のフォローアップをどのように行うか？	伊達健治朗ほか
外科治療：標準手術について —とくに腹腔鏡下手術の適応は？	千田　嘉毅ほか
外科治療：縮小手術は可能か？	浅野　賢道ほか
膵管内乳頭粘液性腫瘍：術後再発をどのように発見するか？	廣野　誠子ほか
●症例　膵退形成癌の3切除例	山城　直嗣ほか
画像所見と組織像との対比が可能であった細胆管細胞癌 (cholangiolocellular carcinoma：CoCC) の1例	齊藤　宏和ほか

Vol.37 臨時増刊特大号　2016年11月号増刊

特集　胆膵内視鏡自由自在〜基本手技を学び応用力をつける集中講座〜

巻頭言：胆膵内視鏡治療をいかに学ぶか，教えるか　　伊佐山浩通

I．内視鏡システムと内視鏡操作に関する基本知識

十二指腸鏡の基本構造と手技の関係	松本　和也ほか
超音波内視鏡 A to Z	塩見　英之ほか
ERCP におけるスコープの挿入方法と困難例への対処方法	田村　崇ほか
術後再建腸管に対するバルーン内視鏡挿入操作の基本と挿入のコツ	堤　康一郎ほか

II．ERCP 関連手技編
◆胆管選択的カニュレーション

カニュレーション手技の種類と使い分け	安田　一朗ほか
VTR でみせるカニュレーションの基本とコツ (Contrast and Wire-guided)【動画付】	杉山　晴俊
VTR でみせる術後再建腸管に対するダブルバルーン内視鏡を用いた胆管カニュレーションのコツ【動画付】	島谷　昌明ほか
膵管ガイドワイヤー・ステント留置下カニュレーションの実際とコツ	白田龍之介ほか
VTR でみせる私のカニュレーション戦略とテクニック【動画付】	今津　博雄
Precut の種類と使い分け	後藤　大輔ほか
VTR でみせる Precut の実技とコツ【動画付】	窪田　賢輔ほか
コラム①：膵癌早期診断プロジェクト	花田　敬士ほか

◆乳頭処置

EST の基本事項を押さえる	田中　聖人ほか
EST VTR でみせる私のこだわり (1)【動画付】	川嶋　啓揮ほか
EST VTR でみせる私のこだわり (2)【動画付】	潟沼　朗生ほか
VTR でみせる EST 困難例への対応【動画付】	良沢　昭銘ほか
EPBD 〜VTR でみせる EPBD 後の結石除去手技のコツ〜【動画付】	辻野　武ほか
内視鏡的乳頭大径バルーン拡張術 (EPLBD) の適応と偶発症予防	川畑　修平ほか

◆結石除去

結石除去・破砕用デバイスの種類と使い分け	伊藤由紀子ほか
総胆管結石除去のコツ【動画付】	嘉数　雅也ほか
結石破砕と破砕具使用のコツ，トラブルシューティング	土井　晋平ほか

◆胆道ドレナージ術

閉塞性黄疸の病態と病態に応じた治療戦略	中井　陽介ほか
ステントの種類と使い分け	権　勉成ほか
VTR でみせる Metallic stent の上手な入れ方【動画付】	向井　強ほか
Bridge to Surgery：遠位胆道閉塞	辻本　彰子ほか
非切除悪性遠位胆道閉塞に対するドレナージ戦略	小川　貴央ほか
Bridge to Surgery：悪性肝門部領域胆管閉塞	河上　洋ほか
非切除例悪性肝門部胆管閉塞に対するドレナージ戦略	内藤　格ほか
コラム②：ステント開発よもやま話	伊佐山浩通

◆トラブルシューティング

ERCP 後膵炎への対処と予防	川口　義明ほか
ステント迷入への対処	石垣　和祥ほか
EST 後出血への対処と予防	田中　聖人ほか
穿孔への対処と予防	沼尾　規且ほか

◆膵管 Intervention

膵石に対する内視鏡治療	山本　智支ほか
膵管ドレナージの適応と手技	笹平　直樹ほか
膵管狭窄困難例への対処	菅野　敦ほか

III．EUS 関連手技編

膵領域におけるラジアル式およびコンベックス式 EUS の標準描出法	蘆田　玲子ほか
胆道系の観察　ラジアル型とコンベックス型の描出法と使い分け	林　毅
胆・膵領域における造影 EUS	糸永　昌弘ほか
EUS-FNA の基本的手技と検体処理	荒川　典之ほか
コラム③：EUS-FNA の本邦導入の経緯	山雄　健次

IV．Interventional EUS

VTR でみせる EUS-BD の基本手技とコツ【動画付】	小倉　健ほか
EUS-BD を安全に行うために	原　和生ほか
VTR でみせる胆道疾患に対する EUS-Rendezvous technique と Antegrade technique【動画付】	岩下　拓司ほか
VTR でみせる EUS-GBD の適応と手技のコツ【動画付】	松原　三郎ほか
VTR でみせる EUS-PD and Pancreatic Rendezvous Cannulation【動画付】	土屋　貴愛ほか
膵仮性？胞・WON の病態と治療戦略 —診断，治療法選択，タイミング—	木田　光広ほか
Endoscopic necrosectomy の基本と手技の工夫	向井俊太郎ほか
コラム④：自由自在な胆膵内視鏡のために必要なことは？	糸井　隆夫

Vol.37 No.10　2016年10月号

特集：膵神経内分泌腫瘍の最新の話題

企画：伊藤　鉄英

日本における膵神経内分泌腫瘍の疫学と今後の展開
　　　　　　　　　　　　　　　　伊藤　鉄英ほか
WHO2010分類の妥当性と今後の病理診断の展望
　　　　　　　　　　　　　　　　笠島　敦子ほか
機能性膵神経内分泌腫瘍における機能的診断
　インスリノーマ
　　　　　　　　　　　　　　　植田圭二郎ほか
　ガストリノーマ
　　　　　　　　　　　　　　　　河本　泉ほか
機能性神経内分泌腫瘍の診断
　（インスリノーマ，ガストリノーマ以外）
　　　　　　　　　　　　　　　　高野　幸路
コラム①：Noninsulinoma pancreatogenous hypoglycemia
　syndrome（nesidioblastosis in adults）の疾患概念
　　　　　　　　　　　　　　　　今村　正之ほか
膵神経内分泌腫瘍の画像診断：鑑別を要する疾患
　　　　　　　　　　　　　　　　岩屋　博道ほか
新たに日本で保険収載された ^{111}In オクトレオチドシンチの有用性
　—FDG-PETとの比較について—
　　　　　　　　　　　　　　　　窪田　和雄
膵神経内分泌腫瘍と遺伝性疾患（MEN1，von Hippel-Lindau病など）
　　　　　　　　　　　　　　　　五十嵐久人ほか
本邦の膵神経内分泌腫瘍におけるストレプトゾシン療法の現状と展望
　　　　　　　　　　　　　　　　池田　公史ほか
新規分子標的薬の登場による切除不能膵神経内分泌腫瘍の予後の変遷
　　　　　　　　　　　　　　　　李　倫學ほか
膵神経内分泌腫瘍における術式選択
　　　　　　　　　　　　　　　　宮坂　義浩ほか
Reduction surgeryの臨床的意義と適応
　　　　　　　　　　　　　　　　青木　琢ほか
コラム②：第13回ENETS（欧州神経内分泌腫瘍学会）
　からの話題提供
　　　　　　　　　　　　　　　　奥坂　拓志
コラム③：JNETS（日本神経内分泌腫瘍研究会）における
　悉皆登録制度とその現況
　　　　　　　　　　　　　　　　増井　俊彦ほか

Vol.37 No.9　2016年9月号

特集：膵癌分子診断研究の最前線：リキッドバイオプシーから次世代DNAシークエンシングまで

企画：高折　恭一

序文
　　　　　　　　　　　　　　　　高折　恭一
テロメアGテール長と体液中マイクロRNAを用いた
　膵癌の予防，バイオマーカー開発と治療戦略
　　　　　　　　　　　　　　　　田原　栄俊
網羅的癌関連遺伝子変異検査（OncoPrime™）による
　膵癌ゲノム異常解析と治療への応用
　　　　　　　　　　　　　　　　金井　雅史ほか
血漿中遊離アミノ酸濃度を用いた
　膵癌スクリーニング法の開発
　　　　　　　　　　　　　　　　福武　伸康ほか
膵癌におけるマイクロサテライト不安定性（MSI）解析
　　　　　　　　　　　　　　　　堀井　明
最新の変異解析技術を用いた膵臓癌の分子診断法
　　　　　　　　　　　　　　　　谷内田真一
体液中マイクロRNAを用いた膵癌診断の現状と展望
　　　　　　　　　　　　　　　　仲田　興平ほか
プロテオミクス解析を応用した膵癌分子診断研究の現状
　　　　　　　　　　　　　　　　高舘　達之ほか
IPMNから膵癌への分子バイオマーカー診断
　　　　　　　　　　　　　　　　古川　徹
膵癌組織に発現する腫瘍関連抗原の臨床応用：
　免疫療法への応用をめざして
　　　　　　　　　　　　　　　　今井　克憲ほか
膵癌患者におけるCirculating tumor cellの解析
　　　　　　　　　　　　　　　　本定　三季ほか
膵癌診断におけるリキッドバイオプシーの可能性
　　　　　　　　　　　　　　　　衣笠　秀明ほか

Vol.37 No.8　2016年8月号

特集：胆膵疾患内視鏡診療のNew Horizon

企画：糸井　隆夫

序文
　　　　　　　　　　　　　　　　糸井　隆夫
共焦点レーザーを用いた胆膵内視鏡診断
　　　　　　　　　　　　　　　　大宮久美子ほか
超音波内視鏡を用いた肝疾患の診断・治療
　　　　　　　　　　　　　　　　中井　陽介ほか
新型デジタル胆道鏡 SpyGlass™DS を用いた
　胆膵診断と治療
　　　　　　　　　　　　　　　　田中　麗奈ほか
胆道疾患に対するERCPガイド下ラジオ波焼灼療法
　　　　　　　　　　　　　　　　伊藤　啓ほか
EUSガイド下ラジオ波焼灼療法
　　　　　　　　　　　　　　　　藤澤真理子ほか
EUSガイド下順行性胆管結石除去術
　　　　　　　　　　　　　　　　岩下　拓司ほか
Lumen-apposing metal stent（AXIOS™, Hot-AXIOS™）
　を用いたEUS-guided intervention therapy
　　　　　　　　　　　　　　　　殿塚　亮祐ほか
術後再建症例における新型short typeダブルバルーン内視鏡を
　用いたERCP
　　　　　　　　　　　　　　　　島谷　昌明ほか
新型ショートシングルバルーン小腸内視鏡を用いたERCP
　　　　　　　　　　　　　　　　矢根　圭ほか
●研究
連続411例に行った単孔式腹腔鏡下胆嚢摘出術
　（USIDT，臍部2トロカー法）における手術成績の検討
　　　　　　　　　　　　　　　　渡邊　五朗ほか
●症例
膵リンパ上皮嚢胞の一例
　　　　　　　　　　　　　　　　佐久間　淳ほか

Vol.37 No.7　2016年7月号

●連載
ちょっと気になる胆・膵画像—ティーチングファイルから—
＜第34回＞多血性膵腫瘤と鑑別を要した横行膵動脈瘤の1例
　　　　　　　　　　　　　　　　相馬　崇宏ほか

特集：膵癌血管浸潤例の外科切除適応と治療ストラテジー：Up to date 2016

企画：宮崎　勝

腫瘍内科医からみた局所進行膵癌の外科切除適応
　　　　　　　　　　　　　　　　古瀬　純司
NCCN（Version 1. 2016）と本邦ガイドライン（2013年版）
　からみた血管浸潤の診断と切除適応
　　　　　　　　　　　　　　　　山口　幸二
術前画像診断からわかる膵癌血管浸潤の診断能と限界
　　　　　　　　　　　　　　　　今関　洋ほか
NAC/NACRT治療後の画像診断：膵癌血管浸潤の診断能と限界
　　　　　　　　　　　　　　　　増井　俊彦ほか
門脈完全閉塞例（上腸間膜静脈浸潤例も含めて）に対する
　外科切除の適応
　　　　　　　　　　　　　　　　川井　学ほか
腹腔動脈浸潤を示す膵体尾部癌の外科切除術式
　　　　　　　　　　　　　　　　中村　透ほか
肝動脈浸潤を示す膵頭部癌の外科切除術式
　　　　　　　　　　　　　　　　天野　良亮ほか
門脈・動脈同時浸潤を占める外科切除術式
　　　　　　　　　　　　　　　　杉浦　禎一ほか
上腸間膜動脈浸潤例の外科切除適応およびその術式
　　　　　　　　　　　　　　　　田島　秀浩ほか
門脈浸潤例に対する術前Neoadjuvant療法を用いた
　外科切除戦略とその意義
　　　　　　　　　　　　　　　　村田　泰洋ほか
動脈浸潤を伴う膵癌に対する集学的治療法の意義
　　　　　　　　　　　　　　　　吉富　秀幸ほか
門脈浸潤例に対する門脈合併切除例の生存成績・吻合部開存成績
　　　　　　　　　　　　　　　　藤井　努ほか
膵癌に対する腹腔動脈合併膵体尾部切除成績
　　　　　　　　　　　　　　　　元井　冬彦ほか
上腸間膜動脈浸潤例に対する上腸間膜動脈合併切除の治療成績
　　　　　　　　　　　　　　　　松山　隆生ほか
門脈・動脈同時浸潤例に対する同時合併切除成績
　　　　　　　　　　　　　　　　和田　慶太ほか
切除不能局所進行膵癌の切除へのconversionをめざした化学療法
　　　　　　　　　　　　　　　　中井　陽介ほか
●症例
重複胆管を伴った主膵管型Intraductal Papillary Mucinous Neoplasm
　に対し膵頭十二指腸切除術を施行した1例
　　　　　　　　　　　　　　　　栃本　昌孝ほか

Vol.37 No.6　2016年6月号

特集：膵・胆道癌の治療戦略：こんなときどうするか？
―ガイドラインにないエキスパートオピニオン―

企画：古瀬　純司

- 序文：膵・胆道癌治療とエキスパートオピニオン
  古瀬　純司
- 十二指腸狭窄を伴う局所進行膵癌に対する治療選択
  川井　学ほか
- Borderline resectable 膵癌に対する術前治療
  森　隆太郎ほか
- 肝内胆管癌で腹腔内リンパ節はどこまで切除するか？
  益田　邦洋ほか
- 十二指腸狭窄に伴う閉塞性黄疸に対する適切な減黄処置
  ―悪性胆管・十二指腸狭窄に対する内視鏡的ダブルステンティング―
  殿塚　亮祐ほか
- FOLFIRINOX 療法の使い方：original か modified か？
  上野　秀樹ほか
- FOLFIRINOX 療法耐性後の治療選択
  池田　公史ほか
- ゲムシタビン＋ナブパクリタキセル療法耐性後の治療選択
  須藤研太郎ほか
- ゲムシタビン＋エルロチニブ併用療法をどう使うか？
  尾阪　将人
- ゲムシタビン＋S-1 併用療法をどう使うか？
  石井　浩
- FOLFIRINOX・ナブパクリタキセルによる末梢神経障害への対応
  成毛　大輔ほか
- FOLFIRINOX 療法における G-CSF の使い方（持続型 G-CSF を含めて）
  清水　怜
- 高度黄疸・肝機能障害を伴う胆道癌の化学療法―減黄はどこまで行うか？―
  上野　誠ほか
- 切除不能胆道癌に対するゲムシタビン＋シスプラチン併用療法
  ―いつまで行うか？耐性後の治療選択は？―
  高原　楠昊ほか
- 膵神経内分泌腫瘍の治療戦略における EUS-FNA の有用性とその限界
  渋谷　仁ほか
- 肝転移のある膵神経内分泌腫瘍に対する集学的治療
  ―切除・TAE/TACE・薬物療法の使い分け―
  伊藤　鉄英ほか

●研究
- 新規マイクロ波手術支援機器と市販エネルギー機器との動物実験による機能比較
  谷　徹ほか

●症例
- 敗血症と DIC を合併した感染性膵壊死に対して後腹膜鏡補助下のネクロセクトミーが有用であった 1 例
  谷口健次郎ほか

Vol.37 No.5　2016年5月号

●連載
- ちょっと気になる胆・膵画像―ティーチングファイルから―
  ＜第 33 回＞胆嚢原発の混合型腺神経内分泌癌（MANEC）の 1 例
  三上和歌子ほか

特集：胆膵疾患における血管系 IVR

企画：天野　穂高

- 総論：胆膵疾患における血管系 IVR
  鈴木耕次郎ほか
- 膵切除時の血流改変―手技を中心に
  阿保　大介ほか
- 化学放射線治療後の血流改変を伴う膵切除
  天野　良亮ほか
- 術前肝動脈コイル塞栓による血流改変後膵切除
  吉留　博之ほか
- 門脈塞栓術―手技を中心に
  小林　聡ほか
- 門脈塞栓術―適応と成績―
  夏目　誠治ほか
- 術後動脈出血―TAE による止血
  外山　博近ほか
- 膵頭十二指腸切除術後の仮性動脈瘤出血に対する Stent-assisted coiling
  仲野　哲矢ほか
- 膵切除術後仮性動脈瘤出血―covered stent による止血術―
  渡邉　学ほか
- 術後の門脈狭窄に対するステント留置
  平井　一郎ほか
- 悪性門脈狭窄に対するステント留置
  塚本　忠司ほか

●症例
- 胆管分枝 B5b が胆嚢管へ合流するまれな合流形態の胆石症に対する腹腔鏡下胆嚢摘出術
  平松　聖史ほか

Vol.37 No.4　2016年4月号

特集：早期慢性膵炎をめぐって

企画：乾　和郎

- ―総論―早期慢性膵炎の概念導入の経緯と今後の展望
  下瀬川徹
- 早期慢性膵炎の診断基準と臨床的意義
  竹中　完ほか
- 早期慢性膵炎の実態―全国調査から―
  正宗　淳ほか
- 早期慢性膵炎の前向き予後調査
  肱岡　真之ほか
- 早期慢性膵炎の臨床像について―EUS 所見との関連性も含めて―
  山部　茜子ほか
- EUS-elastography を用いた早期慢性膵炎の診断
  桑原　崇通
- 急性膵炎治療後の EUS 所見からみた早期慢性膵炎の診断
  景岡　正信ほか
- 膵管内乳頭粘液性腫瘍（IPMN）と慢性膵炎の関連性
  ―IPMN における早期慢性膵炎の EUS 所見も含めて―
  藤田　基和ほか
- 早期慢性膵炎の EUS 所見を有する無症状・膵酵素値正常例の位置付け
  石井　康隆ほか
- 治療介入による早期慢性膵炎の EUS 所見と臨床像の変化
  山本　智支ほか
- 早期慢性膵炎における膵酵素補助療法の治療効果
  稲富　理ほか
- 非アルコール性早期慢性膵炎における臨床像―画像所見と臨床経過を中心に―
  大坪公士郎ほか
- 早期慢性膵炎の長期経過観察からみた膵癌発生の可能性について
  岡崎　彰仁ほか

●症例
- 腹腔動脈起始部狭窄および腹腔動脈瘤を伴った下部胆管癌に対し膵頭十二指腸切除術を施行した 1 症例
  竜口　崇明ほか

Vol.37 No.3　2016年3月号

●連載
- ちょっと気になる胆・膵画像―ティーチングファイルから―
  ＜第 32 回＞膵神経内分泌腫瘍，多発肝転移術後再発に対しソマトスタチン受容体シンチグラフィーが施行された 1 例
  丹内　啓允ほか

特集：イラストでみる最新の胆・膵消化管吻合術

企画：遠藤　格

- 肝内胆管空腸吻合―肝門部領域胆管癌―
  駒屋　憲一ほか
- 肝管空腸吻合―先天性胆道拡張症，戸谷分類Ⅳ－Ａ型―
  矢田　圭吾ほか
- 胆管胆管吻合法―生体肝移植術における胆道再建―
  小寺　由人ほか
- 胆管空腸吻合―胆管損傷 Bismuth 分類Ⅲ～Ⅳ型―
  松山　隆生ほか
- 膵空腸吻合―柿田法―
  柿田　徹也ほか
- 膵空腸吻合―2 列吻合法―
  賀川　真吾ほか
- 膵空腸吻合―Blumgart 変法（Nagoya method）―
  藤井　努ほか
- 膵空腸吻合―二期再建―
  大道　清彦ほか
- 膵胃吻合―膵管胃粘膜吻合―
  近藤　成ほか
- 膵胃吻合―膵貫通外列 1 列吻合＆膵管胃粘膜吻合―
  新地　洋之ほか
- 膵体尾部切除術における膵断端処理
  ―膵尾側断端膵管胃粘膜吻合法の実際と治療成績―
  里井　壯平ほか
- 膵体尾部切除における膵断端空腸吻合
  川井　学ほか
- 慢性膵炎の膵空腸吻合
  尭天　一亨ほか
- 鏡視下膵消化管吻合―腹腔鏡下 DuVal 変法膵空腸吻合術―
  大塚　隆生ほか
- 腹腔鏡下膵切除術における胆道消化管吻合，膵消化管吻合
  中村　慶春ほか
- ロボット支援膵切除術における胆管空腸吻合，膵管空腸吻合
  堀口　明彦ほか

●連載
- その「世界」の描き方＜第 9 回＞
  NET との"緩みのない"闘い方―今村　正之先生
  福嶋　敬宜

●技術の工夫
- 吸収性縫合補強材としてのポリグリコール酸シートを使用した自動縫合器による尾側膵切除法における術後膵液瘻予防の工夫
  林部　章ほか

Vol.37 No.2

特集：膵外分泌機能不全と膵酵素補充療法の進歩
企画：神澤　輝実

膵外分泌機能不全の診断法の進歩と膵酵素補充療法の問題点
　　　　　　　　　　　　　　　　　　　　　　中村　光男ほか
本邦と欧米での膵外分泌機能不全の考え方の違い
　　　　　　　　　　　　　　　　　　　　　　阪上　順一ほか
膵外分泌機能不全の臨床所見と血液生化学検査所見
　　　　　　　　　　　　　　　　　　　　　　丹藤　雄介ほか
安定同位体を用いる膵外分泌機能不全の診断：
　^{13}C-Trioctanoin 呼気試験からみた
　膵頭切除術後の膵外分泌機能の検討
　　　　　　　　　　　　　　　　　　　　　　堀口　明彦ほか
安定同位体を用いる膵外分泌機能不全の診断：
　^{13}C-labeled mixed triglyceride 呼気試験を用いた
　膵頭十二指腸切除術後の膵外分泌機能評価
　　　　　　　　　　　　　　　　　　　　　　廣野　誠子ほか
^{13}C-dipeptide 呼気試験と BT-PABA 試験との比較
　　　　　　　　　　　　　　　　　　　　　　松本　敦史ほか
膵外分泌機能不全に対する食事療法，
　膵酵素補充療法とインスリンの使い方
　　　　　　　　　　　　　　　　　　　　　　清水　京子
本邦と欧米での消化酵素消化力測定法の違いと
　消化酵素製剤の違い
　　　　　　　　　　　　　　　　　　　　　　洪　　繁ほか
Conventional enzyme と高力価膵酵素薬
　　　　　　　　　　　　　　　　　　　　　　伊藤　鉄英ほか
膵頭十二指腸切除（PD）後の脂肪肝発生の危険因子と
　膵酵素補充療法の有用性
　　　　　　　　　　　　　　　　　　　　　　飯澤　祐介ほか
慢性膵炎の Frey 術後の栄養状態の変化
　　　　　　　　　　　　　　　　　　　　　　江川　新一ほか
膵全摘術後の栄養管理
　　　　　　　　　　　　　　　　　　　　　　竹山　宜典
小児における膵外分泌機能不全の診断と治療
　―嚢胞性線維症を中心に―
　　　　　　　　　　　　　　　　　　　　　　石黒　洋ほか

Vol.37 No.1　2016年1月号

●連載
ちょっと気になる胆・膵画像―ティーチングファイルから―
＜第31回＞SACIテストが有用であった膵インスリノーマの1例
　　　　　　　　　　　　　　　　　　　　　　小林　正周ほか
●特別企画
―平成28年―　胆・膵領域はこう展開する
　　　　　　　　　　　　　　　　　胆と膵編集委員会編

特集：新たに定義された"肝門部領域胆管癌"の診断と治療
企画：海野　倫明

肝門部"領域"胆管癌について
　　　　　　　　　　　　　　　　　　　　　　梛野　正人ほか
肝門部胆管癌と肝内大型胆管癌（肝門型肝内胆管癌）
　　　　　　　　　　　　　　　　　　　　　　中沼　安二ほか
治療方針決定のための CT および MRI
　　　　　　　　　　　　　　　　　　　　　　片寄　友ほか
治療方針決定のための診断法
　―EUS・IDUS を用いた肝門部領域胆管癌の診断―
　　　　　　　　　　　　　　　　　　　　　　菅野　敦ほか
　―POCS による診断―
　　　　　　　　　　　　　　　　　　　　　　河上　洋ほか
　―生検，細胞診による診断―
　　　　　　　　　　　　　　　　　　　　　　吉田　司ほか
術前胆道ドレナージ
　―内視鏡的胆道ドレナージ―
　　　　　　　　　　　　　　　　　　　　　　真口　宏介ほか
　―経皮経肝胆道ドレナージ―
　　　　　　　　　　　　　　　　　　　　　　藤井　義郎ほか
外科治療と内科治療
　―右葉尾状葉切除・左葉尾状葉切除―
　　　　　　　　　　　　　　　　　　　　　　田本　英司ほか
　―左三区域切除・右三区域切除―
　　　　　　　　　　　　　　　　　　　　　　杉浦　禎一ほか
　―肝動脈・門脈合併切除再建を伴う肝切除―
　　　　　　　　　　　　　　　　　　　　　　江畑　智希ほか
　―肝門部領域胆管癌．リンパ節郭清―
　　　　　　　　　　　　　　　　　　　　　　廣川　文鋭ほか
　―術前術後補助療法―
　　　　　　　　　　　　　　　　　　　　　　中川　圭ほか
　―非切除例に対するメタリックステント―
　　　　　　　　　　　　　　　　　　　　　　外川　修ほか
　―非切除例に対する癌化学療法―
　　　　　　　　　　　　　　　　　　　　　　井岡　達也ほか
　―非切除例に対する放射線治療―
　　　　　　　　　　　　　　　　　　　　　　山崎　秀哉
●症例
膵管癒合不全に合併した膵管内乳頭粘液性腫瘍に対し
腹腔鏡下膵体尾部切除術を施行した一例
　　　　　　　　　　　　　　　　　　　　　　石井賢二郎ほか

Vol.36 No.12　2015年12月号

特集：病理像から読みとる膵・胆道画像診断のコツ
企画：山口　武人

◆病理像を画像診断に反映させるために
画像診断との対比のための病理標本の取り扱い
　―とくに切り出しについて―
　　　　　　　　　　　　　　　　　　　　　　大池　信之ほか
病理像のバリエーションはどのように
　画像に反映するか
　　　　　　　　　　　　　　　　　　　　　　三登久美子ほか
画像診断医から病理医への要望
　　　　　　　　　　　　　　　　　　　　　　野田　裕ほか
◆病理像をイメージした膵・胆道画像診断の実際
　―病理像と画像診断との対比―
多血性膵腫瘍の画像診断
　　　　　　　　　　　　　　　　　　　　　　須藤研太郎ほか
膵乏血性腫瘍の画像診断
　　　　　　　　　　　　　　　　　　　　　　本定　三季ほか
膵上皮内癌は画像診断で捉えられるか？
　　　　　　　　　　　　　　　　　　　　　　山雄健太郎ほか
嚢胞壁，嚢胞液性状からみた膵嚢胞性疾患の
　画像診断
　　　　　　　　　　　　　　　　　　　　　　片桐　真理ほか
腫瘤内部に嚢胞を形成する充実性膵腫瘍の
　画像診断
　　　　　　　　　　　　　　　　　　　　　　松原　三郎ほか
腫瘤形成性膵炎の画像診断
　　　　　　　　　　　　　　　　　　　　　　中島　陽平ほか
胆管狭窄の鑑別診断
　　　　　　　　　　　　　　　　　　　　　　金　　俊文ほか
胆管癌の進展度診断
　　　　　　　　　　　　　　　　　　　　　　加藤　厚ほか
胆管由来の肝腫瘍を診断する
　　　　　　　　　　　　　　　　　　　　　　松原　崇史ほか
胆嚢隆起性病変の画像診断と病理像
　　　　　　　　　　　　　　　　　　　　　　三好　広尚ほか
乳頭部腫瘤性病変の鑑別診断
　　　　　　　　　　　　　　　　　　　　　　森　隆太郎ほか

Vol.36 No.11　2015年11月号

●連載
ちょっと気になる胆・膵画像―ティーチングファイルから―
＜第30回＞糖尿病による gallbladder hypomotility が原因と
考えられた巨大胆嚢の1例
　　　　　　　　　　　　　　　　　　　　　　服部　真也ほか

特集：副乳頭と副膵管の知られざる魅力
企画：杉山　政則

副膵管・副乳頭の発生と解剖
　　　　　　　　　　　　　　　　　　　　　　栗原　克己ほか
膵管癒合不全と輪状膵
　　　　　　　　　　　　　　　　　　　　　　西野　隆義ほか
副乳頭機能
　　　　　　　　　　　　　　　　　　　　　　神澤　輝実ほか
副乳頭・副膵管領域発生腫瘍の病理像
　　　　　　　　　　　　　　　　　　　　　　野呂瀬朋子ほか
Groove pancreatitis
　　　　　　　　　　　　　　　　　　　　　　三方林太郎ほか
副膵管領域癌（Groove 膵癌）の臨床的，画像的，
　病理学的特徴
　　　　　　　　　　　　　　　　　　　　　　蒲田　敏文ほか
副膵管開存膵頭部癌
　　　　　　　　　　　　　　　　　　　　　　杉山　政則ほか
副膵管領域 IPMN に対する膵頭切除術
　　　　　　　　　　　　　　　　　　　　　　中郡　聡夫ほか
副乳頭腫瘍の臨床
　　　　　　　　　　　　　　　　　　　　　　長谷部　修ほか
副乳頭カニュレーションおよび造影
　　　　　　　　　　　　　　　　　　　　　　宅間　健介ほか
内視鏡的副乳頭切開・切除
　　　　　　　　　　　　　　　　　　　　　　土屋　貴愛ほか
副乳頭からの内視鏡治療
　　　　　　　　　　　　　　　　　　　　　　山本　智支ほか

Vol.36 臨時増刊特大号　2015年10月号増刊

特集：ERCPマスターへのロードマップ

序文：ERCPマスター，マイスター，マエストロ
　　　糸井　隆夫

◆処置具の最新情報
診療報酬からみた胆膵内視鏡手技と
　ERCP関連手技処置具のup-to-date
　　　祖父尼　淳ほか

◆基本編
主乳頭に対するカニュレーションの基本—スタンダード法，
　Wire-guided Cannulation法，膵管ガイドワイヤー法—
　　　入澤　篤志ほか
副乳頭へのカニュレーション Cannulation of the Minor Papilla
　　　越田　真介ほか
内視鏡的乳頭括約筋切開下切石術
（Endoscopic Sphincterotomized Lithotomy：EST-L）
　　　宮田　正年ほか
EPBD（＋EST）＋胆管結石除去
　　　今津　博雄ほか
EPLBD（＋EST）＋胆管結石除去
　　　糸川　文英ほか
経乳頭的胆管・膵管生検　細胞診
　　　菅野　敦ほか
膵石除去・膵管ドレナージ
　　　三好　広尚ほか
胆管ドレナージ（良悪性）（ENBD，PS）
　　　岩野　博俊ほか
胆管ドレナージ（MS）
　　　北野　雅之ほか
急性胆嚢炎に対する経乳頭的胆嚢ドレナージ
　　　伊島　正志ほか

◆応用編
スコープ挿入困難例に対する対処法
　　　潟沼　朗生ほか
プレカット
　　　糸井　隆夫ほか
電子スコープを用いた経口胆道鏡検査
　　　石井　康隆ほか
POCS（SpyGlass）（診断・治療）
　　　土井　晋平ほか
経口膵管鏡（電子スコープ，SpyGlass）
　　　喜多絵美里ほか
内視鏡的乳頭切除術
　　　辻　修二郎ほか
十二指腸ステンティング（ダブルステンティングも含めて）
　　　大牟田繁文ほか
Roux-en-Y再建術を中心とした，術後腸管再建例に対する
　シングルバルーン内視鏡を用いたERCP
　　　殿塚　亮祐ほか
術後腸管の胆膵疾患に対するダブルバルーン内視鏡治療
　　　畑中　恒ほか

◆トラブルシューティング編
スコープ操作に伴う消化管穿孔
　　　中路　聡ほか
デバイス操作に伴う後腹膜穿孔—下部胆管の局所解剖も含めて—
　　　片倉　芳樹ほか
EST後合併症（出血，穿孔）
　　　田中　麗奈ほか
胆管，膵管閉塞困難例（SSR，Rendez-vous法）
　　　窪田　賢輔ほか
胆管内迷入ステントの回収法
　　　岡部　義信ほか
胆管メタルステント閉塞（トリミング，抜去）
　—十二指腸ステントとあわせて—
　　　濱田　毅ほか
膵管プラスチックステント迷入に対する内視鏡的回収法
　　　松本　和幸ほか
胆管結石嵌頓
　　　露口　利夫ほか
膵管結石嵌頓—膵管結石除去時のバスケット嵌頓に対する
　トラブルシューティング—
　　　三村　享彦ほか

●座談会
ERCPマスターへのロードマップをこれまでどう描いてきたか，
　これからどう描いていくのか？
　　　糸井　隆夫（司会），入澤　篤志，潟沼　朗生，
　　　石田　祐介，岩崎　栄典

Vol.36 No.10　2015年10月号

特集：膵癌の浸潤・転移に関する基礎研究の最前線
　—臨床応用に向けて—

企画：清水　京子

膵癌の浸潤・転移研究のup-to-date
　　　佐藤　賢一
膵癌におけるmiRNA発現と上皮間葉転換
　　　仲田　興平ほか
癌幹細胞と上皮間葉転換
　　　石渡　俊行
オートファジーと膵癌
　　　今中　応亘ほか
ミエロイド細胞による膵発癌活性メカニズム
　　　地主　将久
膵癌組織における免疫学的微小環境と予後との関係
　　　平岡　伸介
膵癌の発癌，進展におけるインターフェロンシグナル経路の役割
　　　眞嶋　浩聡
膵癌における骨髄由来単核球の役割
　　　桝屋　正浩
膵癌細胞におけるmRNA輸送システム
　　　谷内　恵介
低酸素環境と膵癌—形態形成シグナル経路の関与—
　　　大西　秀哉ほか
ビタミンDと膵癌
　　　正宗　淳ほか
膵癌の浸潤・転移における癌微小環境の新たな役割
　　　大内田研宙ほか
ドラッグデリバリーシステムを用いた膵癌治療
　　　西山　伸宏ほか

●話題
膵の語源について（12）
　　　土屋　涼一

Vol.36 No.9　2015年9月号

●連載
ちょっと気になる胆・膵画像—ティーチングファイルから—
＜第29回＞ガリウムシンチグラフィとSPECT/CTが
　多臓器病変の検出に有用だったIgG4関連自己免疫性膵炎の1例
　　　松坂　陽至ほか

特集：膵癌診療ガイドライン
　—グローバル・スタンダードへの潮流—

企画：高折　恭一

序文
　　　高折　恭一
科学的根拠に基づく膵癌診療ガイドライン
　—国際化の観点からみた次回改訂の展望—
　　　山口　幸二ほか
膵癌のバイオマーカー
　　　濱田　晋ほか
膵癌におけるワークアップ
　　　赤尾　潤一ほか
膵癌の外科治療：術式選択と周術期管理のエビデンス
　　　川井　学ほか
Borderline resectable膵癌：定義と治療戦略
　　　尭天　一亨ほか
膵癌に対する腹腔動脈合併切除（DP-CAR）の意義：
　ガイドラインを超える治療は意義があるか？
　　　野路　武寛ほか
膵癌に対する門脈合併切除
　　　山田　豪ほか
膵癌に対する腹腔鏡下膵切除術
　　　中島　洋ほか
膵癌の術前術後補助療法
　　　元井　冬彦ほか
切除不能膵癌に対する化学療法
　　　古瀬　純司ほか
膵癌に対する化学放射線療法
　　　中村　晶
膵癌における胆道ドレナージ
　　　池内　信人ほか
膵癌における十二指腸狭窄に対する治療
　　　高原　楠昊ほか

●症例
著明な高トリグリセライド血症による重症急性膵炎を
　繰り返し発症した1例
　　　吉岡　直輝ほか

Vol.36 No.8　2015年8月号

特集：EUS下胆道ドレナージ
～EUS-BDの安全な導入へ向けて～

企画：伊佐山浩通

- 序文：EUS-BDの現状と展望～4学会合同の提言を踏まえて～
  伊佐山浩通
- EUS-BD開発の歴史と種類
  藤田　直孝
- EUS下胆管十二指腸吻合（EUS-CDS：EUS-guided choledochoduodenostomy）の適応と手技の実際
  原　和生ほか
- EUS-CDSの偶発症～対処・予防方法～
  菅野　良秀
- EUS-HGSの適応と手技の実際
  土屋　貴愛ほか
- Endoscopic ultrasound-guided hepaticogastrostomy（EUS-HGS）の偶発症と対処・予防方法
  河上　洋ほか
- EUS-BDにおける使用デバイスの選択
  ～超音波内視鏡，穿刺針，ガイドワイヤー，ダイレーター～
  加藤　博也ほか
- 非切除悪性胆道閉塞に対するEUS-BDにおけるステント選択
  中井　陽介ほか
- EUS-BDの教育方法
  良沢　昭銘ほか
- EUS-BD ～antegrade techniqueの適応と手技の実際～
  岩下　拓司ほか
- EUS-guided rendezvous techniqueの適応と手技の実際
  川久保和道ほか
- 金属ステント留置後急性胆嚢炎に対するEUS下ガイド下胆嚢ドレナージ術の有用性
  今井　元ほか
- EUS-guided gallbladder drainageの適応と手技の実際
  ～胆嚢結石症による急性胆嚢炎～
  松原　三郎ほか

●症例
- 磁石圧迫吻合術によって開通した肝管空腸吻合部閉塞の1例
  近藤　崇之ほか

Vol.36 No.7　2015年7月号

●連載
- ちょっと気になる胆・膵画像―ティーチングファイルから―
  ＜第28回＞腎細胞癌の膵転移に対し膵全摘を行った1例
  野田　佳史ほか

特集：膵における超音波検査を今見直す

企画：渡邊　五朗

- ルーチン検査に応用する膵臓の超音波走査法
  鶴岡　尚志ほか
- 体外式膵超音波走査法の工夫（膵精密エコー法）
  蘆田　玲子ほか
- 膵EUS走査法のコツと描出限界について
  花田　敬士ほか
- 超音波による膵癌検診―腹部超音波検診判定マニュアル―
  岡庭　信司ほか
- 人間ドック超音波検査でみられる膵病変とそのフォローアップ
  ―当院での現状―
  小山里香子ほか
- 膵嚢胞に対する超音波検査の意義と経過観察基準
  大野栄三郎ほか
- EUSによるIPMN手術適応基準と経過観察フローの実際
  松原　三郎ほか
- 「膵癌超音波診断基準」の役割と今後の展望
  河合　学ほか
- 急性膵炎における超音波検査の意義と限界
  阪上　順一ほか
- 慢性膵炎診療における体外式超音波検査の意義
  星　恒輝ほか
- 自己免疫性膵炎と膵癌の超音波鑑別診断の実際
  関口　隆三
- 膵腫瘍性病変における造影US（体外式）による鑑別診断
  大本　俊介ほか
- 膵腫瘍性病変における造影EUSによる鑑別診断
  菅野　敦ほか
- 膵病変に対するEUS-elastographyの実際と展望
  殿塚　亮祐ほか
- 体外式US下膵生検の現状
  山口　武人ほか
- 膵癌に対するEUS-FNA：成績（診断能・適応）と精度確保のための条件
  稗田　信弘ほか

Vol.36 No.6　2015年6月号

特集：膵内分泌腫瘍の診断・治療の新展開

企画：伊藤　鉄英

- 巻頭言：日本における膵内分泌腫瘍の新たな展開
  伊藤　鉄英
- Akt抑制遺伝子である*PHLDA3*は膵神経内分泌腫瘍の新規癌抑制遺伝子である
  陳　好ほか
- 膵内分泌腫瘍における遺伝子変異とゲノム研究の成果
  谷内田真一
- 膵内分泌腫瘍におけるEUS-FNAの役割と遺伝子変異診断
  吉田　司ほか
- 細胞増殖能の高いNET―G3―高分化型神経内分泌腫瘍（いわゆるNET G3）と低分化型神経内分泌癌（PDNEC）―
  笠島　敦子ほか
- 膵内分泌腫瘍における血中クロモグラニンAの有用性とピットフォール
  肱岡　真之ほか
- 膵内分泌腫瘍における標識オクトレオチドを用いた核医学診断
  窪田　和雄
- 切除不能膵内分泌腫瘍（NET G1/G2）および膵内分泌癌（NEC）治療の今後の展望～国内外で進行中の治験の動向を含めて～
  森実　千種
- 切除不能膵内分泌腫瘍に対するペプチド受容体放射線核種療法（PRRT）
  小林　規俊ほか
- 膵内分泌腫瘍に対するリンパ節郭清の意義
  木村　英世ほか
- 膵内分泌腫瘍における鏡視下手術の現状と適応
  工藤　篤ほか
- 膵内分泌腫瘍の肝転移に対する外科切除の現状
  青木　琢ほか
- 膵内分泌腫瘍の肝転移に対する血管内治療の有用性
  増井　俊彦ほか
- 日本神経内分泌腫瘍研究会（JNETS）の発足とNET登録の開始
  今村　正之

●連載
- その「世界」の描き方＜第8回＞―山雄　健次先生
  福嶋　敬宜

●症例
- 腹腔鏡下胆嚢摘出後に敗血症による門脈血栓症を認めた1例
  熊野健二郎ほか
- 術前DIC-CTで副肝管の存在を診断し安全に腹腔鏡下胆嚢摘出術が施行された1症例
  久光　和則ほか

Vol.36 No.5　2015年5月号

●連載
- ちょっと気になる胆・膵画像―ティーチングファイルから―
  ＜第27回＞膵破骨細胞型巨細胞癌の1例
  金親　克彦ほか

特集：Borderline resectable膵癌の最前線
―診断・治療法はどう変わったか―

企画：山上　裕機

- 疾患概念：Borderline resectable（BR）膵癌とは何か？
  高山　敬子ほか
- BR膵癌のCT画像診断
  戸島　史仁ほか
- BR膵癌の切除可能性をどのように決定するか？
  元井　冬彦ほか
- BR膵癌に対する術前補助化学療法
  井岡　達也
- BR膵癌に対する術前化学放射線療法の意義
  江口　英利ほか
- 術前化学療法・化学放射線療法の病理学的効果判定をめぐって（R0判定をめぐって）
  古川　徹ほか
- BR膵癌に対するIMRT
  中村　晶ほか
- Borderline resectable膵癌に対する重粒子線治療の有用性
  山田　滋ほか
- BR膵癌に対する膵頭十二指腸切除術―門脈合併切除をめぐって―
  村田　泰洋ほか
- 肝動脈合併切除・再建を伴う膵切除術の意義
  天野　良亮ほか
- BR膵体尾部癌の手術―腹腔動脈合併切除の意義―
  岡田　健一ほか
- Borderline resectable膵癌の術後補助療法をどうするか？　切除可能膵癌との違いは？
  古瀬　純司

●連載
- その「世界」の描き方＜第7回＞―白鳥　敬子先生
  福嶋　敬宜

●総説
- 家族性膵癌と遺伝性膵癌症候群：ハイリスク個人に対するスクリーニングについて
  橋本　直樹

Vol.36 No.4　2015年4月号

特集：胆膵EUS-FNAのエビデンス2015―この5年間の進歩―
企画：糸井　隆夫

序文
　　糸井　隆夫
EUS-FNA関連手技の機器と処置具の進歩
　　岡部　義信ほか
膵実質性腫瘍診断
　　宇野　耕治ほか
EUS-FNAによる膵囊胞性腫瘍診断
　　鎌田　研ほか
胆道疾患に対するEUS-FNA 2015
　　肱岡　範ほか
転移巣（肝，副腎，リンパ節など）に対するEUS-FNA
　　田場久美子ほか
EUS-FNA検体を用いた分子生物学解析
　　末吉　弘尚ほか
膵炎に合併した膵周囲液体貯留に対するEUSガイド下ドレナージ術
　　山部　茜子ほか
膵管ドレナージ
　　潟沼　朗生ほか
胆管ドレナージおよびランデブー法
　　土屋　貴愛ほか
急性胆囊炎に対するEUS下胆囊ドレナージ術
　　伊藤　啓ほか
腹腔神経叢/神経節ブロック
　　土井　晋平ほか
血管内治療
　　岩井　知久ほか
Intereventional EUSの手技を用いた抗腫瘍療法
　　大野栄三郎ほか
EUSガイド下胃空腸吻合術
　　糸井　隆夫ほか

●座談会
胆膵EUS-FNAのエビデンス2015―この5年間の進歩―
　　糸井　隆夫，山雄　健次，真口　宏介，入澤　篤志

●症例
画像所見から胆囊癌を疑った黄色肉芽腫性胆囊炎の1例
　　岩谷　慶照ほか
胆管炎を契機に発見された膵solid-pseudopapillary neoplasmの1例
　　德丸　哲平ほか

Vol.36 No.3　2015年3月号

●連載
ちょっと気になる胆・膵画像―ティーチングファイルから―
＜第26回＞総胆管内腫瘍栓を伴った膵神経内分泌癌の1例
　　芝本健太郎ほか

特集：進行膵・胆道癌における血管合併切除の諸問題
企画：宮崎　勝

序文
　　宮崎　勝
肝内胆管癌の下大静脈浸潤に対する合併切除
　　有泉　俊一ほか
肝内胆管癌の肝静脈合併切除
　　阪本　良弘ほか
肝門部領域胆管癌における門脈浸潤例の切除戦略
　　益田　邦洋ほか
肝門部領域胆管癌における肝動脈浸潤例の切除戦略
　　杉浦　禎一ほか
肝門部領域癌における門脈・肝動脈浸潤例の切除戦略
　　水野　隆史ほか
胆囊癌における右肝動脈浸潤例の切除戦略
　　島田　和明ほか
胆囊癌・遠位胆管癌における門脈浸潤例の切除戦略
　　三浦　文彦ほか
膵癌における高度門脈浸潤例の切除戦略
　　藤井　努ほか
膵癌における腹腔動脈幹周囲浸潤例の切除戦略
　　市之川正臣ほか
膵癌における総肝動脈浸潤例の治療戦略
　　菱沼　正一ほか
膵癌における上腸間膜動脈浸潤例の治療戦略
　　田島　秀浩ほか
膵頭十二指腸切除時のreplaced右肝動脈に対する戦略
　　吉富　秀幸ほか
動脈の解剖学的特徴に基づく腹腔動脈合併膵体尾部切除術
　　岡田　健一ほか
腹腔動脈根部の高度狭窄・閉塞例における膵頭十二指腸切除術の治療戦略
　　山田　大輔ほか

●症例
膵粘液性囊胞腫瘍との鑑別が困難であった膵リンパ上皮囊胞の1例
　　寺田　卓郎ほか
膵貯留性囊胞に合併した脂肪酸カルシウム石の1例
　　鈴木　範明ほか

Vol.36 No.2　2015年2月号

特集：膵・胆道癌診療の新時代へ―診断と治療の新たな展開―
企画：古瀬　純司

膵癌の新しい腫瘍マーカーによる早期診断
　　山田　哲司
セルフチェック可能な膵癌診断法の開発―メタボローム解析を用いた膵癌へのアプローチ―
　　砂村　眞琴ほか
何故，牛蒡子か？
　　池田　公史ほか
膵癌に対する標的化腫瘍溶解ウイルス療法の開発
　　青木　一教
膵癌におけるIL-6の発現と治療応用
　　光永　修一ほか
膵癌に対する新しい免疫療法の展望
　　大熊（住吉）ひとみほか
次世代シークエンサーを用いた膵癌遺伝子プロファイリング
　　林　秀幸ほか
胆管癌におけるFGFR2融合遺伝子発現の臨床的意義
　　柴田　龍弘
胆道癌における増殖シグナル伝達因子の発現と遺伝子変異の多様性
―KRAS変異，HER2過剰発現の胆道癌バイオマーカーとしての可能性―
　　横山　政明ほか
胆管癌に血管新生阻害薬あるいはEGFR阻害薬は有効か―前臨床試験からの可能性―
　　高橋　裕之ほか
胆管癌に血管新生阻害薬は有効か―臨床試験からの可能性―
　　古瀬　純司
癌免疫学の進歩と膵・胆道癌に対する癌免疫療法の展望
　　西田　純幸

●症例
CA19-9高値を契機にEUS-FNABにて確定診断の得られたTS-1膵癌の1例
　　野村　佳克ほか
下部胆管mixed adenoneuroendocrine carcinomaの1例
　　和久　利彦ほか
まれな成人発症nesidioblastosisの1例
　　石川　忠則ほか

Vol.36 No.1　2015年1月号

●連載
ちょっと気になる胆・膵画像―ティーチングファイルから―
＜第25回＞膵神経鞘腫の1例
　　一条　祐輔ほか

●特別企画
―平成27年―　胆・膵領域はこう展開する
　　胆と膵編集委員会編

特集：進展度に応じた胆囊癌の治療戦略
企画：天野　穂高

胆道癌全国登録データより見た胆囊癌の動向
　　石原　慎ほか
進行度から見た胆囊癌の病理学的特徴
　　鬼島　宏ほか
US，EUSによる胆囊癌進展度診断
　　菅野　良秀ほか
MDCT, MRIによる胆囊癌進展度診断
　　蒲田　敏文ほか
FDG-PETによる胆囊癌進展度診断
　　小林　省吾ほか
胆囊癌に対する腹腔鏡下胆囊全層切除―剥離層の組織学的検討―
　　本田　五郎ほか
pT2胆囊癌に対する至適術式の検討―肝切除範囲，胆管切除―
　　堀口　明彦ほか
リンパ節転移からみた胆囊癌の治療成績
　　坂田　純ほか
進行胆囊癌に対する肝葉切除の適応と限界
　　江畑　智希ほか
進行胆囊癌に対する膵頭十二指腸切除の適応と限界
　　樋口　亮太ほか
コンバージョン手術が可能であった局所進行切除不能胆囊癌の検討
　　加藤　厚ほか
胆囊癌術後化学療法の現状と展望
　　中山　雄介ほか

●症例
膵頭十二指腸切除後の膵空腸吻合部狭窄に対して膵管空腸側々吻合を行った1例
　　鹿股　宏之ほか
主膵管と交通した膵漿液性囊胞腫瘍の1例
　　岩本　明美ほか

高度技能医申請審査合格のための決定版！

高度技能医への道

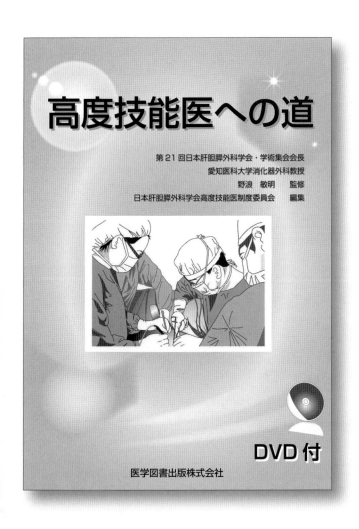

巻頭言…野浪　敏明
Ⅰ．高度技能医制度への道
 1．提案された制度
 2．高度技能医ビデオ審査に合格するために
　　―膵頭十二指腸切除術の手技―（動画付）
 3．申請に値する定型的手術とは（動画付）
 4．指導マニュアルはどうあるべきか
 5．症例の大きな偏りをどうするのか
 6．社会的評価に耐える制度整備
 7．外部委員から見た高度技能医制度の評価
Ⅱ．肝切除ができるまで―解剖，適応，手術手技―
 1．外科解剖（動画付）
 2．肝葉切除術（動画付）
 3．肝区域，肝区画切除術（動画付）
 4．肝阻血法について―Hanging maneuverも含めて―（動画付）
 5．肝高度障害例の適応の考え方，合併症対策（動画付）
Ⅲ．膵頭十二指腸切除ができるまで―解剖，適応，手術手技―
 1．外科解剖（動画付）
 2．膵切離法（動画付）
 3．膵消化管吻合（動画付）
 4．門脈合併切除，脈管損傷への対応（動画付）
 5．膵ドレナージ法と術後管理（動画付）

肝胆膵高難度手術を安全かつ確実に行うための実用書

定価（本体 7,000 円＋税）

付録 DVD 付

医学図書出版株式会社

投 稿 規 定

本誌は原則として胆道,膵臓,消化管ホルモンに関する論文で,他誌に発表されていないものを掲載します。

A. 研究論文

1. 原稿は,400字詰原稿用紙25枚以内におまとめ願います。

   文献,図（写真含む），表もこの枚数に含まれます。写真は手札以上の大きさにプリントした鮮明なものに限ります。図,表が入る際は,大,小について下記のごとく25枚より差し引いて下さい。

   図,表は1枚につき大は原稿用紙1枚
   　　　〃　　　　小は　〃　　半枚

2. 原稿には**表題の英訳,著者全員の氏名およびローマ字名,所属,主著者の連絡先**（〒,住所,電話,e-mail）を記入して下さい。また,**Key words**（4語以内,和・洋語は問いません）をつけて下さい。

3. 形式は緒言,対象および方法,結果,考察,結語,参考文献の順序にして下さい。

4. ワードプロセッサーを使用する場合は,20字×20行に印字して下さい。

5. 原稿は楷書,横書,新かなづかいとし,欧文文字はタイプするか,活字体で書いて下さい。

   欧文の書き方は,普通名詞については文頭は大文字,文中は小文字,固有名詞については大文字でお願いします。

   薬品名は一般名を原則とします。

   なお,用語やかなづかいは編集の際に訂正することもあります。

6. 図,表は文中および欄外に挿入箇所を明記して下さい。**図表の説明は和文で別紙にまとめて記載して下さい。**写真はすべてモノクロとしカラー写真は原則として挿入しません。とくに掲載希望の場合は実費をいただきます。

7. 参考文献は,文中に引用順に肩付き番号をつけ,本文の末尾に番号順におまとめ下さい。

   複数の著者名の場合は3名までを記載し,ほかあるいはet al. とすること。

   〈雑誌の場合〉

   著者名：題名. 雑誌名　巻：頁（始め―終わり），発行年.

   例1）乾　和郎,中澤三郎,芳野純治,ほか：十二指腸乳頭炎の診断. 胆と膵 21：109-113, 2000.

   例2）Hunter JG：Avoidance of bile duct injury during laparoscopic cholecystectomy. Am J Surg 162：71-76, 1991.

   〈書籍・単行本の場合〉

   著者名：題名. 書名, 編集者名, 版, 頁（始め―終わり），発行所, 発行地（外国のみ），発行年.

   例1）小川　薫,有山　襄：胆嚢癌の早期診断―X線検査法を中心に―. 早期胆嚢癌, 中澤三郎, 乾和郎編集, 68-79, 医学図書出版, 1990.

   例2）Berk JE, Zinberg SS：Emphysematous cholecystitis. Bockus Gastroenterology, (Berk JK), 4th ed., 3610-3612, WB Saunders Company, Philadelphia, 1985.

8. 著者校正は初校のみと致します。

9. 原稿の採否および掲載号は編集委員会におまかせ願います。

10. 掲載原稿には,掲載誌1部と別冊30部を贈呈します。別冊30部以上は実費をいただきます。必要別冊部数を校正時にお知らせ下さい。

11. 投稿原稿には,必ずコピーを1通とデータ（CD-R等）をつけること。

12. 上記の規格内のものは無料掲載致します。

B. 特集,総説,話題,症例,技術の工夫,手術のコツ,文献紹介,学会印象記,見聞記,ニュース（地方会日程など），質疑応答,読者の声

1. 総説,話題論文も投稿規定に準ずる。

2. 症例,技術の工夫,手術のコツは400字詰原稿用紙20枚以内（図,表を含む）におまとめ下さい。

   原稿には**表題の英訳,著者全員の氏名およびローマ字名,所属,主著者の連絡先**（〒,住所,電話,e-mail）を記入して下さい。また,**Key words**（4語以内,和・洋語は問いません）をつけて下さい。

3. ニュース,質疑応答,または読者の声は2枚以内（図,表なし）におまとめ下さい。採否は編集委員会の議を経て決定します。なお,投稿者の主旨を曲げることなく文章を変更することもありますのでご了承下さい。

◆研究・症例・総説・話題・技術の工夫は具体的に内容がわかるような要約を400字以内で必ずお書き下さい。

〈原稿送付先〉　医学図書出版株式会社「胆と膵」編集部
〒113-0033 東京都文京区本郷 2-27-18 本郷BNビル2F
TEL. 03-3811-8210（代）　FAX. 03-3811-8236
E-mail：tantosui@igakutosho.co.jp